Original-Prüfungsfragen
mit Kommentar

Bühring, Luiz, Ellinger,
Schuler, Drechsel

GK 3
Naturheilverfahren
Anästhesiologie / Intensivmedizin
Notfallmedizin
Therapie chronischer Schmerzen
Zahn-, Mund-, Kiefererkrankungen

© Chapman & Hall GmbH; D-69469 Weinheim, Bundesrepublik Deutschland, 1996

ISBN 3-8261-9086-6

Original-Prüfungsfragen mit Kommentar

GK3

Naturheilverfahren
Anästhesiologie / Intensivmedizin
Notfallmedizin
Therapie chronischer Schmerzen
Zahn-, Mund-, Kiefererkrankungen

zweite Auflage
bearbeitet von M. Bühring, T. Luiz,
K. Ellinger, M. Schuler und A. Drechsel

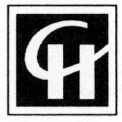 **CHAPMAN & HALL**
London · Glasgow · Weinheim · New York · Tokyo · Melbourne · Madras

Prof. Dr. med. M. Bühring
Krankenhaus Moabit
IV. Innere Abteilung
Turmstraße 21
D-10559 Berlin

Dr. med. Klaus Ellinger
Dr. med. Thomas Luiz
Institut für Anästhesiologie
und operative Intensivmedizin
Fakultät für Klinische Medizin Mannheim
der Universität Heidelberg
Theodor-Kutzer-Ufer
D-68167 Mannheim

Dr. med. Matthias Schuler
Pfälzer Str. 6/3
D-69123 Heidelberg

Alexander Drechsel
Zahnarzt
Hauptstraße 46b
D-69198 Schriesheim

Autoren und Verlag haben sich bei der Zusammenstellung der Fragen, bei der Zuordnung der Lösungen sowie bei der Kommentierung von Fragen und Lösungen um größtmögliche sachliche Richtigkeit bemüht. Dennoch wird eine Gewähr für die in diesem Band enthaltenen Angaben nicht übernommen.

---

1. Auflage 1995
2. Auflage 1996

Die Deutsche Bibliothek – CIP-Einheitsaufnahme

Original-Prüfungsfragen mit Kommentar GK 3.
– London ; Glasgow ; Weinheim ; New York ; Tokyo ; Melbourne ; Madras : Chapman and Hall.
Naturheilverfahren, Anästhesiologie, Intensivmedizin, Notfallmedizin, Therapie chronischer Schmerzen, Zahn-, Mund-, Kiefererkrankungen / bearb. von M. Bühring ... – 2. Aufl. – 1995
ISBN 3-8261-9086-6
NE: Bühring, Malte

© Chapman & Hall GmbH, D-69469 Weinheim, Bundesrepublik Deutschland, 1996

Gedruckt auf säurefreiem und chlorfrei gebleichtem Papier.

Alle Rechte, insbesondere die der Übersetzung in andere Sprachen, vorbehalten. Kein Teil dieses Buches darf ohne schriftliche Genehmigung des Verlages in irgendeiner Form – durch Photokopie, Mikroverfilmung oder irgendein anderes Verfahren – reproduziert oder in eine von Maschinen, insbesondere von Datenverarbeitungsmaschinen, verwendbare Sprache übertragen oder übersetzt werden. Die Wiedergabe von Warenbezeichnungen, Handelsnamen oder sonstigen Kennzeichen in diesem Buch berechtigt nicht zu der Annahme, daß diese von jedermann frei benutzt werden dürfen. Vielmehr kann es sich auch dann um eingetragene Warenzeichen oder sonstige gesetzlich geschützte Kennzeichen handeln, wenn sie nicht eigens als solche markiert sind.

All rights reserved (including those of translation into other languages). No part of this book may be reproduced in any form – by photoprint, microfilm, or any other means – nor transmitted or translated into a machine language without written permission from the publishers. Registered names, trademarks, etc. used in this book, even when not specifically marked as such, are not to be considered unprotected by law.

Herstellerische Betreuung: PRO EDIT GmbH, D-69126 Heidelberg

Satz und Druck: Zechnersche Buchdruckerei, D-67346 Speyer. Bindung: Progressdruck GmbH, D-67346 Speyer.
Printed in the Federal Republic of Germany

Vorwort

Der vorliegende Band deckt die Fächer Naturheilverfahren und Homöopathie, Anästhesiologie, Intensivmedizin, Notfallmedizin und Therapie chronischer Schmerzen des GK 3 ab. Alle bis einschließlich Frühjahr 1995 zu diesen Gebieten gestellten Originalfragen des IMPP werden ausführlich kommentiert.

Da die genannten Fächer erst mit der jüngsten Revision des GK 3 Prüfungsgegenstand wurden und besondere Prüfungsschwerpunkte noch nicht erkennbar sind, erschien es besonders wichtig, dem Examenskandidaten über die fragenbezogenen Kommentare hinaus zusätzliche Hilfen bei der Prüfungsvorbereitung zu geben. Die den einzelnen Lernzielen des Gegenstandskatalogs zugeordneten Lerntexte decken deshalb zusätzlich auch das weitere Umfeld der Fragen ab und erlauben eine rasche und effiziente Repetition des Lehrstoffes. Zusätzlich wurde das Fach Zahn-, Mund- und Kiefererkrankungen mit aufgenommen.

Frau R. M. Gerlach vom Verlag Chapman & Hall sei an dieser Stelle für die gute Zusammenarbeit und redaktionelle Betreuung des Bandes gedankt.

Anmerkungen, Kritik und Verbesserungsvorschläge sind stets willkommen.
Wir wünschen allen Examenskandidaten viel Erfolg.

Mannheim, Heidelberg, im Juni 1995
Th. Luiz
K. Ellinger
M. Schuler

Naturheilverfahren sind überwiegend Teil der empirischen Medizin. Sie haben sich im Verlauf vieljähriger praktischer Anwendungen zu der jetzt üblichen Form entwickelt, Grundlagenforschung und klinische Evaluation nach den heute geforderten Standards waren bisher nur für Teilbereiche möglich.

Damit muß der akademische Unterricht an manchen Stellen – wie häufig in der Medizin – auf allgemein anerkannte und naturwissenschaftlich gut abgesicherte Inhalte verzichten. Die Lehre und die studentische Prüfung beschäftigen sich dann mehr mit „Trends" in der Naturheilkunde, mit therapeutisch Bewährtem, zu welchem breiter Konsens unter anwendenden Ärzten besteht. Für die praktische Medizin – z.B. des niedergelassenen Arztes – sind Naturheilverfahren von großer Bedeutung und sollten Grundzüge auch den Ärzten bekannt sein, welche sie selbst nicht anwenden.

Seit der 7. Novelle zur ärztlichen Approbationsordnung (Oktober 1989) sind „Grundlagen, Möglichkeiten und Grenzen von Naturheilverfahren und Homöopathie" Teil der klinischen Prüfung für Medizinstudenten. Die Autoren des damit notwendigen Gegenstandskataloges haben sich im wesentlichen auf die „klassischen" Naturheilverfahren beschränkt, wie sie grundsätzlich auch von der modernen naturwissenschaftlich orientierten Medizin (sog. Schulmedizin) anerkannt werden. Zum einen aus der Überzeugung, daß diesen Verfahren das eigentliche ärztliche Interesse gebührt, zum anderen aber auch, um den studentischen Lehrplan mit Methoden der alternativen und unkonventionellen Therapie nicht zu überfrachten. Nur beispielhaft werden unter Kapitel 5 „Weitere Verfahren" auch klassische Naturheilkunde überschreitende Gesichtspunkte abgehandelt.

Berlin, Juni 1995
M. Bühring

Inhalt

Bearbeitungshinweise IX

Gegenstandskataloge: Naturheilverfahren, Anästhesiologie/Intensivmedizin, Notfallmedizin, Therapie chronischer Schmerzen, Zahn-, Mund-, Kiefererkrankungen XI

Die **fettgedruckten** Seitenzahlen verweisen auf die Kommentare.

I Naturheilverfahren und Homöopathie 3, 35

1 **Allgemeine Grundlagen** 4, **36**
2 **Physikalische Therapie** 4, **38**
2.1 Bewegungstherapie 4, **38**
2.2 Massage 4, **41**
2.3 Klimatherapie 4, **43**
2.4 Balneologie 5, **44**
2.5 Hydrotherapie 5, **47**
2.6 Thermotherapie 5, **48**
2.7 Elektrotherapie 6, **50**
3 **Ernährungstherapie** (keine Fragen) **51**
4 **Phytotherapie** 6, **55**
5 **Weitere Verfahren** (keine Fragen) **63**
5.1 Konstitutionsmedizin **63**
6 **Homöopathie** 6, **64**

II Anästhesiologie, Intensivmedizin 9, 67

1 Grundlagen der Anästhesiologie 10, **68**
1.1 Vorbereitung zur Anästhesie 10, **68**
1.2 Allgemeinanästhesie 10, **70**
1.3 Regionalanästhesie 11, **79**
1.4 Unmittelbar postoperative Versorgung (keine Fragen) **80**
1.5 Flüssigkeits- und Volumentherapie (keine Fragen) **81**
2 Grundlagen der intensivmedizinischen Behandlung 11, **82**
2.1 Behandlung, Überwachung, Pflege des Patienten 11, **82**
2.2 Spezielle Aspekte der operativen und nicht-operativen Intensivmedizin 12, **86**

III Notfallmedizin 15, 91

1 Akute Störung der Atmung 16, **92**
2 Akute Herz-Kreislaufstörungen 16, **95**
3 Akute Funktionsstörungen des Zentralnervensystems 17, **101**
4 Stoffwechselkomata 18, **104**
5 Spezielle Notfallsituationen 18, **107**

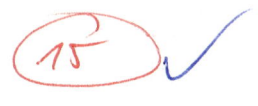

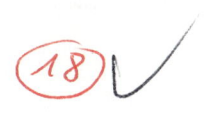

IV Therapie chronischer Schmerzen 19, 111

0   Definition 20, **112**
1   Physiologie und Pathophysiologie 20, **112**
2   Schmerzdiagnostik (keine Fragen) **115**
3   Methoden der Schmerztherapie 21, **116**
4   Besondere chronische Schmerzsyndrome 22, **127**

V Zahn-, Mund- und Kiefererkrankungen 25, 137

1   Entwicklung des Mund-Rachen-Bereiches 26, **138**
2   Anatomische Grundlagen 26, **141**
3   Erkrankungen der Zahnhartsubstanz und der Pulpa 27, **142**
4   Erkrankungen des Zahnbetts 29, **149**
5   Vorbeugende Zahn-, Mund- und Kieferheilkunde 29, **155**
6   Zahnextraktion und -ersatz 30, **156**
7   Erkrankungen an Weichteilen und Knochen 30, **156**
8   Traumen im Kiefer- und Gesichtsbereich 31, **158**

Anhang I: Frühjahr 1995 159, **165**

Bearbeitungshinweise

In den Original-Aufgabenheften, die die Grundlage der Prüfung bilden, sind die Fragen nicht nach Fächern, sondern nach Aufgaben-Typen geordnet.

Zur Prüfungsvorbereitung erscheint eine fachbezogene Fragenordnung, wie sie in diesem Band praktiziert wird, geeigneter.

Die Lösung zu jeder Frage ist am Unterrand derselben Seite vermerkt.

Es ist zweckmäßig, beim ersten Durchgang die falsch beantworteten Fragen zu markieren, um sie kurz vor dem Prüfungstermin zu wiederholen.

Aber Vorsicht! Manche Fragen werden im Examen wortgetreu wiederholt, doch kann die Reihenfolge der möglichen Antworten geändert sein.

Aufgabentypen:

Aufgabentyp A: Einfachauswahl

Erläuterung: Bei diesem Aufgabentyp ist von den fünf mit (A) bis (E) gekennzeichneten Antwortmöglichkeiten eine einzige auszuwählen, und zwar entweder die allein bzw. am ehesten zutreffende Aussage oder die einzig falsche bzw. am wenigsten zutreffende Aussage.
Wenn die Falschaussage zu markieren ist, enthält der Vorsatz ein fettes (im Originalheft noch unterstrichenes) **nicht** oder einen ähnlichen deutlichen Hinweis.

Lesen Sie immer alle Antwortmöglichkeiten durch, bevor Sie sich für eine Lösung entscheiden!

Aufgabentyp B: Aufgabengruppe mit gemeinsamem Antwortangebot – Zuordnungsaufgaben –

Erläuterung: Jede dieser Aufgabengruppen besteht aus:

a) einer Liste mit numerierten Begriffen, Fragen oder Aussagen (Liste 1 = Aufgabengruppe)

b) einer Liste von 5 durch die Buchstaben (A)–(E) gekennzeichneten Antwortmöglichkeiten (Liste 2)

Sie sollen zu jeder numerierten Aufgabe der Liste 1 aus der Liste 2 *eine* Antwort (A) bis (E) auswählen, die Sie für zutreffend halten oder von der Sie meinen, daß sie im engsten Zusammenhang mit dieser Aufgabe steht. Bitte beachten Sie, daß jede Antwortmöglichkeit (A) bis (E) für mehrere Aufgaben der Liste 1 die Lösung darstellen kann.

Aufgabentyp C: Kausale Verknüpfung

Erläuterung: Bei diesem Typ besteht die Aufgabe aus zwei Aussagen, die mit „weil" verknüpft sind. Jede der beiden Aussagen kann unabhängig von der anderen richtig oder falsch sein. Wenn beide Aussagen richtig sind, so kann die Verknüpfung durch „weil" richtig oder falsch sein. Ein gegebenenfalls vorangestellter Sachverhalt ist bei der Beurteilung zu berücksichtigen. Nach Prüfung entnehmen Sie den richtigen Lösungsbuchstaben dem folgenden Lösungsschema:

Antwort	Aussage 1	Aussage 2	Verknüpfung
A	richtig	richtig	richtig
B	richtig	richtig	falsch
C	richtig	falsch	–
D	falsch	richtig	–
E	falsch	falsch	–

Aufgabentyp D: Aussagenkombination

Erläuterung: Bei diesem Aufgabentyp werden mehrere durch eingeklammerte Zahlen gekennzeichnete Aussagen gemacht. Wählen Sie bitte die zutreffende Lösung unter den 5 vorgegebenen Aussagenkombinationen (A)–(E) aus.

Allen Aufgabentypen gemeinsam ist, daß am Ende eine und nur eine der fünf möglichen Lösungen (A) bis (E) zu markieren ist. Eine Mehrfachmarkierung wird als falsch gewertet. Das Fehlen einer Markierung wird in gleicher Weise falsch gewertet wie eine Markierung an falscher Stelle. Man sollte also, auch wenn man eine Aufgabe nicht lösen kann, in jedem Falle eine Lösung raten, weil man so eine 20%-Chance hat, die richtige Lösung zu treffen.

Gegenstandskataloge:

I Grundlagen, Möglichkeiten und Grenzen von Naturheilverfahren und Homöopathie

1 Allgemeine Grundlagen von Naturheilverfahren

1.1 Verständnis der Naturheilverfahren als Teil des therapeutischen Spektrums der heute praktizierten Medizin. Kenntnis der Grenzen der Naturheilverfahren und der besonderen Schwierigkeiten eines nach wissenschaftlichen Regeln geführten Wirksamkeitsnachweises im Vergleich zu anderen therapeutischen Verfahren.
1.2 Erklärung der physis (Natur) des Menschen als Ausdruck selbstregelnder Prozesse des Organismus in Richtung Gesundheit. Das physiotherapeutische Prinzip einer Anregung von Selbstheilungskräften mit Naturheilverfahren. Theorie und Praxis einer Reiz- und Reaktionstherapie.
1.3 Vorstellungen (insbesondere historische) zu Mechanismen einer Reiz- und Reaktionstherapie:
1.3.1 Reflexorientiertes Erklärungsmodell. Reflexiv orientierte Diagnostik (z.B. in der Massage) und Therapie (reflexiv wirksame Reize mit gesundender Wirkung). Hautreizende Verfahren als Kontrairritation (z.B. medikamentöse Irritantien, Schröpfen, UV-Erythem). Sog. Störfelder, Triggerpunkte und Herde als Auslöser schädlicher Reflexe. Neuraltherapie und therapeutische Lokalanästhesie als Ausschaltung solcher Herde. Manuelle Behandlungsmethoden.
1.3.2 Regulationsorientiertes Erklärungsmodell. Beeinflussung komplexer Regelvorgänge, z.B. Immunmodulation durch Bewegungstherapie, Balneotherapie, Phytotherapie, Eigenblutbehandlung.
1.3.3 Individuelle Anpassung von Reizen in Abhängigkeit von Konstitution, Erkrankung und Akuität der Erkrankung. Möglichkeiten einer krisenartigen Reaktion (Erstverschlechterung als Trainingskrise, Kurkrise, Fastenkrise) und eines Übertrainings. Möglichkeiten einer Prävention.
1.4 Historisches humoralpathologisches Erklärungsmodell mit Verhinderung (diätetische Konzepte) und Ausscheidung einer materia peccans (Stoffwechselgifte) für „ausleitende" Verfahren wie Aderlaß und Einlaufbehandlungen und für hautreizende Verfahren; Risiken vorstehender Verfahren.
1.5 Konstitution und Diathese als körperliche Bedingtheit mit Disposition zu bestimmten Krankheiten und Erkrankungsmustern.
Konstitutionstherapie und Konstitutionsmittel als Versuch, ungünstige körperliche Anlagen zu beeinflussen.

2 Physikalische Therapie

2.1 Bewegungstherapie
Auswirkungen körperlicher Aktivität auf Bewegungsapparat, Endokrinium, Immunsystem, Psyche und Vegetativum
Steigerung von Muskelkraft, Koordination, Beweglichkeit und Ausdauer durch aktive und passive Bewegungstherapie
körperliche Belastung aerob – anaerob, isotonisch – isometrisch, dynamisch – statisch, Konzept der reflektorisch wirksamen muskulär-visceralen Einflußnahme, funktionelle und trophische Adaptation, Trainingseffekte, Desadaptation
Belastungsdiagnostik, krankengymnastische Diagnostik und Behandlungstechniken
Risiken und Abbruchkriterien körperlicher Aktivität

2.2 Massage
Angriffspunkte und Wirkungen der verschiedenen Massagearten und -techniken, Massage mit Hilfsmitteln und Therapiemedien
wichtige Indikationen und Verordnungsweisen von Massagen
manualtherapeutische Verfahren, Triggerpunkte, kutane (Head) und bindegewebige Zonen
unerwünschte Wirkungen, Risiken, Gegenanzeigen

2.3 Klimatherapie

Physikalische und chemische Wirkfaktoren der Biosphäre, biologische Wirkungen des sichtbaren Lichts und der UV-Strahlen

Beziehungen zwischen Wetter und Gesundheitsstörungen, biotrope Wetterlagen, Schon- und Reizfaktoren des Hochgebirgs-, Mittelgebirgs- und Seeklimas, Reaktionen des menschlichen Körpers

Indikationen, Durchführung und mögliche Kontraindikationen der Klimaexposition mit und ohne zusätzliche Bewegungstherapie, Terrainkuren, Bedeutung der Abhärtung

2.4 Balneologie

Kurbehandlung am Kurort mit den Wirkfaktoren Klima und Milieu, natürliche Heilmittel, Physiotherapie, Diät, Psychotherapie

sozialmedizinische Bedeutung der kurörtlichen Prävention und Rehabilitation

balneologische Heilmittel (Wässer, Gase, Peloide) und ihre Anwendungsformen (Bäder, Trinkkuren, Inhalationen, Packungen)

Wirkungen, Indikationen und Kontraindikationen von Bädern mit natürlichen Heilwässern und Peloiden, Trinkkuren und ihre Wirkungen auf Stoffwechsel, Verdauung und Harnausscheidung

Wirkungsmöglichkeiten der Inhalationsbehandlung mit Heilwässern, Bedeutung der Beschaffenheit des Aerosols, Thalassotherapie

wichtige medizinische Zusatzbäder, z. B. Beruhigungsbäder, Rheumabäder, Bäder bei Hautkrankheiten

Kombinationstherapien, z. B. UV-Bestrahlung und Solebäder

2.5 Hydrotherapie

Mechanische und thermische Eigenschaften verschiedener Bäderformen, z. B. Überwärmungsbad, Wannenbad, Bewegungsbad

Formen und Wirkungsweisen von Lokal- und Teilanwendungen, z. B. Güsse, Teilbäder, Wickel

Hydrotherapie in Form einer kurmäßigen Behandlung unter Verwendung nichtortsgebundener Heilmittel und in Kombination mit Phyto-, Bewegungs-, Ernährungs- und Ordnungstherapie als Teil des Kneippschen Therapiekonzeptes

Indikation und Kontraindikationen der Saunabehandlung

2.6 Thermotherapie

Wirkungen von Kälte und Wärme auf Muskulatur, Durchblutung, Immunsystem und entzündliche Prozesse

Arten der Wärmezufuhr: Konduktion, Strahlung, elektromagnetische Energie

Ultraschalltherapie, systemische Hyperthermie, aktive Fiebertherapie

Kryotherapie, körpertiefe Kühlungen

2.7 Elektrotherapie

Hauptformen und Indikationen der Hoch-, Mittel- und Niederfrequenztherapie, Kontraindikationen und Gefahren

3 Ernährungstherapie

3.1 Grundlagen der Ernährung
(s. GK 1, Physiologie 7.1 und Chemie für Mediziner und Biochemie 16.1, GK Pädiatrie 5)

3.2 Störungen der Nahrungsaufnahme
(s. GK Pädiatrie 6, GK Innere Medizin Abschn. 5, 7 und Abschn. 10, 3)

3.3 Ernährungsbedingte Erkrankungen
(s. GK Innere Medizin Abschn. 5, 7, GK Sozialmedizin 1.2, 1.3, 1.4, GK Hygiene 1)

3.4 Naturheilkundlich orientierte Ernährungstherapie
3.4.1 Vorstellungen zu ernährungsbedingten Krankheiten
intestinale Fehlverarbeitung mit Bildung und Resorption toxischer Stoffe

Irritationen durch intestinale Dysfunktionen, Bedeutung des intestinalen Immunsystems, Störungen bei Fehlverdauung und Dysbiose

3.4.2	Methoden	unterschiedliche Kostformen, z. B. Vollwertkost, Rohkost, vegetarische Kost, spezielle Kurprogramme, makrobiotische Kost Indikationen und Kontraindikationen des Fastens
3.4.3	Grenzen	eingeschränkte Verträglichkeit Probleme der Motivation Mangelernährung bei konsumierenden Krankheiten Nebenwirkungen einseitiger Diäten

4 Phytotherapie

4.1 Allgemeines

Definition (§ 3 Abs. 2 AMG)
Zubereitung von Phytopharmaka, Abgrenzung von anderen Therapierichtungen, Qualitätsunterschiede in Abhängigkeit von Drogenaufarbeitung

4.2 Bevorzugte Anwendungsgebiete

4.2.1	Atemwegserkrankungen	Muzilaginosa, Ätherischöldrogen, Saponindrogen
4.2.2	Magen- und Darm-Erkrankungen	Amara-Aromatika, Karminativa und Digestiva, Antiemetika, Laxantien, Antidiarrhoika, Cholagoga und Choleretika, Lebertherapeutika
4.2.3	Herz und Gefäßsystem	Digitaloide, Crataegus sp., Allium sativum, Ginkgo biloba, Aesculus hippocastanum
4.2.4	Niere und ableitende Harnwege	harntreibende Mittel, Harndesinfizientien
4.2.5	Benigne Prostatahyperplase	z. B. Sabalis fructus, Cucurbitae semen, Urticae radix
4.2.6	Erkrankungen des Endokriniums	z. B. Vitex agnus castus, Lycopus sp.
4.2.7	Immunsystem	Vorbeugung durch Stimulation der körpereigenen Abwehr
4.2.8	Erkrankungen des Nervensystems	Sedativa, Anxiolytika, Antidepressiva
4.2.9	Hauterkrankungen	z. B. Calendulae flos, Quercus cortex, Chamomillae flos
4.2.10	Stumpfe Traumen	Externa, z. B. Arnica montana
4.2.11	Stütz- und Bewegungsapparat	Rubefacientia, z. B. Capsicumextrakt, Rosmarinöl

4.3 Unerwünschte Wirkungen

Möglichkeiten der Sensibilisierung
Risikoabschätzung mutagener, teratogener und kanzerogener Inhaltsstoffe
Gegenanzeigen

5 Weitere Verfahren

5.1 Konstitutionsmedizin

Vorstellungen der traditionellen Medizin zur Konstitution in ihren Beziehungen zu Gesundheit und Krankheit:
Dimension und Proportion, Tonus, Komplexion als Konstitutionsmerkmale;
alters- und geschlechtsabhängige Krankheitsneigungen
1. sog. konstitutionsverbessernde ausleitende Therapiemethoden: z. B. Aderlaß, Kantharidenpflaster, purgative Methoden
2. sog. konstitutionsumstimmende Therapiemethoden: z. B. antiphlogistische, roborierende, tonisierende Verfahren

5.2 Ordnungstherapie

Herstellung einer Lebensordnung in allen Bereichen unter Berücksichtigung somatischer und psychischer Ordnungsbeziehungen im Rahmen von Regulationssystemen und rhythmischen Abläufen
Offenlegung krankmachender Verhaltensweisen und Faktoren
Hinführung zur eigenverantwortlichen Gesundheitspflege

5.3 **Akupunktur**
(s. GK Therapie chronischer Schmerzen 3.4.1)
5.4 **Neuraltherapie**
auf neurophysiologischer Grundlage

6 Homöopathie

6.1 Definition und Prinzipien
Grundlagen und therapeutische Möglichkeiten
individuelle Stimulation durch spezifische Arzneimittel, Ähnlichkeitsregel

6.2 Indikationen, Kontraindikationen, Risiken
Erweiterung der konventionellen Behandlungsmethoden (= mögliche Indikation) relative Indikation bei Krankheiten mit überschießenden Reaktionen des Organismus; Kontraindikation bei Nichtmöglichkeit der Stimulation. Risiken bei Nichtbeachtung der Indikation oder toxikologisch relevanter Ausgangsstoffe

6.3 Arzneimittelprüfung
Begriff des Arzneimittelbildes und der Arzneimittelprüfung am Gesunden
Wirkungsprofile von Homöopathika (Organotropie, Funktionotropie, Personotropie)

6.4 Krankheitsbild
Begriff des Krankheitsbildes und seiner Erfassung
Bedeutung der klinischen Diagnose und der individuellen Merkmale des Patienten für die Arzneimittelwahl

6.5 Dosierungslehre
Ausgangsstoffe für homöopathische Arzneimittel; Bedeutung der Trägersubstanzen;
Begriff der Potenzierung
Darreichungsformen von Homöopathika

6.6 Abgeleitete Heilsysteme
z. B. fixe Kombinationen homöopathischer Einzelmittel (Komplexmitteltherapie)

6.7 Rechtliche Verankerung
Bedeutung des homöopathischen Arzneibuchs (HAB 1); Aufgabe der Arzneimittelkommission für die homöopathische Therapierichtung am BGA

II Anästhesiologie, Intensivmedizin

1 Grundlagen der Anästhesiologie

1.1 Vorbereitung zur Anästhesie
1.1.1 Allgemeine Maßnahmen — klinische und apparative Voruntersuchung (z.B. EKG, Röntgen-Thorax, Laborparameter, Lungenfunktion), Bedeutung von Vorerkrankungen und therapeutische Konsequenzen (z.B. bei respiratorischen, kardialen und Stoffwechselstörungen)
1.1.2 Auswahl des Anästhesieverfahrens — z.B. Allgemeinanästhesie, Regionalanästhesie,
Aufklärung des Patienten (z.B. medicolegale Aspekte, Nahrungskarenz)
1.1.3 Prämedikation — Bedeutung und Prinzipien

1.2 Allgemeinanästhesie
1.2.1 Medikamente — Pharmakologie (Pharmakodynamik, Pharmakokinetik, Kontraindikationen und Interaktionen) von Injektions- und Inhalationsanästhetika, Sedativa, Hypnotika, Neuroleptika, Analgetika, Opioide und Muskelrelaxantien
1.2.2 Narkosegeräte — Narkosebeatmungssysteme, Prinzipien der Geräte
1.2.3 Intubation — Prinzipien der oralen und nasotrachealen Intubation, fiberoptische Intubation
Komplikationen

1.2.4	Narkoseverlauf	Prinzipien der Einleitung, Führung und Ausleitung; Antagonisierung Monitoring (z. B. Oxymetrie, Kapnographie, EKG, Blutdruckmessung, Messung des Beatmungsdruckes, Temperaturmessung)
1.2.5	Komplikationen	z. B. Aspiration bei vollem Magen, maligne Hyperthermie, Störung der Atmung, Hyperkaliämie, Cholinesterasemangel, Lagerungsschäden
1.3	**Regionalanästhesie**	
1.3.1	Medikamente	Pharmakologie der Lokalanästhetika und vasoaktiver Zusätze
1.3.2	Techniken	Grundzüge der Oberflächen-, Infiltrations- und Leitungsanästhesie diagnostische und therapeutische Nervenblockaden
1.3.3	Komplikationen	Fehler bei der Durchführung; Anaphylaxie; Lagerungsschäden
1.4	**Unmittelbar postoperative Versorgung**	
		Organisation und Aufgaben der postoperativen Überwachung (Aufwachraum)
		Risikofaktoren (z. B. Adipositas, respiratorische Insuffizienz)
		Prinzipien der postoperativen Analgesie
		Indikation zur Intensivüberwachung
1.5	**Flüssigkeits- und Volumentherapie**	
		Prinzipien der prä-, intra- und postoperativen Infusionstherapie
		Prinzipien der Transfusions- und Blutkomponententherapie
		fremdblutsparende Methoden (z. B. Eigenblutspende, präoperative Hämodilution, maschinelle Autotransfusion)

2 Grundlagen der intensivmedizinischen Behandlung

2.1 Behandlung, Überwachung, Pflege des Patienten

2.1.1		Beatmung: Indikationsstellung, Beatmungsformen, Komplikationen; technische Aspekte
		Atemtherapie (z. B. CPAP)
		Pharmakotherapie (z. B. Katecholamine, Phosphor, Antiarrhythmika, Antibiotika, Sedativa, Analgetika)
		Prinzip der künstlichen Ernährung (z. B. Energie, Eiweiß-, Wasser und Elektrolytbedarf, Substratwahl, Dosierungsrichtlinien)
		Transfusion von Blut und Blutbestandteilen: Indikation und Durchführung
		extrarenale Eliminationsverfahren (z. B. Hämodialyse, Peritonealdialyse, Hämofiltration): Indikation und Durchführung physikalische Therapie, Lagerung
		psychische Aspekte (Führung, Entwöhnung vom Respirator)
2.1.2	Überwachung	Herz-Kreislauf-System: z. B. EKG, Pulsoximetrie, arterieller Blutdruck, Herzzeitvolumen, zentraler Venendruck, pulmonalarterieller Druck, Bilanzierung von Ein- und Ausfuhr, Verluste über Drainagen
		Respiration: Atemmechanik, Gasaustausch (Blutgasanalyse)
		Körpertemperaturmessung
		Zentralnervensystem: EEG, Hirndruckkontrolle
		Labordiagnostik
		bildgebende Verfahren
2.1.3	Pflege	z. B. Dekubitusprophylaxe, Bronchialtoilette, Katheterpflege
2.2	**Spezielle Aspekte der operativen und nicht-operativen Intensivmedizin**	
		s. a. GK Notfallmedizin
		Symptomatik, Diagnostik, Differentialdiagnostik und Therapie bei z. B. akutem Abdomen, akuter gastrointestinaler Blutung, akuter Herzinsuffizienz, akutem Lungenversagen, akutem Myokardinfarkt, akutem Nierenversagen, endokrinen und metabolischen Krisen, Gerinnungsstörungen, hepatischem Koma, Schädel-Hirn-Trauma, Schock, Sepsis, Thrombose und Embolie, Verbrennungen, Vergiftungen, Wirbelsäulenverletzungen

III Notfallmedizin

s. a. GK 2, Akute Notfälle
s. a. GK 3, Anästhesiologie und Intensivmedizin

1 Akute Störungen der Atmung

1.1 Ätiologie
1.1.1	zentral	z. B. Schädel-Hirn-Trauma, Intoxikationen, Infektionen
1.1.2	mechanisch	z. B. instabiler Thorax, Hämo- und Pneumothorax, Spannungspneumothorax, Erschöpfung der Atemmuskulatur, neuromuskuläre Erkrankungen
1.1.3	peripher	proximale Atemwege: z. B. Verlegung von Pharynx, Larynx und Trachea, Bronchialobstruktion, Fremdkörperaspiration
		distale Atemwege: z. B. Magensaftaspiration, Pneumonie, Lungenödem

1.2 Klinik
1.2.1	Pathophysiologie	alveoläre Hypoventilation, Störung von Ventilation und Perfusion, pulmonaler Shunt, Diffusionsstörung
1.2.2	Symptomatik	Abschätzung des Schweregrades: Atemperiodik, Atemfrequenz, Atemtiefe, Akrozyanose, Kreislaufbeteiligung
1.2.3	Diagnostik	physikalische Untersuchungsbefunde, Labor- und Röntgendiagnostik

1.3 Therapie
1.3.1	Sofortmaßnahmen	Freimachen der Atemwege, Lagerung, Indikationen zur Sauerstoffgabe, Mittel zum Freihalten der Atemwege
1.3.2	Beatmung	Beatmungsmaske, Beatmungsbeutel, PEEP-Ventil, Intubationsbesteck, Absaugvorrichtung, einfache Beatmungsmaschinen (Funktionsprinzip, Einstellung)
		Indikationen für die endotracheale Intubation, Komplikationen
1.3.3	Pharmakotherapie	z. B. B_2-Adrenozeptoragonisten, Theophyllin, Glucocorticoide, Diuretika

2 Akute Herz-Kreislaufstörungen

2.1 Ätiologie
2.1.1	kardial	Störungen der Erregungsbildung und Erregungsleitung: z. B. Rhythmusstörungen, Kammerflimmern, Asystolie, Synkope, plötzlicher Herztod
		Störung der ventrikulären Vorlast: absolute und relative Hypovolämie
		Störung der Pumpfunktion: z. B. bei Herzinfarkt
		Störung der ventrikulären Nachlast: z. B. hypertensive Krise
2.1.2	Embolie	Lungenembolie
		periphere Gefäßembolie und Thrombose
2.1.3	Schock	Blutvolumenverlust
		Plasmavolumenverlust: Verbrennung, septischer Schock, anaphylaktischer Schock
		Wasser- und Elektrolytverluste: z. B. bei anhaltendem Erbrechen, Diarrhoe, Ileus

2.2 Klinik
2.2.1	Pathophysiologie	Hypoperfusion zentraler und peripherer Organe, Folgen der Elektrolyt-Imbalance
2.2.2	Symptomatik	z. B. Bewußtseinslage, Schock, Jugularvenendruck, Hautdurchblutung, Exsikkose
2.2.3	Diagnostik	z. B. klinische Untersuchung, Blutdruckmessung (venös, arteriell), EKG-Ableitung, Lungenauskultation, Labordiagnostik, Abschätzung des Volumenverlustes

2.3 Therapie
2.3.1	Sofortmaßnahmen	mechanische, elektrische und medikamentöse Reanimation, Lagerung, Blutstillung
2.3.2	Pharmakotherapie	z. B. Nitrate, Antiarrhythmika, Adrenozeptoragonisten, Antihypertensiva, herzwirksame Glykoside, Kardiaka, Antikoagulantien, Volumensubstitution

3 Akute Funktionsstörungen des Zentralnervensystems

3.1 Ätiologie
3.1.1 Trauma — z. B. Schädel-Hirn-Trauma (Hirndrucksteigerung)
3.1.2 Zerebrovaskuläre Erkrankungen — z. B. apoplektischer Insult, transitorisch ischämische Attacke (TIA), Suborachnoidalblutung
3.1.3 Infektionen — z. B. Meningoenzephalitis

3.2 Klinik
3.2.1 Symptomatik — Grade der Bewußtseinsstörung, Krämpfe, neurologische Herdzeichen, Meningismus, Kopfschmerzen, psychische Erregungszustände
3.2.2 Diagnostik — Neurostatus, Pupillenreaktion, Augenhintergrundspiegelung, Beurteilung der Bewußtseinslage, Puls- und Blutdruckkontrolle, Labordiagnostik

3.3 Therapie
3.3.1 Sofortmaßnahmen — z. B. Freihalten der Atemwege, Lagerung, Hyperventilation, Sedierung
3.3.2 Pharmakokinetik — z. B. antiödematöse Therapie, Antiepileptika, Sedativa

4 Stoffwechselkomata

4.1 Komaformen bei Diabetes mellitus
Klinik, Ätiologie, Pathophysiologie, Diagnostik und Therapie

4.2 Leberkoma
Klinik, Ätiologie, Pathophysiologie, Diagnostik und Therapie

5 Spezielle Notfallsituationen

5.1 Trauma, Polytrauma
Prioritäten und Prinzipien der Versorgung

5.2 Akutes Abdomen
Klinik, Diagnostik, Differentialdiagnostik und primäre Versorgung

5.3 Verbrennungen
Pathophysiologie, Klinik, Diagnostik und Therapie

5.4 Intoxikationen
s. a. GK Klin. Pharmakologie, 23
Ätiologie, Pathogenese, Symptomatik, Erstmaßnahmen u. a. mit Antidota bei Vergiftungen mit Akylphosphaten, Zyaniden, Nitrosegasen, Thallium, Chlorgasen, Digitalis und Knollenblätterpilzen
Ätiologie, Pathogenese, Symptomatik, Erstmaßnahmen bei Vergiftungen mit Sedativa, Drogen, Ethanol, Kohlenmonoxid, Kohlendioxid und Giftpflanzen

5.5 Neurologisch-psychiatrische Erkrankungen
Ätiologie, Klinik, Diagnostik, Therapie
z. B. bei Epilepsie, Delirien und Suizidalität

IV Therapie chronischer Schmerzen

Definition
Nomenklatur (z. B. Allodynie, Hyperpathie, Hypopathie, Anaesthesia dolorosa)

1 Physiologie und Pathophysiologie
s. GK 1, Physiologie 15.3 und 15.5, GK 2, Pathophysiologie / Pathobiochemie / Klinische Chemie 21.1.2

1.1 Einteilung nach pathogenetischen Mechanismen
1.1.1 Nozizeptorschmerz — Sensibilisierung
chemische, mechanische und thermische Erregung
Entzündungsmechanismen
periphere analgetische Mechanismen

1.1.2	Neuropathischer Schmerz, Neuralgie	ektopische Erregungen (z. B. mechanisch, metabolisch) Signalausbreitung über den axonalen Transport
1.1.3	Schmerz bei Fehlregulation	Sensibilisierung und Erregung von Nozizeptoren durch pathophysiologische Wirkungen des Sympathikus (z. B. Morbus Sudeck, Kausalgie), durch vaskuläre Störungen und durch abnormale Muskelkontraktionen (z. B. Kopfschmerzformen, Rückenschmerzen)
1.1.4	Zentraler Schmerz	z. B. Thalamusschmerz
1.1.5	Deafferentierungsschmerz	z. B. Phantomschmerz
1.2	**Schmerzverarbeitung**	
1.2.1	Im Rückenmark	somato-viszerale Konvergenz (Head-Zonen) segmentale und absteigende Hemmungsmechanismen spinale Mechanismen
1.2.2	In Hirnstamm und Kortex	s. GK 1, Physiologie Kap. 15

2 Schmerzdiagnostik

2.1 Anamnese und Analyse

spezielle Befunderhebung; körperliche, seelische, soziale Komponenten der Schmerzgenese; akuter und chronischer Schmerz

2.2 Schmerzmessung und Dokumentation

z. B. Rating-Skalen, Fragebögen, Schmerztagebücher, standardisierte körperliche Untersuchungsverfahren, evozierte Potentiale

3 Methoden der Schmerztherapie

3.1 Medikamentöse Therapie

(s. a. GK Klin. Pharmakologie Kap. 18)

3.1.1	Allgemeines	Neuropharmakologie (z. B. Opioidrezeptoren, andere Transmittersysteme) spezifische Indikationen (z. B. bei Karzinomschmerzen) Betäubungsmittelverschreibungsverordnung (Grundsätze, Bestimmungen, Höchstmengen)
3.1.2	Therapieprinzipien	Stufenschema zur Krebsschmerztherapie Zeitschema Dosistitration Applikationsformen (z. B. oral, parenteral, peridural, intrathekal) und Indikationen
3.1.3	Analgetika	Opioide (z. B. Morphin, Buprenorphin, Codein) Nichtopioide (z. B. Acetylsalicylsäure, Paracetamol, Metamizol, nichtsteroidale Antiphlogistika)
3.1.4	Arzneimittel zur Therapie bei besonderen Schmerzformen	Psychopharmaka (Neuroleptika, trizyklische Antidepressiva, Tranquilizer) Glucocorticoide, Calcitonin, Muskelrelaxantien
3.2	**Lokalanästhesie**	
3.2.1	Allgemeines	prognostische, diagnostische und therapeutische Indikationen
3.2.2	Nervenblockaden	Indikationen, Techniken und Komplikationen im Bereich von Kopf, Hals, Stamm, in oberen und unteren Extremitäten
3.2.3	Triggerpunktinfiltration	Indikationen
3.2.4	Sympathikusblockaden	Indikationen, Technik und Komplikationen von Stellatumblockade, lumbaler Grenzstrangblockade, Zöliakusblockade
3.2.5	Chemische und thermische Neurolyse	Indikationen, Medikamente, Techniken, Nebenwirkungen und Komplikationen
3.2.6	Intravenöse Regionalanalgesie	Indikationen, Medikamente (z. B. Alphablocker), Techniken und Komplikationen
3.3	**Neurochirurgische Therapie**	
3.3.1	Dekompressionsverfahren	bei Kompressionssyndromen (z. B. Trigeminusneuralgie: Janetta-Operation)

3.3.2	Destruierende Verfahren	z. B. Thermokoagulation, Chordotomie
3.4	**Naturheilverfahren und physikalische Maßnahmen**	
3.4.1	Akupunktur	Vorstellungen zur Wirkungsweise, Indikationen, Durchführung
3.4.2	Traditionelle Verfahren	z. B. hautreizende und hyperämisierende Maßnahmen
3.4.3	Transkutane Nervenstimulation (TENS)	Vorstellungen zur Wirkungsweise, Indikationen, Durchführung
3.4.4	Kryotherapie	
3.5	**Physiotherapie**	
		s. GK Naturheilverfahren Kap. 2
		z. B. Krankengymnastik, Massagen, Entspannungstherapie
3.6	**Psychologische Therapieformen**	
		s. a. GK 1, Med. Psychologie/Med. Soziologie
		Indikationen, Verfahren (z. B. progressive Muskelrelaxation, Biofeedback, Autogenes Training), Strategien zur Schmerzbewältigung (z. B. verhaltensmedizinische Methoden), Konzepte

4 Besondere chronische Schmerzsyndrome

4.1	**Malignomschmerz**	
4.1.1	Ätiologie	z. B. Nervenkompression, Nerveninfiltration, Knochenmetastasen, Weichteilinfiltrationen
4.1.2	Symptomatische Therapie	medikamentöse (s. 3.1) und neurochirurgische (s. 3.3), anästhesiologische (s. 3.2) und psychotherapeutische Verfahren
4.1.3	Palliative Therapiemöglichkeiten	Indikationen für Strahlen-, Chemo- und operative Therapie
4.1.4	Supportive Maßnahmen	z. B. Pflege, Ernährung, psychologische Betreuung
4.2	**Schmerzen im Bewegungsapparat**	
4.2.1	Chronische Nacken- und Rückenschmerzen	Ätiologie, Untersuchungsgang, Diagnostik, Therapieansätze
4.2.2	Schulter-Arm-Syndrom	Ätiologie, Diagnostik, Therapiemöglichkeiten
4.2.3	Schmerzen in Weichteilen und Gelenken	z. B. Myogelosen, Rheuma, Entzündungen, generalisierte Tendomyopathien Ätiologie, Diagnostik, Therapie
4.3	**Ausgewählte Beispiele bei Kopf- und Gesichtsschmerzen**	
4.3.1	Migräneformen	Vorstellungen zur Pathophysiologie, Klinik, Therapie, Komplikationen und Prophylaxe
4.3.2	Spannungskopfschmerz	Vorstellung zur Pathophysiologie, Ursachen, Klinik, Therapie
4.3.3	Medikamentös induzierter Kopfschmerz	Ätiologie, Klinik, Therapie
4.3.4	Trigeminusneuralgie	Ätiologie, Klinik, Diagnostik, Therapie und Prognose
4.3.5	Andere Kopf- und Gesichtsschmerzformen	z. B. sog. atypischer Gesichtsschmerz, myofasziales Syndrom Ätiologie, Pathogenese, Klinik, Diagnostik, Therapie und Prognose
4.4	**Stumpf- und Phantomschmerz**	
4.4.1	Stumpfschmerz	Symptomatik, Erscheinungsformen, nicht invasive Therapie, Stumpfrevision, stimulierende Verfahren, Schmerzprophylaxe
4.4.2	Phantomschmerz	Symptomatik, Erscheinungsformen, Therapie (z. B. Regionalanästhesie und psychologische Verfahren), Schmerzprophylaxe
4.5	**Sympathische Reflexdystrophie**	
		Definition, Vorstellungen zur Ätiologie, Therapiemöglichkeiten, Prognose
4.6	**Postherpetische Neuralgie**	
		Ätiologie, Klinik, Diagnostik, Therapie, Prophylaxe

4.7 Schmerz bei chronischer Ischämie
Ätiologie, Klinik, Diagnostik, Therapie, Prognose
4.8 Psychosomatische Schmerzzustände
z.B. Kopf- und Rückenschmerzen
Klinik, Diagnostik, Therapie, Prognose

V Zahn-, Mund- und Kiefererkrankungen

1 Entwicklung des Mund-Rachen-Bereichs

1.1 Odontogenese
1.1.1 Zahnanlagen
1.1.2 Mineralisierung
1.2 Mißbildungen
1.2.1 Formen — Lippen-, Kiefer- und Gaumenspalten, Epidemiologie
1.2.2 Auswirkungen — Einfluß auf Atmung, Stimmbildung und Nahrungsaufnahme
1.2.3 Therapie — operative Verfahren, kieferorthopädische Behandlung, prothetische Versorgung, logopädische Behandlung
1.3 Milchgebiß
1.3.1 Zahndurchbruch — Zeitablauf der Zahnung, Beschwerden
1.3.2 Störungen — endogen und exogen
1.3.3 Zahnverlust — Folgen des vorzeitigen Verlustes von Milchzähnen für die Entwicklung des bleibenden Gebisses
1.4 Wechselgebiß
1.4.1 Zahnwechsel — Vorgang, Zeitablauf und Beschwerden
1.4.2 Störungen — Dysgnathien (Kreuzbiß, Progenie, Prognathie, offener Biß), Folgen von Engstand, Asymmetrien des Gesichts
1.4.3 Therapie — kieferorthopädische Verfahren, operative Möglichkeiten
1.5 Bleibendes Gebiß
1.5.1 Störungen — Hypoplasie, Amelogenesis imperfecta. Auswirkungen von Allgemeinerkrankungen (z.B. Rachitis). Zahnretention, follikuläre Zysten
1.5.2 Altersveränderungen — Abnutzungsfolgen, Kieferveränderungen nach Zahnverlust

2 Anatomische Grundlagen

2.1 Morphologie der Zähne
2.1.1 Milchgebiß — Zahl, Aufbau und Gestalt der Zähne
2.1.2 Bleibendes Gebiß — Zahnsymbole, Gebißformeln, Zahl, Aufbau und Gestalt der Zähne, Altersveränderung
2.2 Knochen und Weichteile des Mundbereichs
2.2.1 Knochen — knöcherne Elemente des Kauorgans
2.2.2 Kiefergelenke — Aufbau, Funktion
2.2.3 Weichteile — Morphologie der Mundhöhle, Speicheldrüsen (s.a. GK Hals-Nasen-Ohren-Heilkunde), Gefäße, Nerven und Lymphbahnen
Kaumuskulatur
2.2.4 Diagnostik — Röntgendarstellung des Kiefer- und Gesichtsschädels (u.a. Zahnstatus, Panoramaaufnahmen, Panoramaschichtaufnahme, Computertomogramm)

3 Erkrankungen der Zahnhartsubstanz und der Pulpa

3.1 Erkrankungen der Zahnhartsubstanz: Karies
3.1.1 Ätiologie — Ausgang von Belagsbildung, Bedeutung von Nahrungszusammensetzung und bakterieller Besiedlung. Rolle der Mundhygiene. Berufliche Schädigung (Bäckerkaries, Säureeinwirkung)
3.1.2 Pathogenese — Entwicklung kariöser Schäden, Prädilektionsstellen, Primär- und Sekundärkaries

3.1.3	Epidemiologie	altersbezogene Häufigkeit
3.1.4	Symptome	Symptome in Relation zum Verlauf
3.1.5	Therapie	Füllungsverfahren, Auswirkung von Füllungen auf den Gesamtorganismus (z. B. Amalgam), Überkronung
3.2	**Erkrankungen der Pulpa: Pulpitis-Pulpennekrose**	
3.2.1	Ätiologie	Ursachen
3.2.2	Verlauf	Stadien
3.2.3	Symptome	Beschwerden und Befunde
		Differentialdiagnose zu nicht dentogenen Schmerzen
3.2.4	Therapie	Vital- bzw. Mortalbehandlung des Zahnes (Verfahren, Zielsetzung, Komplikationen)

4 Erkrankungen des Zahnbetts

4.1	**Marginale Parodontopathie**	
4.1.1	Ätiologie	Bildung von Belägen und Zahnstein bei unzureichender Mundhygiene als Ursache von Gingivitis. Endogene und exogene Faktoren. Überstehende Füllungen und Kronen
4.1.2	Verlauf, Formen	Gingivitis, Parodontitis marginalis superficialis et profunda, Parodontose. Folgen der Bildung von Zahnfleisch- und Knochentaschen
4.1.3	Therapie	Mundhygiene, Entfernung sub- und supragingivaler Ablagerungen (Zahnstein, Konkremente), Kürettage von Zahnfleischtaschen, Gingivektomie, Lappenoperationen, Funktionskorrektur)
4.2	**Apikale Parodontitis**	
4.2.1	Ätiologie	Infektion des Wurzelkanals pulpentoter Zähne
4.2.2	Formen	akute und chronische apikale Parodontitis
4.2.3	Folgen	Granulombildung, Entstehung von Zysten
		Abszedierung, Fistelung, Durchbruch in das Weichteilgewebe
4.2.4	Therapie	Trepanation, Wurzelkanalbehandlung, Wurzelspitzenresektion, Zahnextraktion

5 Vorbeugende Zahn-, Mund- und Kieferheilkunde

5.1	**Karies-Prophylaxe**
5.1.1	Mundhygiene
5.1.2	Ernährung
5.1.3	Fluoride
5.1.4	Kariesrisiko
5.2	**Prophylaxe marginaler Paradontopathien**
5.2.1	Mundhygiene
5.2.2	Lokale Reizmomente
5.3	**Allgemeinerkrankungen und ihre Erscheinungen in der Mundhöhle**

6 Zahnextraktion und -ersatz

6.1	**Zahnextraktion**	
6.1.1	Anästhesie	Infiltrations- und Leitungsanästhesie bei Zahnextraktionen, Komplikationen
6.1.2	Komplikationen	Nachblutungen (Prophylaxe und Therapie), Kieferhöhleneröffnung
6.2	**Zahnersatz**	
6.2.1	Festsitzender Ersatz	Stiftkronen, Implantate, Brücken: Indikationen, Vor- und Nachteile
6.2.2	Herausnehmbarer Ersatz	Teil- und Vollprothesen, Arten der Abstützung

7 Erkrankungen an Weichteilen und Knochen

7.1	**Erkrankungen von Schleimhaut und Weichteilen**	
7.1.1	Infektionen	Virus- und Pilzerkrankungen der Mundschleimhaut (s.a. GK Hals-Nasen-Ohren-Heilkunde), Abszesse und Phlegmone: Symptome, Therapie, Prognose. Entzündungen bei Resistenzschwächung infolge Allgemeinerkrankungen (z.B. Leukämie, Agranulozytose, Diabetes)

7.1.2	Tumoren	gutartige (u.a. Epulis) und bösartige Geschwülste im Mund- und Kieferbereich (s.a. GK Hals-Nasen-Ohren-Heilkunde): Symptome, Therapie, Verlauf Mundhöhlenkarzinom und Präkanzerosen
7.2	**Erkrankungen an Knochen und Gelenken**	
7.2.1	Entzündungen	akute und chronische dentogene Osteomyelitis (Entstehung, Lokalisation, Symptomatik und Therapie). Osteoradionekrose. Arthritis des Kiefergelenks (u.a. als Folge von Otitis media)
7.2.2	Degenerative Veränderungen	Arthropathie des Kiefergelenks, Costen-Syndrom. Strukturelle Auswirkungen von Fehl- und Parafunktionen des Gebisses. Habituelle Luxation, Subluxation
7.2.3	Tumore	Odontom, Ameloblastom, Sarkom: Häufigkeit, Symptome, Therapie, Prognose

8 Traumen im Kiefer- und Gesichtsbereich

8.1	**Zähne, Alveolarfortsätze und Unterkiefer**	
8.1.1	Luxationen Subluxationen	Sofortmaßnahmen und Therapie. Prognose
8.1.2	Zahnfrakturen	Frakturarten, therapeutische Möglichkeiten
8.1.3	Kieferfrakturen	Alveolarfortsatzfrakturen und Unterkieferbrüche: Therapie und Rehabilitation, Folgen
8.1.4	Kiefergelenk	traumatische Luxation, Gelenkfrakturen: Auswirkungen, Therapie
8.2	**Mittelgesichtsfrakturen**	
8.2.1	Laterale Mittelgesichtsfrakturen	Frakturen von Jochbein und Jochbogen, Blow out-Fraktur: Symptome, Diagnostik, Therapie
8.2.2	Zentrale und zentrolaterale Frakturen	Einteilung nach Le Fort, Symptome, Diagnostik, Therapie (s.a. GK Hals-Nasen-Ohren-Heilkunde)
8.2.3	Weichteilverletzungen	chirurgische Sofortversorgung, rekonstruktive Verfahren

Fragen

Prologue

Grundlagen, Möglichkeiten und Grenzen von Naturheilverfahren und Homöopathie

1 Allgemeine Grundlagen

1.1 Welche Aussage trifft nicht zu?

Die Prinzipien der Kneipp-Therapie sind:

(A) Bewegungstherapie
(B) Hydrotherapie
(C) Phytotherapie
(D) Elektrotherapie
(E) Diätetik

1.2 Bei folgenden therapeutischen Maßnahmen ist mit adaptativen Umstellungen im Organismus zu rechnen:

(1) Klimatherapie
(2) Bettruhe
(3) hydrotherapeutische Kurbehandlung
(4) Ultraviolettbestrahlungen

(A) nur 1 ist richtig
(B) nur 1 und 3 sind richtig
(C) nur 1, 3 und 4 sind richtig
(D) nur 2, 3 und 4 sind richtig
(E) 1–4 = alle sind richtig

2 Physikalische Therapie

2.1 Bewegungstherapie

2.1 Welche Aussage trifft nicht zu?

Zu den naturheilkundlichen Behandlungsmethoden bei essentieller Hypertonie mittlerer Ausprägung gehören:

(A) Sauna (ohne kaltes Tauchbad)
(B) rhythmische Gymnastik
(C) Ernährungstherapie
(D) autogenes Training
(E) isometrische Kraftübungen

2.2 Trainingseffekt auf die Muskulatur wird erreicht durch

(A) Massage
(B) Unterwasserdruckstrahlmassage
(C) aktive Bewegungsübungen gegen Widerstand
(D) Überwärmungsbad
(E) passive Bewegungsübungen

2.2 Massage

2.3 Nach dem Auffinden eines myofaszialen Triggerpunktes in einem Skelettmuskel sollte die Suche nach weiteren Triggerpunkten im Bereich dieses Muskels beendet werden,

weil

in jedem Skelettmuskel physiologischerweise nur ein einziger Triggerpunkt vorhanden ist.

2.3 Klimatherapie

2.4 Welche Aussage trift nicht zu?

Das Nordseeklima ist therapeutisch geeignet für die Behandlung von

(A) rezidivierenden Harnwegsinfektionen
(B) Asthma bronchiale
(C) Hypotonie (orthostatische Regulationsstörungen)
(D) chronischer Bronchitis
(E) Neurodermitis

2.5 Was versteht man unter „Heliotherapie"?

(A) Diathermie
(B) Kunstluftüberdruckbeatmung für Asthmatiker mit 21% Sauerstoff und 79% Helium
(C) dosierte Anwendung des Sonnenlichts zu Heilzwecken
(D) Heißluftbad (Ganzschwitzbad mit trockener Luft von 70–90°C)
(E) Therapie mit Kalzim-Magnesium-Helium-Hydrogenkarbonatwässern

▪1.1 D ▪1.2 E ▪2.1 E ▪2.2 C ▪2.3 E ▪2.4 A ▪2.5 C

2.4 Balneologie

[F 94]
2.6 Bei einem 56jährigen Mann, der seit Jahren an einer chronischen Bronchitis leidet, ist eine Kurorttherapie vorgesehen.

Den therapeutischen Hauptzielen wird besonders gerecht:

(A) Kur in einem Solebadekurort wegen der Möglichkeit der Soleinhalation und der Atemgymnastik
(B) Moorbadekur, da sie die Schleimhäute hyperämisiert
(C) Badekur mit radiumemanationshaltigem Wasser, da sie den Organismus umstimmt
(D) Trinkkur mit schwach alkalisierenden Wässern, da diese besonders stark sekretolytisch wirken
(E) Terrainkur bei Nebelwetterlage

2.5 Hydrotherapie

[F 93]
2.7 Temperaturansteigende Armbäder (n. Schwenninger-Hauffe) haben folgende Effekte:

(1) Gefäßerweiterung an den Armen
(2) reflektorische Gefäßverengung an den Beinen
(3) reflektorische Gefäßerweiterung an den Beinen
(4) Blutdruckanstieg

(A) nur 1 ist richtig
(B) nur 1 und 2 sind richtig
(C) nur 1 und 3 sind richtig
(D) nur 2 und 4 sind richtig
(E) nur 1, 2 und 4 sind richtig

2.6 Thermotherapie

[F 94]
2.8 Bei welcher der folgenden Badearten steigt die Körpertemperatur am schnellsten an, wobei in allen Bädern eine Temperatur von 40°C herrschen soll?

(A) Luftbad
(B) Moorbad
(C) Wasserbad
(D) Schlickbad
(E) Dampfbad

[F 94]
2.9 Folgende Therapie ist nach naturheilkundlichem Konsens falsch:

(A) aufgeheizter Heusack bei Lumbalgie
(B) Kümmeltee bei Meteorismus
(C) dosiertes körperliches Training bei koronarer Herzerkrankung
(D) heiße Fußbäder bei Varikosis der Unterschenkel
(E) Vibrationsmassage bei Bronchiektasie

Antwort	Aussage 1	Aussage 2	Verknüpfung
A	richtig	richtig	richtig
B	richtig	richtig	falsch
C	richtig	falsch	–
D	falsch	richtig	–
E	falsch	falsch	–

■2.6 A   ■2.7 C   ■2.8 C   ■2.9 D

2.7 Elektrotherapie

2.10 Bei einer 60jährigen Patientin soll wegen einer hartnäckigen Lumbalgie ein elektrisches Vollbad (sog. Stangerbad) verordnet werden.

Für die Dosierung des elektrischen Stromes gilt:

(A) Der Strom soll auf keinen Fall zu irgendwelchen subjektiven Empfindungen führen.
(B) Der Strom soll eine deutliche, aber noch angenehme Empfindung an der Haut hervorrufen.
(C) Der Strom soll zu kräftigen Muskelkontraktionen führen.
(D) Der Strom soll in der Nähe der Elektroden ein deutliches Hitzegefühl erzeugen.
(E) Die Stromstärke sollte entsprechend der individuellen Stromempfindlichkeit zwischen 10–20 A liegen.

4 Phytotherapie

4.1 Ein Mazerat aus pflanzlichen Teilen ist ein(e)

(A) Heißwasserauszug
(B) Fluidextrakt
(C) Kaltwasserauszug
(D) Alkoholauszug
(E) Sprühtrocknung

4.2 Die Dosierung des phytotherapeutischen Zusatzes (z.B. Kamillenpräparate) zu Dampfinhalationen ist bedeutungslos,

weil

Phytotherapeutika keinen Dosis-Wirkungs-Beziehungen unterliegen.

4.3 Silibinin (Silybin), der Inhaltsstoff von Silybum marianum (Mariendistel) wird eingesetzt

(A) bei Ulcus ventriculi
(B) bei Ulcus duodeni
(C) zur Dyspepsiebehandlung
(D) bei Knollenblätterpilzvergiftung
(E) zur Auflösung von Gallensteinen

4.4 Eine alleinige Phytotherapie kann indiziert sein bei

(A) akuter Psychose
(B) Blutdruckkrise
(C) Herzinsuffizienz NYHA I
(D) instabiler Angina pectoris vom Crescendotyp
(E) Ösophagusvarizenblutung

4.5 Welche der folgenden Heilpflanzen bzw. deren Inhaltsstoffe können bei Mastodynie ohne morphologische Veränderungen der Mamma oder bei prämenstruellem Syndrom indiziert sein?

(A) Silybum marianum (Mariendistel)
(B) Vitex agnus-castus (Keuschlamm)
(C) Polygala senega (Senegawurzel)
(D) Raphanus sativus (Rettich)
(E) Juniperus communis (Wacholder)

6 Homöopathie

6.1 Welche Aussage trifft nicht zu?

Die Homöopathie

(A) hat als Methode in Deutschland bis heute überdauert
(B) entstand um die Wende vom 18. zum 19. Jahrhundert
(C) bedient sich aus der Sicht ihrer heutigen Kritiker eines Plazeboeffektes
(D) bedeutete zur Zeit ihrer Entstehung einen relativen therapeutischen Fortschritt, da sie hohe Dosen toxischer Stoffe mied
(E) kann als Naturheilverfahren charakterisiert werden, das auf den phytotherapeutischen Kenntnissen des 18. Jahrhunderts basiert

---

| 2.10 B | 4.1 C | 4.2 E | 4.3 D | 4.4 C | 4.5 B | 6.1 E |

F 94
6.2 Welche Aussage über homöopathische Arzneimittel trifft **nicht** zu?

(A) Zu den Grundlagen (Prinzipien) der Homöopathie gehört die Arzneimittelprüfung am Gesunden.
(B) Für die Anwendung eines homöopathischen Arzneimittels sollen die Inhalte des Arzneimittelbildes mit den Symptomen des Patienten verglichen werden (Anwendung des Ähnlichkeitsprinzips).
(C) Homöopathische Arzneimittel sind für die Substitutionstherapie des insulinpflichtigen Diabetes mellitus oder der Eisenmangelanämie ungeeignet.
(D) Zur Herstellung homöopathischer Arzneimittel werden nur Pflanzen oder Pflanzenteile verwendet.
(E) Bei der homöopathischen Heilmittelherstellung (Potenzieren) soll gemäß der homöopathischen Lehre die Wirkung der bearbeiteten Substanz verstärkt werden.

H 94
6.3 Welche der folgenden Dezimalpotenzen ist die niedrigste und kann als eine organotrope homöopathische Potenz angesehen werden?

(A) D2
(B) D12
(C) D20
(D) D30
(E) D100

Antwort	Aussage 1	Aussage 2	Verknüpfung
A	richtig	richtig	richtig
B	richtig	richtig	falsch
C	richtig	falsch	–
D	falsch	richtig	–
E	falsch	falsch	–

6.2 D   6.3 A

Anästhesiologie, Intensivmedizin

1 Grundlagen der Anästhesiologie

1.1 Vorbereitung zur Anästhesie

1.1 Zur Prämedikation einer Narkose werden welche Substanzen **nicht** verwandt?

(A) Benzodiazepine
(B) Cholinergika
(C) Opioide
(D) Neuroleptika
(E) Antihistaminika

1.2 Allgemeinanästhesie

1.2 Die kurzwirksamen Barbiturate zeigen in der für eine Narkose üblichen Dosierung erwünschte und unerwünschte Wirkungen.

Welche Aussagen treffen zu?

(1) Sie wirken negativ inotrop.
(2) Sie können einen Bronchospasmus auslösen.
(3) Sie besitzen eine hohe analgetische Potenz.
(4) Sie bewirken eine Atemdepression.

(A) nur 1 und 3 sind richtig
(B) nur 2 und 4 sind richtig
(C) nur 1, 2 und 4 sind richtig
(D) nur 2, 3 und 4 sind richtig
(E) 1–4 = alle sind richtig

1.3 Bei versehentlicher intraarterieller Injektion von Thiopental muß mit welcher Komplikation gerechnet werden?

(A) Nekrose des distalen Anteils der betroffenen Extremität
(B) starke Vasodilatation distal der Injektionsstelle
(C) Anästhesie der Extremität distal von der Injektionsstelle
(D) schwere Urtikaria der betroffenen Extremität
(E) keine der in (A)–(D) genannten Komplikationen

1.4 Welche Aussage trifft **nicht** zu?

Zur Klassifizierung als halbgeschlossenes Narkosesystem gehören:

(A) die Verwendung eines Kreissystems
(B) eine dem Gasverbrauch entsprechende gleichgroße Frischgaszufuhr
(C) die CO_2-Absorption
(D) eine teilweise Rückatmung des Narkosegemisches
(E) eine partielle Abgabe des Ausatmungsgases an die Außenluft

1.5 Bei einem Patienten mit Ileus und Miserere muß eine Intubationsnarkose durchgeführt werden.

Welche Maßnahme ist hierbei **nicht** angezeigt?

(A) steile Oberkörperhochlagerung
(B) Kopftieflagerung
(C) Anwendung des Sellick-Handgriffes
(D) Gabe von Atropin zur Erhöhung des Tonus des unteren Ösophagussphinkters
(E) Intubation in wachem Zustand nach Lokalanästhesie des Kehlkopfes

1.6 Bei einer ungewollten einseitigen Intubation aufgrund einer zu tiefen Intubation gelangt die Tubusspitze in der Mehrzahl der Fälle in den linken Hauptbronchus,

weil

durch den flachen Abgangswinkel von der Trachea der linke Hautbronchus für eine Fehlintubation prädisponiert ist.

■ 1.1 B   ■ 1.2 C   ■ 1.3 A   ■ 1.4 B   ■ 1.5 D   ■ 1.6 E

1.3 Regionalanästhesie

[H 93]
1.7 Symptome einer relativen oder absoluten Überdosierung von Lokalanästhetika sind unter anderem:

(1) Krampfanfälle
(2) Asthmaanfälle
(3) Schock
(4) Herzrhythmusstörungen

(A) nur 1 und 3 sind richtig
(B) nur 2 und 4 sind richtig
(C) nur 1, 2 und 3 sind richtig
(D) nur 1, 3 und 4 sind richtig
(E) 1–4 = alle sind richtig

[H 94]
1.8 Relative Kontraindikationen für die Anwendung einer Spinalanästhesie mit Mepivacain sind:

(1) Allergie gegen Procain
(2) Blutgerinnungsstörungen
(3) hypovolämischer Schock

(A) nur 1 ist richtig
(B) nur 2 ist richtig
(C) nur 1 und 3 sind richtig
(D) nur 2 und 3 sind richtig
(E) 1–3 = alle sind richtig

2 Grundlagen der intensivmedizinischen Behandlung

2.1 Behandlung, Überwachung, Pflege des Patienten

[H 93]
2.1 Bei welchen blutgasanalytischen Werten wird von einer Globalinsuffizienz der Lunge gesprochen?

($\downarrow$ = erniedrigt; $\uparrow$ = erhöht; $\leftrightarrow$ = normal)

(A) $PaO_2\downarrow$, $PaCO_2\uparrow$
(B) $PaO_2\downarrow$, $PaCO_2\downarrow$
(C) $PaO_2\leftrightarrow$, $PaCO_2\leftrightarrow$
(D) $PaO_2\uparrow$, $PaCO_2\downarrow$
(E) $PaO_2\uparrow$, $PaCO_2\uparrow$

[H 94]
2.2 Bei der assistierten Beatmung wird

(A) die Funktion der Atmung voll vom Respirator übernommen
(B) nur die Atemfrequenz vom Respirator übernommen
(C) die Exspirationszeit des Patienten verkürzt
(D) das Atemzugvolumen des Patienten vergrößert
(E) das Atemzeitverhältnis (Inspiration:Exspiration) verkürzt

[H 94]
2.3 Bei der Überdruckbeatmung mit konstant gehaltenem Atemzugvolumen kann bei hohen Beatmungsdrücken ein Spannungspneumothorax auftreten.

Was weist auf diese Komplikation hin?

(1) Anstieg des Beatmungsdruckes
(2) erniedrigter zentralvenöser Druck
(3) Tachykardie
(4) arterielle Hypotonie
(5) verstärktes Atemgeräusch auf der betroffenen Seite

(A) nur 2 und 3 sind richtig
(B) nur 1, 3 und 4 sind richtig
(C) nur 1, 4 und 5 sind richtig
(D) nur 2, 3 und 4 sind richtig
(E) 1–5 = alle sind richtig

Antwort	Aussage 1	Aussage 2	Verknüpfung
A	richtig	richtig	richtig
B	richtig	richtig	falsch
C	richtig	falsch	–
D	falsch	richtig	–
E	falsch	falsch	–

■ 1.7 E   ■ 1.8 D   ■ 2.1 A   ■ 2.2 D   ■ 2.3 B

F 94
2.4 Eine häufige Komplikation bei gastraler Sondenernährung ist die Diarrhö.

Diese kann ausgelöst werden durch

(A) eine zu niedrige Osmolarität
(B) zu große Bolusgaben
(C) zu langsame Zufuhr
(D) eine zu hoch (im Magen) liegende Sonde
(E) keinen der in (A)–(D) genannten Umstände

F 94
2.5 Ein intubierter Patient auf der Intensivstation zeigt den in der Abbildung wiedergegebenen Befund. Nach der adäquaten Therapie normalisierte sich der Befund innerhalb weniger Stunden.

Welche Diagnose ist richtig?

(A) massiver Pleuraerguß links
(B) fulminante Pneumonie links
(C) Dystelektase der linken Lunge durch Fehlbelüftung
(D) Paravasat bei Katheterfehllage
(E) subkutane Flächenblutung

2.2 Spezielle Aspekte der operativen und nichtoperativen Intensivmedizin

H 93
2.6 Bei einer 43jährigen Patientin mit heftigen krampfartigen Bauchschmerzen, Brechreiz, Erbrechen und deutlich gespanntem Adomen bei gesteigerter Peristaltik stellen Sie die Vermutungsdiagnose akuter mechanischer Ileus.

Indiziert sind:

(1) orale Nahrungs- und Flüssigkeitskarenz
(2) Schaffung eines venösen Zuganges
(3) Legen einer Magensonde

(A) nur 2 ist richtig
(B) nur 3 ist richtig
(C) nur 1 und 2 sind richtig
(D) nur 1 und 3 sind richtig
(E) 1–3 = alle sind richtig

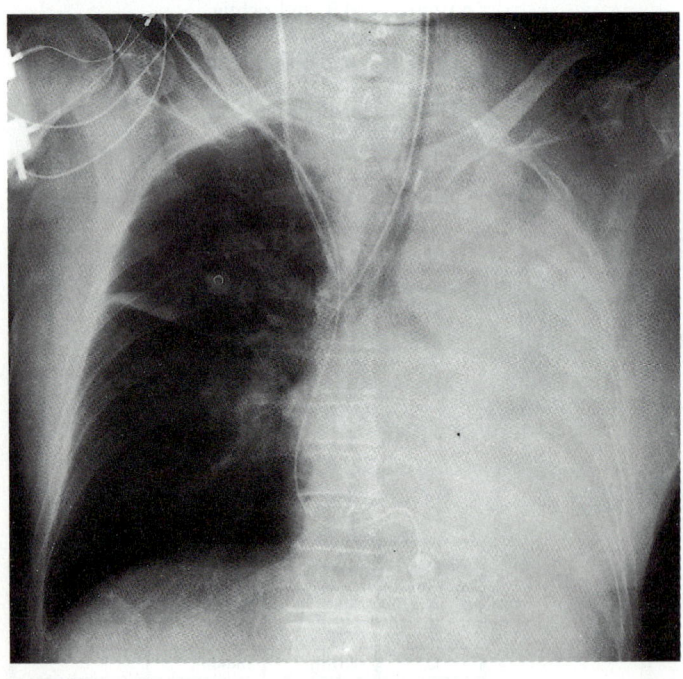

[F 94]
2.7 Ein 10jähriger Junge stürzt mit seinem Fahrrad und erleidet ein stumpfes Abdominaltrauma. Die Abdomenübersichtsaufnahme zeigt Luft am rechten Psoasrand.

Welche Diagnose ist am wahrscheinlichsten?

Ruptur

(A) des Magens
(B) des Duodenums
(C) des Ileums
(D) der Leber
(E) des Querkolons

Antwort	Aussage 1	Aussage 2	Verknüpfung
A	richtig	richtig	richtig
B	richtig	richtig	falsch
C	richtig	falsch	–
D	falsch	richtig	–
E	falsch	falsch	–

2.7 B

Notfallmedizin

1 Akute Störungen der Atmung

[F 94]
1.1 Die Epiglottitis acuta beim Kleinkind ist in erster Linie gekennzeichnet durch:

(A) Fehlen von Fieber
(B) bellenden Husten
(C) Mundtrockenheit
(D) Giemen und Brummen über der Trachea
(E) Dysphagie

[H 94]
1.2 Im Notfalldienst werden Sie zu einem 3jährigen Kind gerufen, das Fieber hat und zunehmend Atemnot entwickelt.

Für die in Frage kommende Diagnose Epiglottitis acuta wäre **am wenigsten** charakteristisch:

(A) hohes Fieber
(B) bellender Husten
(C) inspiratorisches Geräusch
(D) kloßige Sprache
(E) Speichelfluß

[H 93]
1.3 Welche der genannten Maßnahmen ist im Status asthmaticus mit Rechtsherzbelastung vornehmlich indiziert?

(A) Gabe eines Atemanaleptikums
(B) CO_2-Anreicherung (5 Vol.%) der Atemluft
(C) Ausgleich der respiratorischen Azidose mit $NaHCO_2$
(D) Kontrollierte PEEP-Beatmung
(E) keine der in (A)–(D) genannten Maßnahmen

[H 94]
1.4 Zur Behandlung eines Status asthmaticus sind indiziert:

(1) Betasympatholytika
(2) Glucocorticoide
(3) Theophyllin

(A) nur 1 ist richtig
(B) nur 2 ist richtig
(C) nur 1 und 2 sind richtig
(D) nur 2 und 3 sind richtig
(E) 1–3 = alle sind richtig

2 Akute Herz-Kreislaufstörungen

[H 94]
2.1 Vorhofflimmern führt in der Regel zu einem Kreislaufstillstand,

weil

Vorhofflimmern in der Regel mit einem AV-Block 3. Grades verbunden ist.

[F 94]
2.2 Ein erwachsener Patient wird stationär aufgenommen, nachdem bei ihm im ambulanten Notfalleinsatz erfolgreich eine kardiopulmonale Reanimation durchgeführt worden war.

Welche der genannten Maßnahmen sind zur Überwachung indiziert?

(1) Temperaturkontrolle
(2) EKG-Ableitung
(3) Kontrolle des zentralen Venendrucks

(A) nur 2 ist richtig
(B) nur 1 und 2 sind richtig
(C) nur 1 und 3 sind richtig
(D) nur 2 und 3 sind richtig
(E) 1–3 = alle sind richtig

[H 93]
2.3 Welche Aussage trifft **nicht** zu?

Eine 65jährige Patientin bricht am 2. postoperativen Tag nach Cholezystektomie nach dem Aufstehen plötzlich zusammen. Sie vermuten eine Lungenembolie.

Für ihre Verdachtsdiagnose sprechen:

(A) Zeichen der Rechtsherzbelastung im EKG
(B) Dyspnoe
(C) arterielle Hyperkapnie
(D) lokal verminderte Gefäßzeichnung im Thorax-Röntgenbild
(E) arterielle Hypoxämie

▪ 1.1 E   ▪ 1.2 B   ▪ 1.3 E   ▪ 1.4 D   ▪ 2.1 E   ▪ 2.2 E   ▪ 2.3 C

[F 94]
2.4 Welche der folgenden diagnostischen Maßnahmen besitzt bei einer postoperativen fulminanten Lungenembolie die größte Aussagekraft?

(A) EKG-Ableitung
(B) Röntgenaufnahme des Thorax
(C) Messung des zentralvenösen Druckes
(D) Enzymbestimmungen im Serum
(E) Pulmonalisangiographie

[H 93]
2.5 Welche der folgenden Aussagen trifft **nicht** zu?

Störungen der Mikrozirkulation im Rahmen eines hypovolämischen Schocks sind durch folgende Faktoren bedingt:

(A) ausgeprägter Abfall der Blutviskosität
(B) Strömungsverlangsamung im Bereich der postkapillären Venolen
(C) Thrombozyten- und Erythrozytenaggregation
(D) Vasokonstriktion präkapillärer Widerstandsgefäße
(E) Abnahme des arterio-venösen Druckgefälles

[H 94]
2.6 Welche Aussage trifft **nicht** zu?

Die Besonderheiten des anaphylaktischen Schocks werden durch folgende Erscheinungen charakterisiert:

(A) Entwicklung lebensgefährlicher Symptome innerhalb von Minuten
(B) Vasodilatation präkapillarer Arteriolen
(C) schon im Frühstadium auftretendes Leber- und Nierenversagen
(D) Freisetzung hämodynamisch wirksamer Mediatorsubstanzen durch immunologische Vorgänge
(E) mögliche Reversibilität des Zustandes ohne Folgen

[F 94]
2.7 Indikation zur gezielten Therapie mit Lidocain ist im notfallmedizinischen Einsatz in erster Linie:

(A) die ventrikuläre Extrasystolie
(B) die Asystolie
(C) der kardiogene Schock
(D) das Lungenödem
(E) das Vorhofflimmern

3 Akute Funktionsstörungen des Zentralnervensystems

[H 93]
3.1 Welche Faktoren können den intrakraniellen Druck nach einem schweren Schädel-Hirn-Trauma erhöhen?

(1) Ausbildung eines Ödems um einen intrazerebralen Kontusionsherd
(2) zerebrale Hypoxie
(3) stark erhöhte arterielle PCO_2-Werte
(4) Hyperventilation mit arteriellen PCO_2-Werten um 30 mmHg
(5) Oxygenierung mit arteriellen PO_2-Werten um 150 mmHg

(A) nur 1 ist richtig
(B) nur 3 ist richtig
(C) nur 2 und 4 sind richtig
(D) nur 1, 2 und 3 sind richtig
(E) nur 1, 4 und 5 sind richtig

[F 94]
3.2 Nach einem Schädel-Hirn-Trauma ist bei klinischem Verdacht auf eine akut zunehmende Erhöhung des Schädelinnendruckes welche diagnostische Maßnahme als erste angezeigt?

(A) Computertomogramm
(B) lumbale Liquordruckmessung
(C) zerebrale Angiographie
(D) Pneumenzephalographie
(E) Augenhintergrund nach Gabe eines Mydriatikums spiegeln

Antwort	Aussage 1	Aussage 2	Verknüpfung
A	richtig	richtig	richtig
B	richtig	richtig	falsch
C	richtig	falsch	–
D	falsch	richtig	–
E	falsch	falsch	–

■ 2.4 E   ■ 2.5 A   ■ 2.6 C   ■ 2.7 A   ■ 3.1 D   ■ 3.2 A

F 94
3.3 Bei Patienten mit Schädel-Hirn-Trauma und erhöhtem intrakraniellem Druck sollte bei der Beatmung das $PaCO_2$ mittels gezielter Hyperventilation über einige Tage möglichst unter einen Wert von 20 mmHg gesenkt werden,

weil

durch gezielte Senkung des $PaCO_2$ eine Abnahme des intrakraniellen Blutvolumens erreicht werden kann.

4 Stoffwechselkomata

H 93
4.1 Bei einem bewußtlosen Patienten mit Verdacht auf Diabetes mellitus wird als Erstmaßnahme Altinsulin intravenös injiziert,

weil

bei einem hyperglykämischen Koma nur die rasche Senkung des Blutzuckerspiegels durch intravenöse Altinsulin-Gabe die vitale Bedrohung des Patienten infolge Hyperosmolalität beseitigen kann.

F 94
4.2 Bei einem komatösen Patienten besteht eine ausgesprochen vertiefte Atmung (sog. Azidoseatmung oder Kussmaul-Atmung).

An welche der nachfolgend genannten Komaformen bzw. Krankheitszustände ist bei diesem Zeichen am ehesten zu denken?

(A) Coma uraemicum
(B) Coma hypoglycaemicum
(C) Barbituratintoxikation
(D) hypothyreotes Koma
(E) akute leichte Alkoholintoxikation

5 Spezielle Notfallsituationen

F 94
5.1 Welche der Aussagen zur Knollenblätterpilzvergiftung treffen zu?

(1) Sie zeichnet sich durch eine gastroenteritische und eine hepatorenale Phase aus.
(2) Unmittelbar nach der Pilzmahlzeit treten typischerweise die ersten Vergiftungserscheinungen auf.
(3) Bei massiven Vergiftungserscheinungen ist eine Hämoperfusion indiziert.

(A) nur 3 ist richtig
(B) nur 1 und 2 sind richtig
(C) nur 1 und 3 sind richtig
(D) nur 2 und 3 sind richtig
(E) 1–3 = alle sind richtig

H 94
5.2 Welche Aussage trifft **nicht** zu?

Zur Akuttherapie einer Blausäurevergiftung sind indiziert:

(A) 4-Dimethylaminophenol (4-DMAP) i.v.
(B) Dimercaprol (BAL) i.v.
(C) Natriumthiosulfat i.v.
(D) Beatmung mit Sauerstoff
(E) Einatmen von Amylnitrit

Antwort	Aussage 1	Aussage 2	Verknüpfung
A	richtig	richtig	richtig
B	richtig	richtig	falsch
C	richtig	falsch	–
D	falsch	richtig	–
E	falsch	falsch	–

■3.3 D   ■4.1 E   ■4.2 A   ■5.1 C   ■5.2 B

Therapie chronischer Schmerzen

0 Definition

0.1 Beim Übergang gelegentlicher akuter Schmerzen in einen chronischen Schmerzzustand (Chronifizierungsprozeß) wirken folgende Faktoren mit:

(1) operante Konditionierung von Schmerzverhalten infolge eines sekundären Krankheitsgewinns
(2) Fortschreiten eines körperlichen Krankheitsprozesses
(3) ernährungsbedingte Abnahme der endogenen Opioide im Zentralnervensystem
(4) das Erleben erfolgloser Schmerzbehandlungen

(A) nur 1 und 2 sind richtig
(B) nur 1 und 4 sind richtig
(C) nur 2 und 3 sind richtig
(D) nur 1, 2 und 4 sind richtig
(E) nur 2, 3 und 4 sind richtig

1 Physiologie und Pathophysiologie

1.1 Die wichtigste spinal aufsteigende Schmerzbahn verläuft

(A) im Tractus spinocerebellaris posterior
(B) im Vorderseitenstrangsystem
(C) in der Pyramidenbahn
(D) über die zentrale Vasomotorenbahn
(E) über das Centrum ciliospinale

1.2 Welche Aussage trifft **nicht** zu?

Beim Schmerz, insbesondere beim chronischen Schmerz, entstehen sog. nozizeptive Substanzen, die die freien Nervenendigungen stimulieren.

Folgende Substanzen erzeugen bzw. unterhalten den Schmerz

(A) Substanz P
(B) Prostaglandine
(C) Calcium
(D) Bradykinin
(E) Säurekationen

1.3 Eine Hyperalgesie (verstärkte Schmerzempfindlichkeit) kann auf folgenden Mechanismen beruhen:

(1) Sensibilisierung von Nozizeptoren durch Prostaglandine
(2) Unterfunktion zentralnervöser Hemmungssysteme
(3) erhöhte Nervenleitungsgeschwindigkeit der nozizeptiven Afferenzen
(4) nachlassende Hemmung aus der Headschen Zone
(5) veränderte motorische Reflexe durch verstärkte synaptische Übertragung an der motorischen Endplatte

(A) nur 2 ist richtig
(B) nur 1 und 2 sind richtig
(C) nur 1 und 5 sind richtig
(D) nur 1, 2 und 3 sind richtig
(E) nur 2, 4 und 5 sind richtig

1.4 Eine Fehlfunktion des (efferenten) sympathischen Nervensystems ist bei den folgenden Schmerzsituationen beteiligt:

(1) Brennschmerzen nach Nervenverletzung (Kausalgie)
(2) Trigeminusneuralgie
(3) postoperative Schmerzen
(4) Sudeck-Atrophie

(A) nur 4 ist richtig
(B) nur 1 und 2 sind richtig
(C) nur 1 und 4 sind richtig
(D) nur 2 und 3 sind richtig
(E) nur 1, 2 und 4 sind richtig

■ 0.1 D   ■ 1.1 B   ■ 1.2 C   ■ 1.3 B   ■ 1.4 C

3 Methoden der Schmerztherapie

3.1 Bei der Behandlung von Dauerschmerzen mit einem Analgetikum

(A) ist es wegen Wirkungsverlust typischerweise nötig, die tägliche Dosis stetig zu erhöhen
(B) hat es sich als sinnvoll erwiesen, das Medikament in nicht zu langen Zeitintervallen unabhängig vom Auftreten von Schmerzen zu geben
(C) muß das Medikament möglichst parenteral (durch Injektion) verabreicht werden
(D) darf das Medikament vor dem Einschlafen nicht mehr gegeben werden
(E) sollte das Medikament erst gegeben werden, wenn der Patient danach verlangt (Therapie nach Bedarf)

3.2 Acetylsalicylsäure als Analgetikum

(1) ist wirksam gegen Schmerzen bei Knochenmetastasen
(2) sollte im Sinne des WHO-Stufenplanes nicht als 1. Substanz gegeben werden
(3) kann auf allen Stufen des WHO-Stufenplanes gegeben werden
(4) soll nicht mehr gegeben werden, wenn ein Patient Morphin erhält
(5) wirkt ausschließlich peripher

(A) nur 1 und 3 sind richtig
(B) nur 2 und 4 sind richtig
(C) nur 3 und 5 sind richtig
(D) nur 1, 2 und 5 sind richtig
(E) nur 2, 4 und 5 sind richtig

3.3 Bei einem Patienten mit einem Ösophaguskarzinom treten Schluckstörungen auf. Bisher wurde er mit 300 mg Morphin-Tabletten behandelt. Nun muß er auf eine Dauerinfusion eingestellt werden.

Entsprechend der oralen Wirkdosis von 300 mg beträgt die erforderliche intravenöse Dosis am ehesten

(A) 50 mg
(B) 100 mg
(C) 300 mg
(D) 600 mg
(E) 1000 mg

3.4 Morphin wird als ein stark wirkendes Analgetikum bei Dauerschmerzen eingesetzt.

Welche der folgenden Feststellungen hierfür trifft **nicht** zu?

(A) Bei regelmäßiger oraler Einnahme über längere Zeit entsteht häufig eine psychische Abhängigkeit (Sucht).
(B) Bei starken tumorbedingten Dauerschmerzen ist der Einsatz eines Retard-Präparates mit langer Wirkungsdauer sinnvoll.
(C) Morphin ist auch bei lokaler Anwendung am Rückenmark infolge Bindung an spinale Opiatrezeptoren analgetisch wirksam.
(D) Seine längerfristige Anwendung führt häufig zu einer behandlungsbedürftigen Obstipation.
(E) Bei regelmäßiger oraler Einnahme kommt es nicht zu einer Atemdepression.

3.5 Die axilläre Plexusblockade eignet sich für die Therapie bei

(1) ischämischen Schmerzen im Unterarm
(2) Schmerzen im Bereich von Hand, Unterarm und distalem Oberarm
(3) Schmerzen nach Plexusausriß
(4) Schmerzen im oberen Drittel des Armes
(5) Phantomschmerzen in der Hand

(A) Keine der Aussagen 1–5 ist richtig.
(B) nur 3 ist richtig
(C) nur 1, 2 und 3 sind richtig
(D) nur 1, 2 und 5 sind richtig
(E) 1–5 = alle sind richtig

■3.1 B   ■3.2 A   ■3.3 B   ■3.4 A   ■3.5 D

F 94
3.6 Zur Therapie des Schmerzes beim Pankreaskopfkarzinom kommt welche der folgenden Maßnahmen in Frage?

Neurolytische Blockade im Bereich des

(A) Plexus coeliacus
(B) Ganglion stellatum
(C) thorakalen Grenzstranges
(D) lumbalen Grenzstranges
(E) Plexus lumbosacralis

H 94
3.7 Sympathikusblockaden an den Ganglien des Grenzstranges sind indiziert

(1) bei malignen Tumoren
(2) bei Morbus Sudeck
(3) bei Durchblutungsstörungen der oberen Extremität
(4) zur Prophylaxe postzosterischer Neuralgien

(A) nur 2 ist richtig
(B) nur 3 ist richtig
(C) nur 1 und 4 sind richtig
(D) nur 1, 2 und 3 sind richtig
(E) 1–4 = alle sind richtig

H 94
3.8 Welche der folgenden Zeichen geben Hinweise auf eine korrekte Durchführung der Stellatumblockade?

(1) Ptosis
(2) Enophthalmus
(3) Schmerzlinderung in der Hand bei sympathischer Reflexdystrophie
(4) Mydriasis

(A) nur 4 ist richtig
(B) nur 1 und 2 sind richtig
(C) nur 2 und 3 sind richtig
(D) nur 1, 2 und 3 sind richtig
(E) 1–4 = alle sind richtig

H 93
3.9 Welche Aussage trifft **nicht** zu?

Die Anwendung operativer Methoden zur Schmerzausschaltung ist nur nach strenger Indikationsstellung angebracht. Bevorzugte Indikationen sind:

(A) eingeklemmte Nervenwurzeln mit Blasen-Mastdarm-Störung
(B) Migräne
(C) typische Trigeminusneuralgie
(D) eingeklemmte Nerven mit Kompressionssyndrom
(E) Kopfschmerz bei Hirntumoren

4 Besondere chronische Schmerzsyndrome

H 93
4.1 Schmerzen einer Knochenmetastase können das erste Symptom bei einer malignen Tumorerkrankung sein,

weil

bei vielen Tumoren (z. B. bei einem Bronchialkarzinom) durch den Primärtumor bedingte Schmerzen erst spät auftreten können.

H 94
4.2 Möglichkeiten palliativer Schmerzbehandlung bei Mammakarzinom sind:

(1) Strahlentherapie
(2) Versorgung einer pathologischen Fraktur
(3) subkutane Mastektomie

(A) nur 1 ist richtig
(B) nur 2 ist richtig
(C) nur 1 und 2 sind richtig
(D) nur 2 und 3 sind richtig
(E) 1–3 = alle sind richtig

■3.6 A   ■3.7 E   ■3.8 D   ■3.9 B   ■4.1 A   ■4.2 C

4.3 Für die Nervenschmerzen nach einem lumbalen Bandscheibenvorfall gelten folgende Aussagen:

(1) Bei Rechtshändern treten sie überwiegend auf der rechten Körperseite auf.
(2) Sie beruhen auf der Kompression einer ventralen Rückenmarkswurzel.
(3) Sie strahlen typischerweise in das Dermatom des betroffenen Rückenmarkssegments aus.
(4) Sie sind typischerweise mit einer Spastik der betroffenen Skelettmuskulatur assoziiert.

(A) nur 3 ist richtig
(B) nur 1 und 3 sind richtig
(C) nur 2 und 4 sind richtig
(D) nur 1, 2 und 4 sind richtig
(E) 1–4 = alle sind richtig

4.4 Bei der Entstehung von Kopfschmerzen können folgende Mechanismen und Auslöser beteiligt sein:

(1) abnorme Reaktionen intrakranieller Blutgefäße auf Transmittersubstanzen
(2) Anstieg des intrakraniellen Druckes
(3) unbewältigter Streß im Alltag

(A) nur 2 ist richtig
(B) nur 1 und 2 sind richtig
(C) nur 1 und 3 sind richtig
(D) nur 2 und 3 sind richtig
(E) 1–3 = alle sind richtig

4.5 Bei einer Migräne ohne Aura wird die Intervallprophylaxe, z. B. mit β-Adrenozeptorantagonisten, üblicherweise durchgeführt, wenn

(A) eine schwere Migräneattacke/Monat auftritt
(B) zwei oder mehr schwere Migräneattacken/Monat auftreten
(C) die Attacke von Übelkeit begleitet wird
(D) die Attacke von Übelkeit und Erbrechen begleitet wird
(E) ipsilaterale Rhinorrhö und/oder Lakrimation auftreten

4.6 Eine Patientin (verheiratet, 3 schulpflichtige Kinder) hat fast regelmäßig am Wochenende einen schweren Migräneanfall.

Folgende Behandlungsansätze sind indiziert:

(1) Kupierung des Migräneanfalls, z. B. mit Acetylsalicylsäure oder Ergotamin
(2) Intervallbehandlung mit β-Adrenozeptorantagonisten zur Prophylaxe des Anfalls
(3) Verhaltenstraining zur Verbesserung der Streßbewältigung
(4) zeitweilige Dauerbehandlung mit einem lang wirksamen Opioid (Retard-Präparat)
(5) Eisbeutel auf den Kopf rechtzeitig vor Beginn des Anfalls

(A) nur 1 ist richtig
(B) nur 1 und 3 sind richtig
(C) nur 4 und 5 sind richtig
(D) nur 1, 2 und 3 sind richtig
(E) 1–5 = alle sind richtig

4.7 Zur Akutmedikation bei Spannungskopfschmerzen sind indiziert:

(1) Acetylsalicylsäure
(2) Paracetamol
(3) Ergotamin
(4) Flunarizin
(5) Ergotamin und Acetylsalicylsäure

(A) Keine der Aussagen 1–5 ist richtig.
(B) nur 3 ist richtig
(C) nur 5 ist richtig
(D) nur 1 und 2 sind richtig
(E) 1–5 = alle sind richtig

Antwort	Aussage 1	Aussage 2	Verknüpfung
A	richtig	richtig	richtig
B	richtig	richtig	falsch
C	richtig	falsch	–
D	falsch	richtig	–
E	falsch	falsch	–

■ 4.3 A ■ 4.4 E ■ 4.5 B ■ 4.6 D ■ 4.7 D

[H 94]
4.8 Die typische Trigeminusneuralgie

(1) ist durch Dauerschmerz gekennzeichnet
(2) wird meist durch taktile Reize ausgelöst
(3) tritt meist beidseits auf
(4) ist mit Ausfällen der Gesichtsmotorik verbunden
(5) kann medikamentös mit Carbamazepin behandelt werden

(A) nur 1 und 3 sind richtig
(B) nur 2 und 5 sind richtig
(C) nur 1, 2 und 4 sind richtig
(D) nur 3, 4 und 5 sind richtig
(E) 1–5 = alle sind richtig

[F 94]
4.9 Bei Stumpfschmerzen ist eine Stumpfrevision in Erwägung zu ziehen,

weil

es nach Kontinuitätsunterbrechungen peripherer Nerven häufig zur Proliferation des proximalen Nervenendes mit Ausbildung von Neuromen kommt, die Schmerzen verursachen.

[H 93]
4.10 Die Prophylaxe von Phantomschmerzen betreibt man heute mit

(A) Benzodiazepinen
(B) Antiepileptika
(C) Antikonvulsiva
(D) Regionalanästhesien
(E) Opioiden

[H 94]
4.11 Bei Phantomschmerzen kann in der Frühphase eine gute Wirkung erzielt werden mit:

(1) regionalen Lokalanästhesien
(2) nicht-Opioid-Analgetika
(3) trizyklischen Antidepressiva
(4) Sympathikusblockaden
(5) Benzodiazepinen
(6) Calcitonin

(A) Keine der Aussagen 1–6 ist richtig.
(B) nur 1, 2 und 3 sind richtig
(C) nur 1, 3 und 5 sind richtig
(D) nur 1, 4 und 6 sind richtig
(E) 1–6 = alle sind richtig

[H 93]
4.12 Symptome einer sympathischen Reflexdystrophie oder sympathischen Algodystrophie sind:

(1) Temperaturregulationsstörung
(2) Ödem
(3) Knochensubstanzverlust
(4) Brennschmerzen

(A) Keine der Aussagen 1–4 ist richtig
(B) nur 1 und 2 sind richtig
(C) nur 1, 2 und 3 sind richtig
(D) nur 1, 2 und 4 sind richtig
(E) 1–4 = alle sind richtig

[H 94]
4.13 Im Verlauf bestimmter Schmerzkrankheiten ist ein möglichst frühzeitiger Einsatz der Therapie maßgeblich für den Therapieerfolg.

Für welche der genannten Erkrankungen trifft dies zu?

(1) sympathische Reflexdystrophie
(2) postzosterischer Schmerz
(3) Migräne
(4) Trigeminusneuralgie

(A) nur 1 ist richtig
(B) nur 2 ist richtig
(C) nur 1 und 2 sind richtig
(D) nur 3 und 4 sind richtig
(E) 1–4 = alle sind richtig

[F 94]
Welche der in Liste 2 genannten Verfahren sind zur Behandlung der in Liste 1 aufgeführten Erkrankungen sinnvollerweise in Erwägung zu ziehen?

Ordnen Sie zu!

Liste 1

4.14 Ischämieschmerz im Fuß
4.15 Trigeminusneuralgie

Liste 2

(A) Sympathikusblockade
(B) Zöliakusneurolyse
(C) Kryoanalgesie
(D) Neurexhairese
(E) Keine der Aussagen (A)–(D) ist richtig.

■4.8 B   ■4.9 A   ■4.10 D   ■4.11 D   ■4.12 E   ■4.13 C   ■4.14 A   ■4.15***
*** Diese Aufgabe wurde aus der Wertung genommen.

Zahn-, Mund- und Kiefererkrankungen

1 Entwicklung des Mund-Rachen-Bereichs

[H 88]
1.1 Die Lues connata ist charakterisiert durch

(1) Gelbfärbung der Zähne
(2) Keratitis parenchymatosa
(3) Tonnenform der Zähne

(A) nur 1 ist richtig
(B) nur 2 ist richtig
(C) nur 1 und 2 sind richtig
(D) nur 2 und 3 sind richtig
(E) 1–3 = alle sind richtig

Ordnen Sie den anamnestischen Angaben der Liste 1 die am ehesten zugehörige Komplikationsmöglichkeit (Liste 2) zu!

Liste 1

[F 89]
1.2 Tetracyclingaben während der Bildungsperiode der Zähne
[F 89]
1.3 Vitamin-D-Mangel-Rachitis in der frühen Kindheit

Liste 2
(A) Mottled teeth
(B) Gelbfärbung der Zähne
(C) Frontal-Kippung der oberen Incisivi
(D) Schmelzhypoplasien der Zähne
(E) Vergrößerung der physiologischen Beweglichkeit der Zähne

[F 89]
1.4 Welche der nachfolgenden Aussagen zu Zahnveränderungen bei Erkrankungen treffen zu?

(1) Lues connata tarda: Tonnenform von Schneidezähnen
(2) Sinusitis maxillaris: im Oberkieferbereich lokalisierte Zahnhypoplasien
(3) Diabetes mellitus: Schmelzsprünge an den Kronen der Molaren

(A) nur 1 ist richtig
(B) nur 2 ist richtig
(C) nur 1 und 2 sind richtig
(D) nur 2 und 3 sind richtig
(E) 1–3 = alle sind richtig

[F 90]
1.5 Zu Grauverfärbung der Zähne und Verlust des Glanzes kommt es infolge

(A) Lues connata tarda
(B) Rachitis
(C) Tetracyclingaben im frühen Kindesalter
(D) Pulpentod
(E) Kanamycingaben

[F 91]
1.6 Das Wurzelwachstum der Praemolaren des permanenten Gebisses ist in der Regel abgeschlossen

(A) vor dem Durchbruch des Zahnes
(B) zum Zeitpunkt des Durchbruchs des Zahnes
(C) 2 Jahre nach dem Durchbruch des Zahnes
(D) 8 Jahre nach dem Durchbruch des Zahnes
(E) frühestens jenseits des 20. Lebensjahres

2 Anatomische Grundlagen

[F 91]
2.1 Der rechte obere Eckzahn des bleibenden Gebisses wird nach dem internationalen Zahnschema numeriert als

(A) 13
(B) 23
(C) 33
(D) 31
(E) 32

[F 93]
2.2 Von den nachfolgend aufgeführten Zähnen des Unterkiefers sind üblicherweise einwurzelig:

(1) Incisivi
(2) Canini
(3) Praemolares
(4) Molares

(A) nur 1 ist richtig
(B) nur 1 und 2 sind richtig
(C) nur 2 und 3 sind richtig
(D) nur 2 und 4 sind richtig
(E) nur 1, 2 und 3 sind richtig

■1.1 D   ■1.2 B   ■1.3 D   ■1.4 A   ■1.5 D   ■1.6 C   ■2.1 A   ■2.2 E

[H 93]
2.3 Bei welchen der genannten Erkrankungen bzw. Veränderungen stellt eine zahnärztliche Röntgenaufnahme oftmals ein sinnvolles diagnostisches Hilfsmittel dar?

(1) Dentinkaries
(2) akute Pulpitis
(3) Parodontitis apicalis
(4) Hyperämie der Pulpa

(A) nur 3 ist richtig
(B) nur 1 und 3 sind richtig
(C) nur 1 und 4 sind richtig
(D) nur 2 und 3 sind richtig
(E) nur 2 und 4 sind richtig

[H 94]
2.4 Von den Zähnen des Unterkiefers sind normalerweise zweiwurzelig:

(A) Schneidezähne
(B) Eckzähne
(C) Prämolaren
(D) Molaren
(E) Keine der Aussagen (A)–(D) trifft zu.

3 Erkrankungen der Zahnhartsubstanz und der Pulpa

[H 88]
3.1 Ein Pulpenpolyp tritt am ehesten auf

(A) durch Abkauen der Zähne bis zur Pulpa (im Senium)
(B) bei Pulpenhyperämie (im Kindesalter)
(C) bei Pulpitis chronica aperta granulomatosa
(D) bei Pulpitis chronica clausa
(E) bei Pulpitis acuta purulenta totalis

[H 88]
3.2 Unter „Plaques" versteht man

(A) Beläge auf den Zähnen
(B) Wurzelreste nach Zahnextraktion
(C) Konkremente
(D) Zahnstein
(E) Zahnschmelzveränderungen nach Fluoridgabe

Ordnen Sie den in Liste 1 genannten Symptomen die am ehesten in Betracht zu ziehende Verdachtsdiagnose (Liste 2) zu!

Liste 1

[H 89]
3.3 Kalt-Warm-Schmerz
[H 89]
3.4 irradiierende Schmerzen

Liste 2

(A) Pulpitis acuta
(B) Pulpitis chronica
(C) Parodontitis apicalis acuta
(D) Parodontitis apicalis chronica
(E) Parodontitis marginalis

[F 90]
3.5 Berührungsempfindlichkeit eines Zahnes ist typisch für

(A) Pulpitis purulenta acuta
(B) Parodontitis apicalis acuta
(C) Parodontitis apicalis chronica
(D) radikuläre Zyste
(E) Caries profunda

[F 90]
3.6 Prädilektionsstellen für die Ablagerung von Zahnstein sind die

(1) oberen Frontzähne
(2) unteren Frontzähne
(3) oberen Molaren
(4) unteren Molaren

(A) nur 1 und 2 sind richtig
(B) nur 1 und 3 sind richtig
(C) nur 2 und 3 sind richtig
(D) nur 2 und 4 sind richtig
(E) nur 2, 3 und 4 sind richtig

[F 91]
3.7 Eine horizontale Klopfempfindlichkeit eines Zahnes findet sich am ehesten bei einer

(A) Parodontitis marginalis profunda
(B) Parodontitis apicalis chronica a niel
(C) Caries profunda
(D) chronischen Pulpitis
(E) follikulären Zyste

■2.3 B   ■2.4 D   ■3.1 C   ■3.2 A   ■3.3 A   ■3.4 D   ■3.5 B   ■3.6 C   ■3.7 A

[H 91]
3.8 Eine „Bäckerkaries" ist charakterisiert durch

(A) Fissurenkaries
(B) Approximalkaries
(C) Glattflächenkaries
(D) Interdentalkaries
(E) lokalen Soorbefall der benachbarten Mundschleimhaut

[H 91]
3.9 Eine Vitalitätsprüfung eines Zahnes ist stets negativ bei

(A) Pulpitis acuta
(B) Pulpitis chronica
(C) überkronten Zähnen
(D) wurzelgefüllten Zähnen
(E) Zähnen mit marginalen Parodontopathien

[F 92]
3.10 Zahnsteinablagerung

(A) führt zu Karies
(B) stabilisiert den Zahn
(C) führt zu Gingivitis
(D) kann mittels Zahnbürste entfernt werden
(E) wird durch Fluoridgabe verhindert

[H 92]
3.11 Prädilektionsstellen der Karies sind:

(1) Fissuren
(2) Höcker
(3) Approximalflächen
(4) Zahnhals

(A) nur 1 ist richtig
(B) nur 2 ist richtig
(C) nur 3 ist richtig
(D) nur 1, 3 und 4 sind richtig
(E) 1–4 = alle sind richtig

[F 93]
3.12 Die Heilung einer chronischen Pulpitis im Sinne einer Restitutio ad integrum ist nicht möglich,

weil

die Pulpa durch die Kaufunktion des Zahnes ständig irritiert wird.

[F 93]
3.13 Eine Vitalitätsprüfung eines Zahnes kann ausgeführt werden:

(1) durch Beklopfen
(2) auf elektrischem Weg
(3) auf thermischem Weg
(4) mittels einer Röntgenaufnahme

(A) nur 1 und 2 sind richtig
(B) nur 1 und 3 sind richtig
(C) nur 1 und 4 sind richtig
(D) nur 2 und 3 sind richtig
(E) nur 3 und 4 sind richtig

[H 93]
3.14 Welche der genannten Substanzen fördern die Karies?

(1) Saccharin
(2) Xylit
(3) Mannit
(4) Sorbit

(A) nur 1 und 2 sind richtig
(B) nur 1 und 4 sind richtig
(C) nur 2 und 3 sind richtig
(D) nur 2, 3 und 4 sind richtig
(E) 1–4 = alle sind richtig

[F 94]
3.15 Karies

(A) tritt an Milchzähnen nur ausnahmsweise auf
(B) kommt in der Zahnhalsregion in der Regel nicht vor
(C) entwickelt sich bevorzugt auf Zahnsteinablagerungen
(D) tritt mit zunehmendem Alter seltener auf
(E) setzt die Bildung von Belägen voraus

[F 94]
3.16 Die Trepanation der Pulpa ist indiziert bei

(1) Karies profunda
(2) Pulpitis acuta serosa
(3) Gangrän im Wurzelkanal
(4) akuter apikaler Parodontitis

(A) nur 2 ist richtig
(B) nur 1 und 2 sind richtig
(C) nur 2 und 3 sind richtig
(D) nur 2 und 4 sind richtig
(E) nur 3 und 4 sind richtig

■3.8 C   ■3.9 D   ■3.10 C   ■3.11 D   ■3.12 C   ■3.13 D   ■3.14 D   ■3.15 E   ■3.16 E

[H 94]
3.17 Welche Aussage trifft **nicht** zu?

Besonders kariesgefährdet sind die

(A) Approximalflächen der Zähne
(B) Grübchen der Prämolaren
(C) Grübchen der Molaren
(D) Ränder von Füllungen
(E) freien Kronenflächen der Molaren

4 Erkrankungen des Zahnbetts

[H 90]
4.1 Wodurch ist eine Parodontitis superficialis (Gingivitis simplex) gekennzeichnet?

(A) Schwellung und Rötung des Zahnfleischsaumes
(B) tiefe Zahnfleischtaschen
(C) Lockerung des Zahnes
(D) Entleerung von Eiter aus der Zahnfleischtasche
(E) Temperaturempfindlichkeit des betroffenen Zahnes

[H 91]
4.2 Eine reine Parodontose ist

(A) die Folge einer Gingivitis
(B) die Folge einer Parodontitis
(C) ein Schwundprozeß des Zahnhalteapparates ohne Entzündung
(D) mit der Bildung vertiefter Zahnfleischtaschen verbunden
(E) die Folge einer Karies

[H 92]
4.3 Die direkte Ursache einer mit Entzündung einhergehenden marginalen Parodontopathie stellt dar:

(A) Plaque
(B) Störungen der Kaufunktion
(C) falsche Ernährung
(D) nicht versorgte Zahnlücken
(E) mangelnde Kautätigkeit

[H 94]
4.4 Blutung beim Zähneputzen ist heute in der Regel bedingt durch:

(A) Entzündung der Gingiva
(B) Parodontose
(C) Vitamin-C-Mangel
(D) Zahnbeläge
(E) Keine der unter (A)–(D) genannten Ursachen trifft zu.

5 Vorbeugende Zahn-, Mund- und Kieferheilkunde

[H 90]
5.1 Fluoridgaben bei Schwangeren in geeigneter Dosierung führen zu(r)

(1) Schmelzhärtung der Zähne des Foeten
(2) Schmelzhärtung der Zähne der Mutter
(3) „mottled teeth"
(4) Beschleunigung des Zahndurchbruches nach der Geburt

(A) nur 1 ist richtig
(B) nur 2 ist richtig
(C) nur 1 und 2 sind richtig
(D) nur 2, 3 und 4 sind richtig
(E) 1–4 = alle sind richtig

Antwort	Aussage 1	Aussage 2	Verknüpfung
A	richtig	richtig	richtig
B	richtig	richtig	falsch
C	richtig	falsch	–
D	falsch	richtig	–
E	falsch	falsch	–

■ 3.17 E   ■ 4.1 A   ■ 4.2 C   ■ 4.3 A   ■ 4.4 A   ■ 5.1 B

6 Zahnextraktion und -ersatz

[H 89]
6.1 Zur Leitungsanästhesie bei Zahnextraktionen kommen in Betracht das

(1) Foramen mandibulae
(2) Foramen mentale
(3) Foramen infraorbitale
(4) Foramen palatinum majus

(A) nur 1 und 2 sind richtig
(B) nur 1 und 3 sind richtig
(C) nur 1 und 4 sind richtig
(D) nur 3 und 4 sind richtig
(E) 1–4 = alle sind richtig

[H 90]
6.2 Welche der nachfolgenden Zuordnungen treffen für die Zahnextraktion zu?

(1) Leitungsanästhesie am Foramen mandibulare: Extraktion 47
(2) Leitungsanästhesie am Foramen mentale: Extraktion 44
(3) Leitungsanästhesie am Foramen infraorbitale: Extraktion 23
(4) Tuberanästhesie: Extraktion 18

(A) nur 1 ist richtig
(B) nur 1 und 2 sind richtig
(C) nur 2 und 3 sind richtig
(D) nur 2 und 4 sind richtig
(E) 1–4 = alle sind richtig

7 Erkrankungen an Weichteilen und Knochen

[F 92]
7.1 Eine Kieferklemme kann verursacht werden bzw. Folge sein von

(1) submandibulärem Abszeß
(2) Dentitio difficilis
(3) paratonsillärem Abszeß
(4) retromaxillärem Abszeß

(A) nur 1, 2 und 3 sind richtig
(B) nur 1, 2 und 4 sind richtig
(C) nur 1, 3 und 4 sind richtig
(D) nur 2, 3 und 4 sind richtig
(E) 1–4 = alle sind richtig

[H 92]
7.2 Das Costen-Syndrom (Kiefergelenksmyoarthropathie) ist mit folgenden Symptomen verbunden:

(1) neuralgiforme Schmerzen ausgehend vom Kiefergelenk
(2) pulpitische Schmerzen ausgehend von einzelnen Zähnen
(3) Schwerhörigkeit
(4) Parästhesien

(A) nur 1 und 2 sind richtig
(B) nur 1 und 3 sind richtig
(C) nur 1 und 4 sind richtig
(D) nur 1, 3 und 4 sind richtig
(E) nur 2, 3 und 4 sind richtig

[H 93]
7.3 Welche der nachfolgenden Aussagen über die Ätiologie in der Mundhöhle auftretender Krankheitsbilder treffen zu?

(1) Aphthen: bakterielle Erkrankung
(2) Soor: Pilzerkrankung
(3) Herpes labialis: Pilzerkrankung
(4) Akanthome (Warzen) am Gaumen: Viruserkrankung

(A) nur 1 und 2 sind richtig
(B) nur 2 und 4 sind richtig
(C) nur 1, 2 und 3 sind richtig
(D) nur 1, 2 und 4 sind richtig
(E) 1–4 = alle sind richtig

■6.1 E   ■6.2 E   ■7.1 E   ■7.2 D   ■7.3 B

7.4 Eine Kieferklemme kann verursacht werden bzw. Folge sein von

(1) submandibulärem Abszeß
(2) Dentitio difficilis
(3) paratonsillärem Abszeß
(4) retromaxillärem Abszeß

(A) nur 1, 2 und 3 sind richtig
(B) nur 1, 2 und 4 sind richtig
(C) nur 1, 3 und 4 sind richtig
(D) nur 2, 3 und 4 sind richtig
(E) 1–4 = alle sind richtig

8 Traumen im Kiefer- und Gesichtsbereich

8.1 Nach einer Totalluxation eines Frontzahnes bei einem Jugendlichen kann der Zahn reimplantiert werden.

Bis zu dieser Maßnahme sind folgende Maßnahmen angezeigt:

(1) den Zahn trocken in einem sauberen Taschentuch aufbewahren
(2) den Zahn, wenn möglich, in physiologischer Kochsalzlösung aufbewahren
(3) den Zahn, wenn möglich, in Desinfektionslösung aufbewahren
(4) den Zahn in der Umschlagfalte der Mundhöhle des Patienten aufbewahren

(A) nur 1 und 2 sind richtig
(B) nur 1 und 3 sind richtig
(C) nur 1 und 4 sind richtig
(D) nur 2 und 3 sind richtig
(E) nur 2 und 4 sind richtig

Kommentare

Grundlagen, Möglichkeiten und Grenzen von Naturheilverfahren und Homöopathie

1 Allgemeine Grundlagen

Definition I.1

Wissenschaftlich orientierte und „schulmedizinisch" anerkannte Naturheilkunde behandelt mit natürlichen und möglichst **naturbelassenen Stoffen der Umwelt** (z. B. Phytotherapie) und mit **Prozessen, welche natürlichen Lebensvorgängen entsprechen** (z. B. Bewegungstherapie). In ihrer historischen Entwicklung basiert Naturheilkunde vor allem auf „Erfahrung". Hierbei finden ältere medizinische Vorstellungen (s. Geschichte der Medizin) und ethnomedizinische Modelle ebenso Beachtung wie moderne naturwissenschaftliche Ergebnisse und Konzepte. Spezielle Schwierigkeiten für eine wissenschaftliche Bearbeitung ergeben sich aus den überwiegenden klinischen Indikationen (s. Lerntext I.3), aus den besonderen Wirkprinzipien (s. Lerntext I.2), der Notwendigkeit einer stark individualisierenden Therapie (Konstitution eines Patienten und Stadium einer Erkrankung, s. Lerntext V.1) und aus der gleichzeitigen Bedeutung somatischer und psychischer Wirkungen der meisten Behandlungen (s. Lerntext I.2.d).

[F 93]
Frage 1.1: Lösung D

Zu (A) bis (E)
Sebastian Kneipp (1821–1897) hat während seiner Laienbehandlung in Wörishofen ein System von Naturheilverfahren zusammengestellt, welches er in 5 wichtige „Säulen" gliedert hat: Die Hydrotherapie, die Bewegungstherapie, die Phytotherapie, die Ernährungstherapie und die Ordnungstherapie. Im Kneipp'schen Behandlungssystem werden einzelne Elemente dieser Säulen patientengerecht zusammengestellt.
Zu (D)
Elektrotherapie ist kein eigentliches Naturheilverfahren in der ursprünglichen Definition dieses Begriffes.

Wirkprinzipien I.2

Ein wichtiges Ziel besteht darin, **körpereigene Möglichkeiten zur Regeneration und Überwindung von Krankheit** („Selbstheilungskräfte") wirksam werden zu lassen (z. B. durch körperliche Entlastung und Schonung) oder solche Kräfte anzuregen (s. u.). Theoretische Überlegungen hierzu beschäftigen sich mit dem Begriff einer „physis" antiker Naturphilosophie.

a) Naturheilmittel und -verfahren werden häufig als **„Reiz"** aufgefaßt, welcher gesundende **„Reaktionen"** anregen soll (z. B. thermische Reize, körperliche Aktivität, klimatische Faktoren, Balneotherapeutika, therapeutisches Fasten, „Immunstimulanzien" der Phytotherapie, Reizkörpertherapie mit Eigenblut). Häufig sind solche Reize mit **„Erstverschlimmerungen"** verbunden (z. B. Kur-, Trainings-, Fastenkrise), welche im Sinne einer ersten Antwort des Organismus auf die Behandlung interpretiert werden.
In der klinischen Wertung werden **Akuteffekte** als Reaktion auf eine einzelne Behandlung von sog. **Langzeiteffekten** als Umstellungen (z. B. Adaptation) nach länger dauernden Therapieserien unterschieden. Zum Teil sind Akut- und Langzeiteffekte einander gegensinnig gerichtet (z. B. hypertone Reaktion auf einen einmaligen Kaltreiz, aber Blutdruckabfall im Verlauf serieller, meist mehrwöchiger Hydrotherapie). Vor allem Langzeiteffekte sind häufig nicht einheitlich gerichtet, sondern sie **„normalisieren"** von der Norm abgewichene Befunde in einen gemeinsamen, mittleren Bereich (vgl. **Ausgangswertgesetz** n. Wilder).
Wissenschaftliche Grundlagenforschung geschieht vor allem in der Adaptationsphysiologie. Dabei werden **spezifische und unspezifische Adaptate** differenziert (z. B. Zunahme der Kraft bei Muskeltraining und gleichzeitig Änderungen der Kreislaufregulation).

b) Umfangreiche naturheilkundliche Diagnostik und Therapie stützen sich auf **reflektorische Beziehungen** zwischen inneren Organsystemen selbst und zu Geweben der Körperoberfläche (z. B. Kutis, Subkutis, Muskulatur, Periost, Wirbelsäule), welche sich gegenseitig ungünstig beeinflussen können (viszero-viszerale, viszero-periphere und peripher-viszerale reflektorische Beziehungen). Bei der körperlichen Untersuchung werden trophisch und algisch ver-

änderte Bezirke gesucht (sog. **Irritationszentren** oder **Triggerpunkte** bzw. **-zonen;** s.u. Massage), welche diagnostische Hinweise geben und in der Regel saniert werden müssen. Therapeutische Lokalanästhesie arbeitet an solchen Stellen auch mit lokalen Infiltrationen (Entwicklungen aus der sog. Neuraltherapie).
Als Grundlage viszero-peripherer Irritationen mit Störungen im Bewegungsapparat interessieren z. B. die Zähne, Tonsillen, Gallenblase und das Magen/Darmsystem. Über die neurologischen Grundlagen s. Physiologie.
Verschiedene **hautreizende Verfahren** (z. B. Wärme oder Kälte, manche Formen der Elektrotherapie, medikamentöse Irritanzien, UV-Erythem, Schröpfen) verstehen sich als Eingriff in solche reflektorischen Beziehungen (z. B. Anregung internuntialer **Hemmneurone** oder als **Kontrairritation**).

c) Nicht mehr sehr verbreitete humoralpathologische Vorstellungen betreffen **Stoffwechsel anregende** und **Exkretion fördernde** („entgiftende") Wirkungen z. B. von starker körperlicher Belastung, systemischer Hyperthermie, pflanzlichen Diuretika und Diaphoretika.

d) **Psychische Wirkungen** ergeben sich aus dem hedonischen Erleben physikalischer Therapie, aus dem spezifischen, empathisch geprägten therapeutischen Milieu, aus der metaphorischen Bedeutung von „Natur" und aus dem Angebot eines ichhaften, selbstkompetenten Verhaltens und eigenständigen Umgangs mit Krankheit.

F 93
Frage 1.2: Lösung E

Zu (1), (3) und (4)
Unterschiedliche Klimate, Hydrotherapie und ultraviolettes Licht sind typische „Reize", welche im Organismus funktionelle und trophische Adaptationen anregen (z. B. Thermo- und Kreislaufregulation, immunologische Abwehrfunktionen, typische Veränderungen der Haut nach UV-Bestrahlung). Sie sind wichtige Elemente der sog. Reiz- und Reaktionstherapie mit dem Ziel einer Verbesserung funktioneller und trophischer Gegebenheiten.
Zu (2)
Längere Bettruhe führt zu einem Verlust funktioneller und trophischer Bedingungen des Organismus (z. B. orthostatische Regulation, Muskelatrophie).

Indikationen I.3

Allgemeine, aus Naturheilkunde abgeleitete **hygienische Empfehlungen** werden im Sinne einer **Prävention** eingesetzt (z. B. ausreichende körperliche Aktivität, Warm- und Kaltreize, UV-Exposition, individuell angepaßte, verträgliche Ernährung, milde Phytotherapie bei unkomplizierten Beschwerden, ausgewählte Entspannungsübungen u.a.m., s.a. Lerntext V.2, Ordnungstherapie).
Bei **akuten Erkrankungen** bestehen vor allem Indikationen im Sinne einer **symptomatischen Therapie** einzelner Teilbeschwerden (überwiegend Akuteffekte wie z. B. analgetische Wirkung von Wärme, antiphlogistische Wirkung von Kälte, sedierende Wirkung diverser Hydrotherapie, zahlreiche Möglichkeiten einer Phytotherapie, immunsuppressive Wirkungen therapeutischen Fastens).
Die umfangreichsten Indikationen bestehen bei **chronischen Erkrankungen** und anlagemäßigen Schwächen (s. Lerntext V.1: Konstitutionsmedizin) mit der Notwendigkeit langfristiger Hygiene (auch Sekundärprävention) und Therapie (Kosten-, Nutzen- und Risikoabwägung im Vergleich mit üblicher Pharmakotherapie). Vorteile bestehen auch in der allgemein guten Akzeptanz und Compliance bei den Patienten. Ein aktueller Bedarf entsteht jetzt in Zusammenhang mit der demographischen Entwicklung (sog. Alterspyramide).

Grenzen und Kontraindikationen I.4

1. Wahrscheinliche oder nachgewiesene **Überlegenheit anderer Behandlungsverfahren.**
2. Therapeutische Versuche im Sinne einer Reizbehandlung mit Beteiligung des gesamten Organismus setzen **ausreichend belastbare und reaktionsfähige Patienten** voraus. Typische **Kontraindikationen** (mit unterschiedlicher Gewichtung bei unterschiedlichen Naturheilverfahren) sind z. B. konsumierende Erkrankungen aus dem infektiologischen und onkologischen Formenkreis, schwere kardio-respiratorische Insuffizienz, Geisteskrankheiten und akute Psychosen, schlecht eingestellte Grunderkrankungen wie Hypertonie, Diabetes mellitus oder Anfallsleiden, häufig auch geringes bzw. hohes Lebensalter und Schwangerschaft.

Die **Reizintensität** muß der aktuellen Situation angepaßt werden, z. B. sind Klimatherapie im Hochgebirge reizintensiver als im Mittelgebirge, Nordseeklima reizintensiver als Ostseeklima, Schwefelbäder reizintensiver als Solebäder usw.
3. Daneben hat jede Behandlungsform in der Regel ihre **speziellen Kontraindikationen** wie z. B. gerinnungshemmende Pharmakotherapie bei mechanisch stärker belastender Massage, akut entzündliche Zustände bei Wärmebehandlungen, ausgeprägte Herzinsuffizienz bei Balneotherapie, Metallimplantate und Schrittmacher bei verschiedenen Formen der Elektrotherapie usw.

2 Physikalische Therapie

2.1 Bewegungstherapie

Definitionen II.1

Das Spektrum von Bewegungstherapie reicht von **unspezifischer allgemeiner körperlicher Aktivität** (z. B. auch Freizeitsport) über strukturiertes und pädagogisch geleitetes **sportliches Training** und Gymnastik bis zu hochdifferenzierter, am individuellen körperlichen Befund orientierter **Krankengymnastik** und **manueller Therapie**.
Wesentlicher Wirkfaktor für Bewegungstherapie ist wohl der umfassende „**Reiz**" körperlicher Belastung, welcher (auch in Abhängigkeit von der jeweiligen Erkrankung) zu vielfältigen funktionellen und trophischen **Anpassungen des Organismus** führt. Bewegungs- und Sporttherapie werden für verschiedene Erkrankungen verhältnismäßig einheitlich durchgeführt. Krankengymnastik setzt einen sehr individuellen ärztlichen oder von Krankengymnasten/-innen erhobenen Befund voraus. Solche Befunderhebungen dienen gleichzeitig für die Differentialdiagnose bei internistischen Erkrankungen (z. B. sog. Brustwandsyndrom bei Angina pectoris-Symptomatik). Mit verschiedenen Methoden (z. B. Atemtherapie) leitet Krankengymnastik über zu **körperorientierter Psychotherapie** und **meditativen Verfahren**. Manuelle Therapie bleibt ausschließlich dem zusätzlich ausgebildeten Arzt vorbehalten.

Allgemeine Wirkungen körperlicher Aktivität II.2

Bewegungsapparat: Erhalt und Pflege notwendiger Strukturen, z. B. Muskelmasse, Gelenkknorpel, Knochendichte und -struktur. Training metabolischer Kapazitäten und Ausgleich des Muskeltonus. Damit auch Einfluß auf die Statik und auf reflektorische, muskuloviszerale (z. B. Kreislauf) Beeinflussungen (s. Lerntext I.2.b).
Herz/Kreislaufsystem: Ökonomisierung der Herzarbeit und peripheren Zirkulation inkl. Blutdruck und Pulsfrequenz in Ruhe und bei Belastung. Verbesserung des peripheren O_2-Stoffwechsels, Verbesserung rheologischer Eigenschaften des Blutes. Selbst Patienten mit schwerer Herzinsuffizienz (NYHA II-III-IV) können durch eine angemessene Bewegungstherapie in gewissem Umfang rehabilitiert werden bzw. von einer solchen profitieren.
Lunge/Atemsystem: Verbesserung der allgemeinen und speziell der respiratorischen Leistungsfähigkeit bei chronisch obstruktiven und chronisch restriktiven Atemwegserkrankungen – auch in fortgeschrittenen Stadien. Erhöhung der Reizschwelle für obstruktive Reaktionen im Sinne eines Belastungsasthma.
Stoffwechsel: Erniedrigung erhöhter plasmatischer Triglyzerid-Konzentrationen mit Anstieg der HDL- und Abfall der LDL-Lipoproteine.
Verbesserung der peripheren Glukoseutilisation (diskutiert werden die Anzahl und die Affinität von Insulin-Rezeptoren) und Abnahme der gegenregulatorisch wirksamen endokrinen Aktivität (z. B. Katecholamine, Glukagon, Kortisol). Gute Ergebnisse besonders bei Typ-II-Diabetes.
Allgemeine Abwehr: Personen mit ausgeglichener körperlicher Aktivität sind seltener infektiologisch erkrankt (z. B. Atemwege). Diskutiert werden eine allgemein verbesserte (auch psychische!) Stabilität sowie gut bekannte Einflüsse der vegetativen Regulation auf immunologische Abwehrprozesse (s. Neuro-Psycho-Immunologie). In ersten Ansätzen werden jetzt auch onkologische und HIV-Patienten sportmedizinisch behandelt. Cave: Übertraining.
Psyche/„Persönlichkeit": Anxiolytische und antidepressive Wirkungen bei entsprechend neurotisch erkrankten Patienten, auch in der Geriatrie. Ausgleich psycho-vegetativer Fehlregulationen. Straffung und Stärkung der Persönlichkeit eines Patienten.

[H 94]
Frage 2.1: Lösung E

Isometrische Kraftübungen führen aktuell zu einer Minder- und Mangelperfusion der arbeitenden Muskulatur mit anaerobem Stoffwechsel und reflektorischem Blutdruckanstieg. Auch langfristig (als sog. Langzeiteffekt) kommt es zu keiner hypotensiven Reaktion. Epidemiologische Studien haben für Gewichtheber verhältnismäßig hohe Blutdruckwerte nachgewiesen.

Hingegen sind blutdrucksenkende Wirkungen der Sauna (auch mit kaltem Tauchbad), isotonischer Muskelarbeit, verschiedener Ernährungsprogramme (besonders Gewichtsreduktion und NaCl-Restriktion) und auch von Entspannungsübungen gut dokumentiert.

Klinik der Sportmedizin II.3

Unter methodologischen Gesichtspunkten werden zwei Grundtypen körperlicher Belastung differenziert:
- **dynamisch, isotonisch und aerob:** Im arbeitenden Muskel kommt es zu Längen-, kaum zu Spannungsänderungen. Bei ausreichender aerober Enzymkapazität, d.h. unterhalb der sog. aerob-anaeroben Schwelle bleibt ein rein aerober Stoffwechsel erhalten. Der vermehrte Sauerstoffbedarf wird vor allem durch einen **Anstieg des Herzminutenvolumens**, weniger des Blutdruckes, gedeckt, damit bestehen günstige Regelvorgänge auch für den kardiologischen Patienten. Langfristig bessert sich die periphere O_2-Utilisation, die Muskelmasse nimmt kaum zu. Typische Beispiele sind rhythmische Gymnastik, Laufen in der Ebene, Schwimmen und Rudern.
- **statisch, isometrisch und anaerob:** Der arbeitende Muskel wird nicht mehr ausreichend durchblutet, es kommt vor allem zu einem **Blutdruckanstieg** (auch reflektorisch aus der arbeitenden Muskulatur vermittelt). Dieser Anstieg ist ungünstig für die Herzarbeit bei kardiologischen Patienten, das Minutenvolumen steigt nur geringgradig an. Für systemische Trainingswirkungen sind die jeweils möglichen Belastungen zu gering, die Muskelmasse und -kraft können jedoch wesentlich vermehrt werden. Ein typisches Beispiel ist das Gewichtheben.

Regelmäßiges körperliches Training zeigt ab einer Belastung mit 50% der maximalen Leistungsfähigkeit kreislaufgünstige Wirkungen, optimal sind bei Untrainierten ⅔ **der maximalen Leistungsfähigkeit.** Als Richtschnur soll hierbei eine **Pulsfrequenz von 180 minus Lebensalter** erreicht werden (Bereich der aerob-anaeroben Schwelle). Überwiegend werden heute 2–3 Trainingseinheiten über je 30–60 Minuten pro Woche empfohlen.

Bei der ärztlich überwachten Sport-/Bewegungstherapie wird zunächst die **individuelle Belastbarkeit** ermittelt. Parameter sind die Pulsfrequenz, plasmatische Laktatspiegel oder subjektive Angaben des Patienten, aber auch Ischämiezeichen und Rhythmusstörungen im EKG. Besonders sorgfältige Diagnostik kardiologischer Patienten vor balneologischen Behandlungen! (s.u. Lerntext II.18).

Die klinischen **Indikationen** (präventiv und kurativ) ergeben sich aus den o.g. Wirkungen körperlicher Aktivität. Bei bestehenden Erkrankungszuständen müssen Art und Dosierung der Belastungsintensität den individuellen Verhältnissen angepaßt werden. Nach Abbruch der Therapie bilden sich die klinisch erwünschten Wirkungen verhältnismäßig rasch (Wochen bis Monate) wieder zurück, körperliche Aktivität in dem beschriebenen Sinne muß also Teil der täglichen Hygiene werden. Zu allgemeinen Kontraindikationen s. Lerntext 1.4, **Abbruchkriterien** sind jegliche Schmerzsyndrome, Hochdruckkrise, mangelhafter Frequenzanstieg, akute Herzinsuffizienz (erschwerte Atmung bei Lungenödem), akute Rhythmusstörungen, Asthmaanfall.

[F 93]
Frage 2.2: Lösung C

Zu (A)
Massagen dienen der Auflockerung von Muskulatur und zu einer Anregung der Durchblutung.
Zu (B)
Mit Unterwasserdruckstrahlmassage kann vor allem tiefer gelegene Muskulatur erreicht werden.
Zu (C)
Wichtig ist die Bewegungsübung gegen Widerstand. Vor allem isometrische Belastungen regen das Wachstum und die Kräftigung von Muskelmasse an (trophische Adaptation).
Zu (D)
Überwärmungsbehandlungen dienen allenfalls der Entspannung und Lockerung von Muskulatur.
Zu (E)
Bewegungen durch eine Fremdperson am ruhenden Patienten dienen vor allem der Gelenkmobilisation bzw. dem Erhalt einer Beweglichkeit.

Krankengymnastisch orientierte Diagnostik II.4

Stark vereinfacht sind drei Kriterien von besonderer Bedeutung (s. a. Lerntext II.9, An Massage orientierte Diagnostik):
1. **Gelenkfunktion, Mobilität:** Ausmaß passiver und aktiver Beweglichkeit. **Tonische Dysbalancen** und Verkürzungen in der periartikulären Muskulatur. Zur **Verkürzung** neigen mehr tonisch eingesetzte Muskeln (postural, mehr Typ I-Phasern) wie die Mm. triceps surae, iliopsoas, ischiocruralis, adductores des Oberschenkels, piriformis, quadratus lumborum, extensores lumbales, pectoralis major, trapezius (oberer Rand), levator scapulae und sternocleidomastoideus. Zur **Abschwächung** neigen mehr phasisch arbeitende Muskeln (dynamisch, Typ 2-Phasern) wie die Bauch- und Glutäalmuskulatur, die tiefen Halsbeuger und die unteren Schulterblattfixatoren.
2. **Muskelkraft:** Eine gängige Systematik unterscheidet zwischen:
   - beim Bewegungsversuch keine Muskelkontraktion erkennbar.
   - Anspannung des Muskels ohne Bewegung.
   - Bewegung unter Aufhebung der Eigenschwere möglich.
   - Bewegung gegen die Eigenschwere möglich.
   - Arbeit gegen mittelgroßen Widerstand möglich.
   - Arbeit gegen Widerstand im üblichen Umfang möglich.
3. **Koordination:** Es wird das Zusammenspiel einzelner Muskelgruppen bei Bewegungsabläufen beurteilt (z. B. Tonus agonistischer und antagonistischer Muskulatur), die Geschicklichkeit und die Fähigkeit zu schwierigeren Bewegungsabläufen.

Die erhobenen Befunde müssen sinnvoll in die **Beurteilung komplexer Krankheitsbilder** eingeordnet und gewichtet werden. Z. B. Beteiligung muskulärer Syndrome bei arthrotischen Schmerzen, Bedeutung thorakaler muskulärer Verspannungen (z. B. m. pectoralis) und Enthesiopathie für links-thorakalen Brustschmerz, muskuläre Veränderungen (z. B. Wade) als nicht-angiologische Faktoren für Gehschmerz bei peripherer arterieller Verschlußkrankheit.

Krankengymnastische Methoden und Klinik der Krankengymnastik II.5

Grundsätzlich besteht ein Trend, neben den efferenten, motorischen Übungen (Kraft und Beweglichkeit) vor allem auch die **sensorische Afferenz mit Wiederherstellung des Körpergefühls** zu trainieren (Wahrnehmungs- und Perzeptionstraining und Ausbildung eines Körperbildschemas; essentiell z. B. in der Rehabilitation nach Apoplexie). Von zentraler Bedeutung wird hierbei die psychische Führung und Motivation des Patienten.

Stark vereinfacht kann für die orthopädisch orientierte Krankengymnastik folgende Reihung aufgestellt werden:
1. Beseitigung von **Funktionsstörungen** der Gelenke
2. Beseitigung von **Dysbalancen** der Muskulatur
3. **Koordinationsschulung**
4. **Verhaltensmedizin**

Typische **passive krankengymnastische Behandlungen** sind angepaßte Lagerungen des Patienten, passive Bewegungen einzelner Gelenke, Dehnungen verkürzter Muskulatur, Mobilisation einzelner Gelenke.

Aktive Krankengymnastik unterscheidet verschiedene Schweregrade und Formen der Belastung wie
- aktive Bewegung ohne Kraftaufwand (z. B. im Wasser)
- aktive Bewegung gegen die Eigenschwere
- aktive Bewegung gegen Widerstand unterschiedlichen Ausmaßes
- **isokinetisches Muskeltraining** mit vorgegebener Kraftbelastung (auch apparativ)
- **isometrisches Muskeltraining** gegen maximalen Widerstand (jeweils 5-7 Sekunden mit mehrfach längeren Pausen)
- bei der **postisometrischen Dehnung** werden verkürzte Muskelgruppen nach kräftiger isometrischer Anspannung (Patient) passiv gedehnt (Krankengymnast/in).

In der Regel sollen solche Behandlungen im **schmerzfreien Raum** durchgeführt werden. Zwischen einzelnen Belastungen sind ausreichend lange Pausen einzuhalten. Bei der Behandlung muskulärer Dysbalancen werden verkürzte Muskelgruppen zunächst gedehnt, ehe abgeschwächte Muskulatur gekräftigt

(tonisiert) wird. Zahlreiche Kombinationen mit Wärme und Kälte, Massagegriffen und Vibration sowie apparative Hilfen sind möglich. Spezielle **krankengymnastische Indikationen** bestehen bei der Mehrzahl von Erkrankungen des Bewegungsapparates und bei Möglichkeiten reflektorischer Einflußnahme auf innere Organsysteme. Spezielle Behandlungsmethoden bei Atemwegserkrankungen (z. B. Sekretmobilisation, Atemtechniken bei Asthma bronchiale), in der Schwangerschaft und im Wochenbett, nach Apoplexie, bei Osteoporose u.a.m. Bei immobilen Patienten Pneumonie- und Thromboseprophylaxe, Erhalt muskulärer Funktionen und Gelenkmobilität.
Spezielle **Kontraindikationen** sind akute, überwiegend entzündliche Erkrankungen im Behandlungsbereich. Floride, entzündlich-rheumatologische Krankheitsbilder können günstig beeinflußt werden. In der Regel soll Krankengymnastik nicht schmerzen. Prävention und Therapie sympathischer Reflexdystrophien sind zwingende Indikationen für Krankengymnastik. Vorsicht bei ossären Metastasen mit dem Risiko traumatischer Frakturen.

keit außerhalb der normal angelegten Funktionsbewegungen, z. B. anterior-posterior- und latero-lateral-Verschiebung sowie Dehnbarkeit des Gelenkes bei Traktion. Die Genese und das anatomische Substrat solcher „**Blokkierungen**" sind noch nicht eindeutig geklärt. Zusammenhänge mit Dysbalancen benachbarter Muskulatur und chronischen viszeralen Erkrankungen sind gut gesichert.
Die Therapie besteht in **Mobilisationen** mit krankengymnastischen Techniken oder in **Manipulationen** ausschließlich durch den Arzt. Hierbei werden durch kurze Stoß- oder Zugbewegungen – meist unter hörbarem Knacken – solche Blockierungen gelöst.
Kontraindikationen wie bei Krankengymnastik (s. Lerntext II.5), besonderes Risiko von Traumatisierungen bei ossären Metastasierungen, schwerer Osteoporose u. a. An der HWS Vorsicht bei Anomalien der A. vertebralis.

2.2 Massage

Krankengymnastik auf neurophysiologischer Grundlage II.6

Es wurden verschiedene Behandlungsmethoden entwickelt, welche mit taktilen Reizen, reflektorischer Einflußnahme auf den Bewegungsapparat und Bahnung komplexer Bewegungsmuster (sog. Funktionsketten) Funktionen der Mobilität verbessern sollen, z. B.:
• **PNF** = propriozeptive neuromuskuläre Fazilitation n. Kabat und Knott. Ziele sind Stabilisierung von Gelenkstrukturen, Förderung von Kraft, Ausdauer und Koordination.
• **Entwicklungsneurologische Behandlung nach Bobath.** Indikation bei frühkindlichen Hirnschädigungen, Zuständen nach Apoplex, Schädelhirntraumen und bei Hirntumoren.
• **Bahnungssystem nach Vojta.** Zur Frühbehandlung motorisch gestörter Kinder.

Grundlagen II.8

Massagen werden mit verschiedenen Indikationen und Absichten durchgeführt:
• **Sanierung umschriebener, krankhaft veränderter Gewebebereiche,** damit auch Ausschaltung eventueller „Irritationszentren" oder Triggerpunkte (s. Lerntext I.2.b).
• **Reflektorische Einflußnahme** über die Körperdecke auf innere Organsysteme.
Verschiedene Gewebe werden mit unterschiedlichen Techniken behandelt. Von essentieller Bedeutung ist die **professionelle Befunderhebung,** grundsätzlich werden nicht Krankheiten behandelt, sondern mit diesen im Zusammenhang stehende Gewebebefunde, wenn solche pathologisch verändert sind.

Befunderhebung II.9

Muskulatur: Die palpierende Untersuchung prüft **Tonus, Elastizität** und **Druckschmerzhaftigkeit,** gelegentlich werden auch Verkürzungen und mangelnde Dehnbarkeit einzelner Muskeln diagnostiziert (manuelle Untersuchungstechniken). An den Ansatzpunkten (periostaler Übergang) werden oft enthesiopathische Befunde erhoben. Häufig liegen in größeren Muskeln eng umschriebene myalgi-

Manuelle Therapie II.7

Die Methode stammt aus Elementen der Volksmedizin (z. B. Chirotherapie, Osteopathie).
Der pathologische Befund sind Einschränkungen des sog. **Gelenkspiels:** Passive Beweglich-

sche Bezirke vor (s. Lerntext I.2.b: Triggerpunkte), z. B. für arthrotisch veränderte Gelenke und für viele Viszeralerkrankungen wurden jeweils charakteristische Lokalisationen myalgischer Veränderungen systematisiert (s. a. Dysbalancen bei Lerntext II.4).
„**Bindegewebige Zonen**": Der Begriff ist historisch bedingt. In der Kutis und Subkutis kommt es zu ödematösen Verquellungen mit indurativen Veränderungen (bindegewebiges Wachstum und später Schrumpfung und Atrophie). Die **von der Körperfaszie abgehobene Kutis und Subkutis** sind im Vergleich zu der Umgebung oder kontralateral **volumenvermehrt** mit **erhöhtem Turgor** und **geringer Verschieblichkeit** in sich selbst, häufig sind diese Gewebe mit der Unterlage fester „verbacken". Bei mechanischer Manipulation (z. B. Kneifen der abgehobenen Hautfalte, „bindegewebiger Strich", s. u.) besteht eine oft sehr stark vermehrte epikritische **Hyperalgesie**. Die Genese solcher Veränderungen wird im Sinne einer sympathischen Reflexdystrophie bei viszeraler Organerkrankung interpretiert. Segmentale Zusammenhänge mit inneren Organsystemen sind gut gesichert.
Periost: Pathologische Veränderungen bestehen in einer vermehrten (oft sehr ausgeprägten) **Druckempfindlichkeit** und gelegentlich auch in tastbaren **Verquellungen** im Vergleich zur Umgebung.

[H 94]
Frage 2.3: Lösung E

Triggerpunkte sind umschriebene Bezirke mit erhöhtem Tonus und Druckschmerzhaftigkeit innerhalb der quergestreiften Muskulatur. Von diesen können reflektorische Störungen anderer Muskulatur oder innerer Organsysteme „getriggert" werden. Es sind durchaus mehrere solcher Veränderungen in einem Muskel möglich. Häufig finden sich gleichzeitig druckschmerzhafte Befunde im Ansatzbereich solcher Muskulatur (z. B. Tennisellenbogen).

Techniken II.10

Für die „**klassische Massage**" werden verschiedene Griffe (mit zahlreichen Abwandlungen) differenziert:
- **Streichungen** und **Reibungen** mit Berührungsreizen und Dehnung sowie Lockerung oberflächlicher Gewebeschichten.
- **Knetungen** und **Walkungen** mit mechanischen Wirkungen auf das Unterhautgewebe und vor allem die Muskulatur.
- **Zirkelungen** (z. B. mit der Fingerkuppe) unter zum Teil starkem Druck bei umschriebenen Veränderungen vor allem auch in der Körpertiefe (s. o. Triggerpunkte). Abwandlung in verschiedenen weiterentwickelten „Reflexmassagen".
- **Vibrationen** und **Schüttelungen** dienen der allgemeinen muskulären Entspannung. Vibrationen werden auch apparativ durchgeführt.
- **Dehngriffe** zur Dehnung verkürzter Muskulatur leiten über in den Bereich der Krankengymnastik und manuellen Therapie.

Bei der **Unterwasserdruckstrahlmassage** wird während eines Bades (optimal entspannte Muskulatur) überwiegend im Sinne von Zirkelungen behandelt (0,5–6,0 atü).
Die **Bindegewebsmassage** ist eine besondere Methode zur Behandlung „bindegewebiger Zonen" (s. o.). Entweder werden Haut und Unterhaut durch flächiges Verschieben und spezielle Knetungen und Walkungen behandelt, oder es werden nach vorgegebenen topographischen Mustern tiefe Traktionen mit einer Fingerkuppe durch diese Gewebe geführt (bindegewebiger Strich).
Lymphdrainage arbeitet mit sehr langsamen, mittel- bis großflächigen kreisenden Streichungen und Zirkelungen bei nur minimalem Druck. Bei Lymphödem soll Lymphe mobilisiert und Einfluß auf die Lymphangiomotorik genommen werden.
Periostmassage benutzt kleinflächige Zirkelungen umschriebener Schmerzhaftigkeiten mit rhythmisch wechselnder Druckbelastung.

Klinik II.11

Zur Differentialindikation ist abzuwägen, ob einzelne Befunde (vor allem im Bereich der Muskulatur) besser mit Krankengymnastik oder mit Mechanotherapie beeinflußt werden können, bei entsprechender Ausbildung werden beide kombiniert.
In den meisten Fällen ist eine gleichzeitige Behandlung verschiedener Gewebe sinnvoll, bei viszero-peripheren, reflektorischen Zusammenhängen z. B. als **Segmentmassage** (Haut und Unterhaut, Muskulatur und Periost des zugeordneten „Segmentes"). Muskelmassagen müssen in entspannter Lagerung durchgeführt werden, häufig ist eine Kombination mit **Thermotherapie** sinnvoll.

Spezielle **Kontraindikationen** sind entzündliche Hautveränderungen und Phlebothrombosen, hämorrhagische Diathesen (bzw. vergleichbare Pharmakotherapie) je nach Ausprägung (s. a. Lerntext I.4).
In der Regel werden Behandlungsserien mit 6 bis 12 Terminen verordnet, meistens kann nach 6 Behandlungen ein therapeutischer Nutzen abgeschätzt werden.

2.3 Klimatherapie

Grundlagen II.12

Klimatherapie versteht sich im wesentlichen als **Reiz- und Reaktionstherapie.** Hierbei werden entlastende Schon- und belastende Reizfaktoren unterschieden.
- **Schonfaktoren:** Chemisch reine, allergenarme Luft, ausgeglichene und konstante klimatische Verhältnisse, Fehlen von Schwüle, patienten-gewohnte Höhenlage.
- **Reizfaktoren** ergeben sich aus verschiedenen meteorologischen „Wirkungskomplexen":
  - **thermischer Wirkungskomplex** entsprechend der Lufttemperatur und der Windgeschwindigkeit (incl. zirkadianer Änderungen).
  - **hygrischer Wirkungskomplex** (absolute Luftfeuchte) mit unterschiedlichen Wirkungen auf die Befeuchtung der Atemwege und die Perspiratio insensibilis.
  - **mechanischer Wirkungskomplex** in Abhängigkeit von der Windgeschwindigkeit und von Luftdruckschwankungen.
  - **chemischer Wirkungskomplex** mit natürlichen und anthropogenen Verunreinigungen, atmosphärisches Ozon. Spezielle lokale Verhältnisse z. B. mit ätherischen Ölen und Terpenen in der Waldluft, salzhaltigen Aerosolen an der Meeresküste.
  - **aktinischer Wirkungskomplex:** von biologischer Bedeutung ist vor allem das mittellange UVB (280–315 nm) mit Einflüssen auf die vegetative Regulation und die immunologische Abwehr.

Je nach Ausprägung dieser Reizfaktoren werden **reiz-schwache** und **reiz-starke Klimate** unterschieden. Einige Komplexe können modifiziert und dem Patienten individuell angepaßt werden (z. B. Kleidung, Aufenthaltsort, Dauer der Exposition, gleichzeitige körperliche Aktivität).

Unter geographischen Gesichtspunkten werden verschiedene Bioklimate beschrieben:
- **Küsten- und Seeklima:** Allergenarme Luft, tages- und jahreszeitlich ausgeglichene thermische Verhältnisse, starke Winde, ausgeprägte UV-Strahlung.
- **Mittelgebirgsklima:** Je nach Lee- oder Luv-Lage und relativer Höhe (im Tal oder nahe der Bergkuppe) sehr unterschiedliche Kleinklimate und Reizstärken, überwiegend Schonfaktoren. Häufig ergeben sich besonders günstige Bedingungen für mittelgradige Dauerbelastungen mit körperlicher Aktivität (Wanderungen am Berg als sog. Terrainkuren).
- **Hochgebirgsklima:** Der pO_2 sinkt pro 1000 m um 11% ab. Ab 1000 bis 2000 m Höhe kann es anfänglich zu vegetativen Störungen kommen. In den Hochgebirgstälern (klassische Lokalisation entsprechender Kliniken) ausgeglichene thermische Verhältnisse, sehr ausgeprägte UV-Einstrahlung.

Klinik II.13

Therapierelevante Faktoren ergeben sich zunächst einmal durch den Klimawechsel vom Wohn- an den Kurort. Wichtige Methoden der Klimatherapie sind:
- **Freiluftliegekuren**
- Nachtschlaf im Freien (bzw. am offenen Fenster)
- **Luftbäder**
- **Sonnenbäder** (Heliotherapie)
- **Bewegungstherapie im Freien** (Terrainkuren).

Besonders differenzierte Programme sind vor allem im Mittelgebirge möglich.
Thalassotherapie kombiniert Faktoren des Meeresklimas mit Seebädern (Kaltreize und Inhalation von Kochsalz in Brandungsnähe) und körperlicher Aktivität.
Die Ursachen komplexer, **biotroper Wirkungen des Wetters** auf Befindlichkeit und einzelne Erkrankungen des Menschen sind noch nicht ausreichend geklärt. Als biologisch günstig gelten Phasen des Schönwetters nach dem Durchzug frontaler Störungen (Hochdruckeinfluß, wenig Zufuhr von fremden Luftmassen). Als ungünstig gelten abwandernde Hochdruckgebiete (z. B. Föhn), präfrontale Bereiche mit Warmluftadvektion in der Höhe und der Wetterumschlag (vor allem der Kaltfrontdurchgang) selbst.
Allgemeine **Kontraindikationen** s. Lerntext I.4

Frage 2.4: Lösung A

Wirkfaktoren einer Kurbehandlung an der Nordsee sind die verhältnismäßig allergenarme Luft, thermische Reize (Wetter und Seebäder), körperliche Aktivität, Inhalation salzigen Aerosols (mit günstigen Wirkungen auf die Atemwege), UV-Exposition (mit Wirkungen auf die immunologische Abwehr) und das allgemeine Ambiente mit entsprechenden psychischen Wirkungen.
Zu (A)
Bei rezidivierenden Harnwegsinfektionen haben sich Klimakuren an der See nicht bewährt. Bei akuten Beschwerden sind von den Naturheilverfahren Wärmebehandlungen und Phytotherapeutika indiziert, eine „Abhärtung" kann mit Hydrotherapie versucht werden, häufig werden auch Trinkkuren in entsprechenden Badeorten durchgeführt.
Zu (B)
Asthmakranke profitieren durch die allergenarme Luft, weitere Wirkungen im Sinne einer „vegetativen Umstimmung" sind vorstellbar.
Zu (C)
Kaltreize und körperliche Aktivität sind wichtige Elemente in der naturgemäßen Therapie hypotoner Regulationsstörungen.
Zu (D)
Günstige Wirkungen im Sinne einer „Abhärtung" sind gut dokumentiert.
Zu (E)
Bei Neurodermitis werden allgemein „umstimmende" Elemente (immunologische Funktion, Kreislaufregulation) und Wirkungen des UV als günstige Elemente beurteilt.

Heliotherapie II.14

Die Behandlungen geschehen an der natürlichen Sonne (s. Lerntext II.12 Aktinischer Wirkungskomplex) oder mit künstlichen UV-Strahlern. Letztere emitieren in unterschiedlicher Zusammensetzung UVA (380–315 nm) und UVB (315–280 nm).
UVA dringt tiefer als UVB in die Haut ein und führt zu einer unmittelbaren Pigmentierung (Oxidation von Pigment-Vorstufen). Das Risiko eines Sonnenerythems ist verhältnismäßig gering. UVB führt zu einer echten Vermehrung von Melanozyten, es kommt zu einer Dickenzunahme der Hornschicht (sog. Lichtschwiele).
Von medizinischem Interesse ist vor allem das UVB, Akuteffekte betreffen die Anregung des Vitamin D-Hormonsystems und die Bildung verschiedener immunologischer Mediatorsubstanzen in der Haut (Sonnenbrand!).

Bei sachgerechter Dosierung (auch unter Berücksichtigung des individuellen Hauttyps) werden serielle Behandlungen zur Verbesserung der allgemeinen immunologischen Abwehr und der vegetativen Regulation z. B. bei Kreislauferkrankungen eingesetzt.
Zu den allgemeinen Kontraindikationen s. Lerntext I.4, besonders können akute entzündliche Erkrankungen ungünstig angeregt werden. Bei langjähriger Überdosierung besteht ein erhöhtes Risiko dermatologischer Neoplasien (Basaliome, Spinaliome), die Bedeutung der UV-Exposition für die Ausbildung von Melanomen ist noch nicht endgültig geklärt. Epidemiologische Studien weisen auf eine Verminderung der gesamten Erkrankungsrate an bösartigen Tumoren durch physiologische UV-Expositionen hin.

Frage 2.5: Lösung C

Helios (griechisch): Die Sonne.
Heliotherapie wird im Rahmen einer Klimabehandlung durchgeführt (an der See oder im Hochgebirge) oder mit technischen UV-Strahlern. Biopositive Wirkungen besitzen vor allem Strahlungen aus dem mittleren Frequenzbereich (UVB). Als günstige Wirkungen gelten eine Anregung des Vitamin D-Stoffwechsels, Anregungen der allgemeinen Abwehr (in der vorantibiotischen Zeit z. B. zur Behandlung der Tuberkulose) und Beeinflussungen der vegetativen Regulation.
Zu (A)
Diathermie ist eine Wärmebehandlung im elektromagnetischen Feld (Hochfrequenztherapie).

2.4 Balneologie

Grundlagen II.15

Im engeren Sinne handelt es sich um die Lehre von den **medizinischen Bädern** (natürliche Heilquellen, mineralische und pflanzliche Badezusätze). Unter dem Begriff werden aber auch weitere Kurmittel (z. B. **Heilgase, Peloide**) abgehandelt sowie häufig auch die gesamte Problematik **kurörtlicher Therapie**. Als Wirkfaktoren einzelner Heilwässer konnten teilweise physiologische, biochemische und immunologische Teilaspekte aufgezeigt werden, überwiegend versteht sich Balneothera-

pie aber als **Reiztherapie** im Sinne von Lerntext I.2.a mit unspezifischen und teilweise auch spezifischen Reaktionen bzw. Adaptaten. Die weiteren Bedingungen des Kurortes stellen das geeignete Milieu dar, in welchem sich **adaptive Prozesse** entwickeln.
Es werden natürlich fließende sowie künstlich erschlossene Heilquellen unterschieden. Für die Wertung einzelner Heilwässer werden minimale Konzentrationen von **Inhaltsstoffen** gefordert, als **Thermen** werden Wässer mit einer Temperatur von über 20° an der Quelle bezeichnet. Häufig kommen mehrere Qualitäten gleichzeitig vor (z.B. Eisen-Säuerlinge, Jod-/Kochsalzquellen, Schwefelthermen u.a.m.).

Balneotherapeutika II.16

Kohlensäurewässer (Säuerlinge): Die geforderte Mindestkonzentration beträgt in Deutschland 1000 mg CO_2/kg Wasser. Der wichtigste Immediateffekt ist eine ausgeprägte Mehrdurchblutung der Haut mit stark angeregter Vasomotion, eine Zunahme des Schlagvolumens bei relativer Hypotonie und Bradykardie („Turnstunde für das Herz", günstige Bedingungen für die koronare Durchblutung). Als anerkannte Indikationen serieller Anwendungen gelten arterielle **Hypertonie** (Stadium I und II nach WHO), periphere **arterielle Verschlußkrankheiten**, funktionelle Störungen der **Mikrozirkulation**, trophisch bedingte Ulzera der Haut, **neurovegetative und psychosomatische Herz- und Kreislaufstörungen**, chronisch **venöse Insuffizienz**, unterstützende Behandlung bei **rheumatischen Erkrankungen** in subakuten und chronischen Stadien. CO_2-Bäder werden unabhängig von ihrem natürlichen Vorkommen auch technisch hergestellt.
Schwefelwässer: Mindestkonzentration 1 mg Sulfidschwefel/kg Wasser. Schwefelbäder gelten als besonders reizintensiv mit der Möglichkeit heftiger **Kurreaktionen.** In der Haut führt Schwefel zu verschiedenen biochemischen Reaktionen (Blockierung von Spurenelementen in Biokatalysatoren, Redoxgleichgewicht, Hemmung der Langerhans-Zellen). Schwefel ist noch Wochen nach einem Bad in der Haut nachweisbar.
Als anerkannte **Indikationen** gelten verschiedene bakterielle **Hauterkrankungen**, Psoriasis und Neurodermitis, chronisch entzündliche und vegetative Syndrome aus dem **gynäkologischen Formenkreis** und unterstützende Behandlung bei nicht aktiven **rheumatologischen Erkrankungen**. Neben der kurörtlichen Behandlung mit H_2S sind auch chemische Präparationen mit kolloidalem Schwefel wirksam.
Kochsalzwässer und Solen: Mindestkonzentration 1 g Mineralsalze/kg Wasser mit je mindestens 20 mval Na^+ und Cl^-. Für Solen werden mindestens 14 g Kochsalz/kg Wasser gefordert.
Salz- und Solebäder (auch in Meerwasser) haben vegetativ umstimmende und roborierende Wirkungen. Sie dienen als **„Konstitutionsmittel"** bei Kindern mit lymphatischer Diathese. **Inhalationsbehandlungen** werden an der Meeresküste, an Gradierwerken einzelner Kurorte und apparativ durchgeführt, hier zeigen sie eine **sekretolytische** und **-motorische Wirkung.** Bei Psoriasis werden sie zusammen mit UV-Bestrahlungen eingesetzt **(Foto-Sole-Therapie).** Sie gelten als verhältnismäßig mildes Reizmittel.
Indikationen: Degenerative und entzündliche (geringe Aktivität) **rheumatische Erkrankungen**, funktionelle Syndrome auch im **gynäkologischen** Bereich, Roborierung bei **Infektanfälligkeit, Psoriasis.**
Radonbäder: Mindestkonzentration 18 nCi Radon/kg Wasser entsprechend einer Aktivitätskonzentration von 666 Bq/kg. Im Bad erfolgt eine **Alphabestrahlung** der äußeren Epidermisschichten. Die Wirkungsmechanismen werden wiederum im Sinne einer Reiz- und Reaktionstherapie gedeutet, z.B. Anregung von Repairmechanismen.
Indikationen: Chronische Erkrankungen aus dem entzündlichen und degenerativen **rheumatischen Formenkreis.**
Peloide: Eine geologisch orientierte Klassifikation differenziert:
- **Badetorfe** (Moore), sie werden an speziell ausgestatteten Kurorten, mit künstlichen Präparationen (z.B. Extrakten) aber auch unabhängig von ihrem lokalen Vorkommen eingesetzt.
- **Heilschlamme,** überwiegend Sedimentierungen unter verschiedenen geologischen Bedingungen, z.B. Schlicke im Wattenmeer.
- **Heilerden,** z.B. Ton, Lehm, „Fango".

Peloide werden als Bäder (überwiegend Moor) und lokale Packungen angewendet. In der Physikalischen Therapie dienen Peloide vor allem als Wärmeträger (s. Lerntext II.23 Thermotherapie). Biochemische Grundlagen zur Wirksamkeit sind noch wenig bekannt, für Moor werden z.B. Huminsäuren mit adstrin-

gierenden und absorbierenden Wirkungen diskutiert.
Indikationen: Mit Ausnahme hochentzündlicher Zustände sämtliche Indikationen aus dem **rheumatologischen Formenkreis.** Funktionelle und chronisch entzündliche **gynäkologische Erkrankungen.**

[F 94]
Frage 2.6: Lösung A

Zu (A)
Soleinhalationen (Kochsalz) haben am Bronchialsystem eine sekretions-stimulierende und sekretolytische Wirkung, pH- und konzentrationsabhängig kommt es zu einer Milderung des Hustenreizes und zu einer Anregung der ziliaren Schlagfrequenz.
Zu (B)
Moorbäder werden überwiegend bei gynäkologischen und weichteilrheumatischen Erkrankungen eingesetzt, häufig bei leicht erhöhter Badetemperatur (38–40°).
Zu (C)
Radiumhaltige Badewässer (Radonbäder) werden vor allem bei degenerativen rheumatologischen Krankheitsbildern eingesetzt und bei entzündlichen rheumatologischen Krankheitsbildern mit nur geringer phlogistischer Aktivität.
Zu (D)
Trinkkuren mit schwach alkalisierenden Wässern haben vor allem eine gastroenterologische Indikation.
Zu (E)
Nebelwetterlagen haben keine günstigen Wirkungen bei chronischer Bronchitis.

Trinkkuren II.17

Wichtige Heilwässer sind:
• **Sulfatwässer** (überwiegend Na_2SO_4 = Glaubersalz und $MgSO_4$ = Bittersalz) haben vor allem eine choleretische und abführende Wirkung. Im humoralpathologischen Erklärungsmodell dienen sie als „ableitende" Therapie (s. Lerntext V.1), anerkannte Indikationen sind heute noch Restbeschwerden nach **Hepatitis** und **Fettleber,** funktionelle Störungen des **Magen-Darm-Traktes,** der **Gallenwege** und des **Pankreas, Obstipation, Übergewicht** und **Diabetes mellitus Typ II.** Spezielle **Kontraindikationen** sind Leberzirrhose und aktive entzündliche Lebererkrankungen.

• **Bikarbonatwässer** (z. B. $NaHCO_3$) haben alkalisierende Wirkungen vor allem im Gastrointestinaltrakt und im uropoetischen System. Im ersteren wirken sie **ausgleichend auf Sekretion und Motorik,** im urologischen Bereich wirken vor allem kalzium- und magnesiumhaltige Wässer (Kalzium-Magnesium-Hydrogenkarbonat-Wässer) **antientzündlich.** Mit ihren alkalisierenden Wirkungen dienen sie zur Prophylaxe bei **Harnsäuresteinen,** bei Kalzium-Oxalatsteinen soll der relative Ca-Anteil möglichst klein sein. Die Indikationen ergeben sich aus den oben genannten Wirkungen.
Pflanzliche Badezusätze: Die Anwendung entspricht den bekannten Wirkungen jeweiliger Phytotherapeutika. Neben pharmakologischen Wirkungen nach transkutaner Resorption von Inhaltsstoffen werden auch kutan-reflektorisch und olfaktorisch vermittelte Wirkungen diskutiert.
• **Sedierende Wirkungen:** Baldrian, Hopfen, Melisse, Lavendel.
• **Dermatologische Wirkungen:** Kamille, Kleie, Schafgarbe, Eichenrinde, Haferstroh.
• **Wirkungen bei Atemwegserkrankungen:** Thymian, Eukalyptus, Koniferen, Kampfer.
• **Wirkungen am Bewegungsapparat:** Heublumen, Wacholder, Rosmarin, Ichthyol.

Klinik II.18

Kurörtliche Balneotherapie arbeitet mit zwei bis drei (gelegentlich auch mehr) Badebehandlungen pro Woche, die **Kurdauer** beträgt sinnvollerweise nicht unter vier Wochen (s. a. Kurkrise unter Lerntext I.2.a). Neben speziellen Kurkliniken halten Kurorte auch Behandlungsmöglichkeiten für ambulante Patienten vor. Dort beschäftigte und niedergelassene Badeärzte haben eine besondere, zusätzliche Ausbildung erfahren.
Die weiteren Bedingungen des Kurortes stellen das geeignete Milieu dar, in welchem **adaptative Prozesse** ungestört ablaufen. Zusätzlich besteht heute ein umfangreiches Angebot begleitender physikalischer, diätetischer, psychologischer und sozial-medizinischer Betreuung sowie entsprechender Lebenshilfe und Edukation (z. B. Verhaltenstraining).
Allgemeine **Indikationen** und **Kontraindikationen** (s. Lerntext I.4) Spezielle Kontraindikationen für Badebehandlungen sind diverse Hauterkrankungen und stark ausgeprägte kardiale und respiratorische Insuffizienz (Anstieg

der rechts-kardialen Vorlast bei Immersion), für kardiologische Patienten wird eine Belastbarkeit mit 50 (bis 75) Watt vorausgesetzt. Nach Verlassen des Bades besteht eine erhöhte Gefahr **orthostatischer Dysregulation** mit der (sicher sehr seltenen!) Möglichkeit maligner Rhythmusstörungen.

2.5 Hydrotherapie

Grundlagen II.19

Hydrotherapie versteht sich heute als ein Behandlungssystem mit sinnvoll dosierten **Warm-** und **Kaltreizen**, die Bedeutung des verwendeten Wassers wird auf die eines Wärmeträgers reduziert. Die größere Bedeutung wird den Kaltreizen zugesprochen, grundsätzlich sollen aber nur gut durchblutete und warme Körperregionen mit Kälte behandelt werden. Wärmebehandlungen werden häufig nur zur Vorbereitung des Kaltreizes eingesetzt. Zu akuten Wirkungen eines Kaltreizes s. Lerntext II.21. Anschließend kommt es bei richtiger Dosierung zur sog. **Reaktion:** Reaktive Hyperämie der Haut nach anfänglicher Vasokonstriktion mit allgemeiner Entspannung, Wärmegefühl und subjektivem Wohlbefinden. Subjektive Erlebnisinhalte können durch **suggestive Vorgabe** intensiviert werden, gleichzeitig sind sie ein gutes Vehikel zu Kommunikation und Sozialisation innerhalb von Patientengruppen.
Häufiger werden auch **konsensuelle Reaktionen** unter einer Hydrotherapie ausgenutzt: z. B. Kreislauf- und andere vegetative Reaktionen an der kontralateralen Extremität, wenn diese selbst nicht unmittelbar behandelt werden darf.

F 93
Frage 2.7: Lösung C

Zu (1)
Die Gefäßerweiterung gehört zu den alltäglichen Beobachtungen. Es kommt zu einem starken Anstieg der Durchblutung.
Zu (2) und (3)
Wärmebehandlungen einer Extremität sind regelhaft mit konsensuellen (gleichsinnig gerichteten) Reaktionen (vor allem kontralateral) verbunden.
Zu (4)
Das periphere Gefäßsystem wird mehr geöffnet, als das Strom/Zeitvolumen gleichzeitig ansteigt. Damit bleibt ein Blutdruckanstieg in der Regel aus, der diastolische Druck sinkt sogar meistens ab.

Hydrotherapeutische Methoden II.20

Die wichtigsten sogenannten Anwendungen sind:
- Kalte **Abwaschungen** mit einem stark wasserhaltigen Frotteetuch.
- **Güsse**: Einzelne Körperteile werden mit warmem oder kaltem Wasser abgegossen, wobei dieses die Haut ohne Druck erreichen und in einem breiten Film abfließen soll („Kneipp'scher Mantel").
- **Teil-** und **Vollbäder:** In speziellen Gefäßen (z. B. Sitz-Badewanne) oder mit Möglichkeiten des häuslichen Badezimmers.
- **Auflagen, Packungen, Wickel** usw. Meistens werden kalte, feuchte Tücher um das jeweilige Körperteil gewickelt und thermisch isolierend (z. B. in Wolldecke) eingehüllt. Packungen überwiegend mit warmem Material wie z. B. Peloiden (s. Lerntext II.16).
- **Temperaturindifferente Vollbäder** mit pflanzlichen Badezusätzen (s. Lerntext II.16).
- **Temperaturansteigende Teil-** und **Vollbäder** mit langsam ansteigender Wassertemperatur (z. B. von 30 auf 41°C).
- **Wechselgüsse** bzw. **-bäder** mit Temperaturwechseln zwischen warm und kalt (Einzelheiten s. u.)
- **Wassertreten** als spezielles Element des Kneipp'schen Behandlungsprogrammes: Gehen in knietiefem kalten Wasser, wobei der Fuß bei jedem Schritt bis über die Wasseroberfläche erhoben wird („Storch im Salat").

Der thermische Bereich für „**warm**" liegt zwischen 38–41°C (Behandlungszeit bei Bädern 5–10 Minuten, bei Güssen 1–2 Minuten), für „**kalt**" zwischen 12 und 20°C (Behandlungszeit bei Bädern und Güssen 10–30, selten bis 60 Sekunden). Auflagen, Packungen, Wickel usw. werden gewöhnlich für eine halbe bis mehrere Stunden belassen.
Bei Waschungen und Güssen wird der Kaltreiz **von peripher nach zentral** geführt (z. B. vom Handrücken bis an die Schulterregion), es werden die **Streckseiten vor den Beugeseiten** behandelt (geringere Temperaturempfindlichkeit), und es wird die **rechte vor der linken Körperhälfte** behandelt. Wechselwarme Behandlungen werden grundsätzlich mit dem Kaltreiz abgeschlossen.

Wirkungen II.21

Es werden **Akuteffekte einer einmaligen Behandlung** und **Langzeiteffekte einer seriellen Therapie** unterschieden (s. Lerntext I.2.a).
- **Akuteffekte von Kälte:**
  - Schreckerlebnis mit tiefen **Inspirationsbewegungen** (z. B. Pneumonieprophylaxe).
  - Aktivierung des adreno-medullären Systems mit peripherer **Vasokonstriktion, Hypertonie** und lang anhaltender **Bradykardie;** nach wenigen Minuten sog. Reaktion (s. o. Lerntext II.19).
  - "**Tonisierende**" Wirkungen mit Erfrischung und nachlassenden Druck- und Schmerzgefühlen bei Patienten mit Varikosis und Thrombose mit entsprechenden Beschwerden.
  - **Analgesierende Wirkungen** bei schmerzhaften weichteilrheumatologischen Syndromen und Kälteverträglichkeit.
  - Allgemein **sedierende Wirkungen** besonders von Wickelbehandlungen bei entsprechenden Indikationen.
- **Langzeiteffekte von Hydrotherapie:**
  - Vegetative "**Umstimmung**" im Sinne einer Verbesserung und Normalisierung zahlreicher vegetativer Stellgrößen und Regelfunktionen. Am besten untersucht ist das Herz/Kreislaufsystem.
  - Sog. **Abhärtung** bei chronisch-rezidivierender Infektneigung.
  - Günstige Wirkungen auf die **Befindlichkeit** bei psychischen und psychosomatischen Erkrankungen.
- Akuteffekte von Wärme s. Lerntext II.23, Thermotherapie.
- Zur Wirkung pflanzlicher Balneotherapeutika s. Lerntext II.17, Balneotherapie.

Klinik II.22

Einmalige Anwendungen finden ihre Indikation entsprechend den oben genannten Akuteffekten. **Kurbehandlungen** werden über mindestens vier Wochen durchgeführt, an speziellen Kneipp-Kurorten auch in Kombination mit weiteren "Säulen" des Kneipp'schen Systems: Phyto-, Bewegungs-, Ernährungs- und Ordnungstherapie. Gleichzeitig werden dem Patienten Möglichkeiten der **häuslichen Weiterbehandlung** nahe gebracht.
Die **Dosierung** (Intensität) von Kaltreizen geschieht in Abhängigkeit von individueller Empfindlichkeit und Gewöhnung. Sie kann mehrfach variiert werden:

- **Wassertemperatur**, üblich verwendete Bereiche s. Lerntext II.20).
- **Behandlungsdauer**, in der Regel wird bis zu einem deutlich beginnenden Kälteschmerz behandelt. Häufig muß zu Beginn die notwendige Dosis für das Erreichen einer "Reaktion" ausprobiert werden.
- **Größe der behandelten Körperoberfläche.** "Kleinere" Anwendungen sind z. B. Armwaschungen, -güsse oder -bäder, mittlere Anwendungen sind entsprechende Behandlungen der Arme und gleichzeitig des vorderen Thorax (z. B. als Brustguß), entsprechende Wickel und das Wasstreten, "große" Anwendungen sind z. B. kalte Obergüsse (gesamte Oberkörper), Untergüsse (von den Füßen bis an den unteren Rippenrand) oder Vollgüsse, kalte Sitz- und Vollbäder sowie entsprechende Wickel und Packungen. In der Regel werden zwei bis drei Behandlungen pro Tag durchgeführt, dabei kann die Intensität langsam gesteigert werden, meistens bis zu "großen" Anwendungen in der letzten Kurwoche.

Die **Indikationen** ergeben sich aus den oben bezeichneten Akut- und Langzeiteffekten und aus den grundsätzlichen Ausführungen unter Lerntext I.3. Bei psychiatrisch und psychosomatisch erkrankten Patienten kann häufig ein intensiviertes Körpergefühl mit günstigen Wirkungen auf die allgemeine Befindlichkeit erreicht werden. Spezielle **Kontraindikationen** bestehen bei lokaler Kälteunverträglichkeit (z. B. M. Raynaud), einschleichende probatorische Therapie bei Patienten mit Angina pectoris, Rhythmusstörungen und stark ausgeprägter Hypertonie (s. a. Lerntext I.4.).

2.6 Thermotherapie

Grundlagen und Wirkungen II.23

Im Gegensatz zu den kurzfristigen thermischen Reizen der Hydrotherapie wird bei den meisten thermotherapeutischen Verfahren eine relevante Erwärmung bzw. Abkühlung von Körpergeweben angestrebt. Die Methode der Wärmezufuhr hat bereits Einfluß auf Reaktionen des Organismus:

a) **Oberflächliche, konduktive Wärmezufuhr** mit Wärmeträgern wie Wärmflasche, Fango und Moor, heißen Teilbädern. Die zu-

geführte Wärme wird mit dem Kreislauf rasch abgeleitet, tiefere Körperregionen werden nicht erwärmt.
Oberflächlich zugeführte Wärme hat überwiegend **reflektorische Wirkungen** wie quergestreift- und glatt-muskuläre Entspannung, Zunahme der Durchblutung und Analgesie in reflexiv zugeordneten Bereichen. Damit ergeben sich vielfältige Möglichkeiten einer reflektorischen Einflußnahme im Sinne von Lerntext I.2.b. Konsensuelle Reaktionen (s. Lerntext II.19) führen zu vegetativen Reaktionen ohne eine gleichzeitige Erhöhung der Gewebetemperatur. Längerfristige, umfassendere Teil- oder Vollbäder (Überwärmungsbad) führen auch zu einem Anstieg der systemischen Körpertemperatur. In der Sauna steigt die Körpertemperatur kaum an.
b) **Wärmezufuhr mit Infrarot-Bestrahlung.** Insbesondere das kurzwellige IRA (760–1500 nm) dringt als optische Strahlung geringgradig in die Kutis und Subkutis ein. Damit werden körperoberflächliche Thermorezeptoren weniger intensiv gereizt. Mit selektiven IRA-Strahlern kann bereits eine relevante Wärmemenge auch verhältnismäßig körpertief appliziert werden.
c) **Ultraschallbehandlungen** führen zur Überwärmung bis in den Bereich der Muskulatur und besonders an Knochengrenzen.
d) **Hochfrequenztherapie** ermöglicht mit verschiedenen Techniken eine gezielte Erwärmung tiefer gelegener Körpergewebe wie Muskulatur und innerer Organsysteme (s. Lerntext II.29).
Physiologische und pathophysiologische Grundlagen zur Wirkung erhöhter Gewebetemperatur sind noch weitgehend unbekannt. Im noch physiologischen Bereich (bis ca. 39°C) ist eine Stimulierung verschiedener **immunologischer Funktionen** mit potentiell günstigen (zelluläre Reaktionen bei chronisch entzündlichen und bösartigen Erkrankungen) sowie ungünstigen Wirkungen (humorale Reaktionen bei entzündlichem Rheumatismus) bekannt.
Klinisch gesichert ist eine **pro-phlogistische Wirkung** von Wärme (Anregung chronisch entzündlicher Prozesse). Die Verschieblichkeit und **Dehnbarkeit bindegewebiger Strukturen** (Thixotropie) werden verbessert (Wärmebehandlungen vor Massagen und Krankengymnastik).
Karzinomgewebe sind häufig thermosensibler als die gesunde Umgebung. Versuchen milde Überwärmungen (z.B. Überwärmungsbäder bis 38–39°C rektal), die „allgemeine Abwehr"

onkologischer Patienten zu verbessern, so versucht die moderne onkologische Hyperthermie mit Gewebetemperaturen bis 42–43°C (in Narkose) bösartiges Gewebe unmittelbar zu vernichten.

F 94
Frage 2.8: Lösung C

Luft und Dampf sind verhältnismäßig schlechte Wärmeträger (geringe Wärmekapazität), so daß für die Wärmeleitung (konduktiver Wärmetransport) verhältnismäßig wenig Wärme zur Verfügung steht. Moor und Schlick haben eine große Wärmekapazität, in den zähflüssigen Medien kommt es aber zu einem geringen konvektiven Wärmetransport (Wärmetransport innerhalb des Bademedium). In Wasser werden an der Körperoberfläche des Badenden abgekühlte Volumeneinheiten am raschesten durch neue, wärmere Volumeneinheiten ersetzt.

Klinik II.24

Die umfangreichen Indikationen ergeben sich aus den genannten Wirkungen. Im Vordergrund steht die symptomatische Therapie verschiedener **Schmerzsyndrome** mit vor allem konduktiver Wärmezufuhr und reflektorischen Wirkungen auf die Durchblutung und den Muskeltonus. **Konsensuelle Reaktionen** ermöglichen eine Beeinflussung vegetativer Regulationen auch ohne eine lokale Wärmeanwendung. Umschriebene, körpertiefe Überwärmungen dienen der Therapie chronischer Entzündungen wie Sinusitis, Bronchitis, Cholezystitis, funktionelle und entzündliche Erkrankungen im Beckenbereich. Milde systemische Hyperthermie (z.B. Überwärmungsbad) wird mit dem Ziel metabolischer, vegetativer, endokriner sowie immunologischer Einflußnahme angewendet.
Körpertiefe Überwärmungen im elektromagnetischen Feld sind nicht ganz unproblematisch, da zu starke Temperaturanstiege nicht als Schmerz wahrgenommen werden. Es werden deshalb vorgegebene Stromstärken (in Abhängigkeit von Gerätetyp und Elektroden) nicht überschritten oder es werden subjektive Angaben entsprechend den **Dosisstufen nach Schliephake** berücksichtigt (Angaben für die Kurzwellentherapie):
Dosisstufe I keine subjektive Wärmeempfindung

Dosisstufe II subjektiv eben spürbare Wärme
Dosisstufe III deutliches, angenehmes Wärmeempfinden
Dosisstufe IV kräftige, aber nicht unangenehme Wärmeempfindung.

Die Thermotherapie **entzündlicher Erkrankungen** bedarf sorgfältiger Überwachung (lokale Reaktion, laborchemische Entzündungsparameter und algische Symptomatik). Grundsätzlich besteht die Möglichkeit einer zu starken Anregung der Erkrankung.

Spezielle **Kontraindikationen** bestehen für akute mikrobielle und immunologische Entzündungen, nicht auszugleichende Störungen der Durchblutung (erhöhter O_2-Bedarf bei mangelnder Zirkulation), frische Ödeme und Blutungen; Vorsicht bei gestörter Temperaturempfindung! Gefahr lokaler Wärmeschäden bei gefüllten Hohlorganen mit nicht ausreichendem Wärme-Abtransport (z.B. Gallenblase, Augen). Allgemeine Kontraindikationen s. Lerntext I.4, **spezielle Kontraindikationen der Hochfrequenztherapie** s. Lerntext II.29.

F 94
Frage 2.9: Lösung D

Zu (A)
Lokale Wärme hat bei Lumbalgie muskelentspannende und schmerzdämpfende Wirkungen.
Zu (B)
Fenchel, Anis, Kümmel und Pfefferminze sind die am meisten benutzten Karminativa in der Phytotherapie.
Zu (C)
Sorgfältig dosierte körperliche Belastung trainiert die allgemeine Kreislaufregulation, sie führt zu günstigen hämorheologischen Veränderungen, sie verbessert den Muskelstoffwechsel und sie reduziert eventuelle Möglichkeiten einer muskulokardialen „Irritation" (reflektorische Beziehungen zwischen Muskelgruppen des Oberkörper und dem Herzen). Bei entsprechend veranlagten Patienten fördert sie eine allgemeine Entspannung (vegetativer Tonus!), sie hat angstlösende und stimmungsaufhellende Wirkungen.
Zu (D)
Wärmebehandlungen senken den venösen Tonus, eine Varikosis kann stark vermehrt werden. Physikalische Behandlungen finden vor allem mit Kaltanwendungen statt.
Zu (E)
Vibrationsmassage lockert und löst das in Bronchiektasen häufig vermehrte bronchiale Sekret. Kombination mit entsprechenden Positionen (Quincke-Hängelage) und krankengymnastisch geführten Hustenmanövern ist sinnvoll.

Kryotherapie II.25

Für oberflächlich wirkende, intensive Kaltreize (z.B. **Kältespray** in der Sport-Traumatologie, „**Kaltluft**" aus flüssigem Stickstoff in der Rheumatologie) können wieder reflektorische Wirkungen vergleichbar der körperoberflächlichen Thermotherapie angenommen werden. In der Rheumatologie werden solche Anwendungen zur **Analgesie** vor krankengymnastischer Mobilisation bewegungsreduzierter Gelenke benutzt. Mit lang liegenden **Kältepackungen** (z.B. kalte Wickel, Eispackungen, Beutel mit Kryogel) können auch tiefe Gewebebereiche abgekühlt werden. Bei stark abgesenkter oder sistierender Durchblutung bleibt ein thermischer Ausgleich via Zirkulation aus. Damit werden entzündunghemmende und analgesierende Wirkungen auch in tiefergelegenen Körperregionen (z.B. Muskulatur, oberflächlich gelegene Gelenke) möglich.

2.7 Elektrotherapie

Grundlagen II.26

Eine übliche Systematik unterscheidet in Abhängigkeit von der benutzten **Wechselstromfrequenz**:
- **Niederfrequente Impulsströme** (von Gleichstrom bis f = 250 Hz)
- **Mittelfrequente Wechselströme** (f = 2–20 kHz)
- **Hochfrequente Wechselströme**:
  – Kurzwelle, f = 27 MHz, Wellenlänge 11 m
  – Dezimeterwelle f = 434 MHz, Wellenlänge 69 cm
  – Mikrowelle f = 2450 MHz, Wellenlänge 12 cm

Nieder- und mittelfrequente Ströme (teilweise auch elektromagnetische Energie in der Hochfrequenztherapie) werden mittels am Körper angelegter **Elektroden** appliziert. Dabei kann die Wirkung an bestimmten Stellen konzentriert werden, indem eine verhältnismäßig kleine (differente) einer größeren (indifferenten) Elektrode gegenübergestellt wird.

Am häufigsten werden **diadynamische Ströme nach Bernard** verwendet (sinusförmig an- und abschwellende Intensitäten mit 50 und 100 Hz auf der Basis einer konstanten galvanischen

Vorspannung) und **Reizströme nach Träbert** (Rechteckimpulse von je 2 msec Dauer mit 140 Hz). Bei der **transdermalen elektrischen Nervenstimulation** (TENS) werden sehr kurze Impulse mit verhältnismäßig hoher Spannung benutzt. Häufig wird die differente Elektrode unmittelbar über den jeweils interessierenden Nerven plaziert.

Gleichströme werden auch mit subaqualer Ankoppelung appliziert: Zwei- und Vierzellenbäder (Unterarme und Unterschenkel) oder hydrogalvanisches Vollbad nach Stanger.

Niederfrequenztherapie II.27

Galvanische Ströme haben an der Katode depolarisierende, die nervale und muskuläre Erregbarkeit steigernde Wirkungen **(Katelektrotonus)**, während der **Anelektrotonus** die Erregbarkeit dämpft. Besonders an der Anode besteht eine **analgesierende Wirkung**. Mit **Iontophorese** kann der perkutane Transport ionisierter Medikamente gefördert werden (positiv geladene Moleküle an der Anode, negative an der Katode).

Bei den **Wechselströmen** können in Abhängigkeit von der verwendeten **Stromstärke,** der **Anstiegssteilheit** sowie der **Impuls- und Pausendauer** unterschiedliche physiologische Reaktionen – überwiegend an Nerven- und Muskelzellen – ausgelöst werden. Die oben genannten Ströme (siehe Lerntext II.26) haben vor allem schmerzlindernde, detonisierende und Durchblutung fördernde Wirkungen.

Damit bestehen umfangreiche Indikationen in der **Schmerzbehandlung** und bei **funktionellen Durchblutungsstörungen.** TENS-Geräte können auch in der häuslichen Selbstbehandlung verwendet werden. Spezielle **Kontraindikationen** sind Metallimplantate und Herzschrittmacher, bedeutsamere Hauterkrankungen und offene Wunden im Behandlungsbereich (z.B. in hydrogalvanischen Bädern). Vorsicht bei gestörter Sensibilität.

[H 94]
Frage 2.10: Lösung B

In einem hydroelektrischen Vollbad (J. J. Stanger, Gerbermeister in Reutlingen um 1900) badet der Patient in einem mit galvanischem Strom durchströmten Wasser. Die Stromstärke wird je nach Akuität der Erkrankung zwischen „sensibel schwellig" (gerade beginnendes Stromgefühl) und einem kräftigen, aber angenehmen Prickeln und leichtem Wärmegefühl eingestellt. Hierbei werden Stromstärken zwischen 200 und 500 mA erreicht. Das Ein- und Ausschalten des Stromes muß langsam (ein- bzw. ausschleichend) erfolgen. Muskelkontraktionen werden mit galvanischen Strombehandlungen nicht erreicht.

Mittelfrequenztherapie II.28

Es werden Frequenzen benutzt, welche keine unmittelbar polarisierenden Wirkungen an der Zelle mehr aufweisen. Trotzdem kommt es zu Summationseffekten, deren **hyperämisierende** und **analgesierende Wirkungen** ausgenutzt werden können. **Indikationen** bestehen vor allem im Formenkreis degenerativer rheumatologischer Erkrankungen. **Kontraindikationen** wie Niederfrequenztherapie.

Hochfrequenztherapie II.29

Die Verfahren dienen zur körpertiefen Applikation von Wärme. Wirkungen und Klinik s.u. Lerntext II.24 und II.25.

Für die Dosierungen gilt zu berücksichtigen, daß die **normale Kontrolle durch Thermorezeptoren der Haut weitgehend entfällt.** Lokale **Wärmeschäden** sind bei nicht ausreichendem Wärmeabtransport möglich (s. Lerntext II.25). Spezielle **Kontraindikationen** sind wieder Metallimplantate und Herzschrittmacher, s.a. Lerntext II.25.

3 Ernährungstherapie

Allgemeine Grundlagen III.1

Physiologische Chemie der Nahrungsmittel und Physiologie der Verdauung sind Thema des vorklinischen Studiums. Für die industrialisierten Länder Europas und die USA besteht Konsens, daß bei der Mehrzahl aller Menschen **zu viele Kalorien** aufgenommen werden. Insbesondere bestehen ein zu hoher **Fett-** und tierischer **Eiweißkonsum** sowie ein zu hoher Anteil bereits **aufgeschlossener Kohlehydrate.** Bei den modernen landwirtschaftlichen Methoden sind viele Produkte nicht mehr „vollwertig" (z. B. Spurenelemente und Vitamingehalt), bei der industriellen Aufbereitung werden weitere qualitative Verluste hingenommen, und es kommt zu einem Verlust sog. **Ballaststoffe** (zunehmende Nährstoffdichte). Anerkannte, ganz oder z. T. ernährungsabhängige Erkrankungen sind **Übergewicht, Diabetes mellitus, Hyperlipidämie, Fettleber, Hypertonie, Arteriosklerose, Gicht, Karies** sowie zahlreiche Folgeerkrankungen. Naturheilkundliche Überlegungen und Indikationen zur Ernährungstherapie gehen über das Spektrum ausschließlich nutritiv bedingter Erkrankungen hinaus.

Epidemiologische Studien weisen auch auf die Genese **bösartiger Erkrankungen** durch Ernährungsfaktoren hin: Bei hohem Fettverzehr wurden vermehrt Mamma- und Kolon-Karzinome beobachtet (Beeinflussungen der hormonellen Regulation bzw. vermehrte Sekretion von Gallesalzen). In der Lagerung und Bearbeitung von Nahrungsmitteln entstehen **kanzerogene Produkte** wie Mykotoxine (z. B. Aflatoxin aus Aspergillus flavus), Benzpyrene und Nitrosamine. Verschiedene Mängel in der Nahrung (z. B. Selen) scheinen die Entstehung bösartigen Wachstums zu fördern.

Richtlinien für die Ernährung III.2

Die Deutsche Gesellschaft für Ernährung empfiehlt die Aufnahme von etwa **2000 bzw. 2200 kcal/Tag** mit der Nahrung (erwachsene Frauen bzw. Männer bei üblicher körperlicher Belastung). Die Nahrung soll sich zu etwa 15% aus Eiweiß, 30% aus Fett und 55% aus Kohlehydraten zusammensetzen. Letztere sollen überwiegend in komplexer Form (z. B. als Stärke) aufgenommen werden, der Zuckeranteil soll möglichst gering gehalten werden. Bei der Bilanzierung von Nahrungsmitteln sind folgende **Brennwerte** zu berücksichtigen:
Kohlehydrate: 4 kcal/g
Fett: 9 kcal/g
Eiweiß: 4 kcal/g
Eine große Problematik bedeuten die sog. **versteckten Fette** (z. B. Fleisch- und Wurstwaren, Milchprodukte). Angestrebt wird ein Verzehr von möglichst ungesättigten bzw. mehrfach **ungesättigten Fettsäuren** (z. B. Sonnenblumenöl, Olivenöl, Sojaöl, Leinöl; überwiegend gesättigte Fettsäuren in Butter, Kokos- und Palmkernfett).
Fettlösliche Vitamine befinden sich vor allem in Butter, Käse sowie Ölsaaten und Ölkeimen und den daraus kaltgepreßten Ölen; **B-Vitamine** in Vollkornerzeugnissen, Gemüse und Milch; **Vitamin C** in Zitrusfrüchten, frischem Obst, Salaten und Kartoffeln. Die wichtigen **Mineralstoffe** befinden sich in Vollkornerzeugnissen, Milch, frischem Obst und Gemüse. Die **Kochsalzzufuhr** soll 6–8 g/Tag nicht übersteigen, bei Hypertonieneigung liegt die Grenze bei 3–4 g/Tag.
Vollkost versucht mit einem möglichst breiten Angebot solche Gesichtspunkte und Grundlagen zu berücksichtigen. „Leichte Vollkost" vermeidet schwerer verdaubare Nahrungsmittel (Erfahrungswerte) wie Weißkraut, weiße Bohnen, tierische Fette, gebratene Speisen, Steinobst und Kaffee.
Der Begriff einer **Vollwerternährung** berücksichtigt darüber hinaus weitere qualitative, aber auch geschmackliche, ökologische und teilweise auch ethische (z. B. dritte Welt) Gesichtspunkte, z. B.:

Hohe Wertstufe	Niedrige Wertstufe
frisch	konserviert
reif	industriell verarbeitet
naturbelassen	isoliert
nicht isoliert	raffiniert
nicht chemisch behandelt	chemisch behandelt
in der Umgebung wachsend	strukturell verändert
saisongerecht	

Ballaststoffe III.3

Als solche werden organische Bestandteile pflanzlicher Nahrungsmittel bezeichnet, welche von den körpereigenen Enzymen des Gastrointestinaltraktes nicht oder nur partiell abgebaut werden. Überwiegend handelt es sich um Kohlenhydrate wie **Zellulose, Hemizellulose** und **Pektin.** Sie geraten unverdaut in den Dickdarm, hier unterliegen sie einer **bakteriellen Zersetzung.** Ähnlich kann vor dem Essen ungenügend erhitzte Stärke (kochen, backen) unverdaut bis in den Dickdarm gelangen und Eigenschaften von Ballaststoffen gewinnen.
Ballaststoffreiche Kost verkürzt die **Passagezeit** bei gleichzeitig erhöhtem Stuhlgewicht (Wasserbindungsvermögen), und sie erniedrigt den **intraluminären Druck** im Dickdarm. Günstige Einflüsse auf die **bakterielle Besiedlung** werden diskutiert. Epidemiologische und

klinische Studien deuten auf eine günstige Beeinflussung plasmatischer Cholesterinspiegel (besonders durch Pektin), es werden vermehrt Gallensäuren mit dem Stuhl ausgeschieden, **Kolon-Karzinome** werden bei ballaststoffreicher Kost seltener beobachtet. Bei **Adipositas** sind günstige Wirkungen auf das Sättigungsgefühl (z. B. längerer Kauakt), bei **Diabetes mellitus** ist eine die Resorption verzögernde Wirkung günstig zu bewerten.

Westliche Ernährungsgewohnheiten (ausgemahlenes Mehl, Zucker, relativ erhöhter Konsum von Fett und Eiweiß) haben den Verzehr von Ballaststoffen ungünstig gesenkt.

Spezielle naturheilkundliche Gesichtspunkte III.4

Neben den bekannten, nutritiven und metabolischen Gesichtspunkten zur Ernährung werden in der Naturheilkunde Zusammenhänge vermutet und zunehmend wissenschaftlich belegt, welche eine Ernährungstherapie auch mit einer **nicht nutritiven Argumentation** begründen.

- „Die Vergiftung vom Darm":
  Bei unzureichender enzymatischer Verdauung können sich in tieferen Darmabschnitten bakterielle Zersetzungsprozesse entwickeln (Gährung und Fäulnis), welche zur Bildung **toxischer Substanzen** mit lokaler und systemischer Wirkung führen. Bei starker Ausprägung und gestörter Entgiftungsfunktion der Leber können sich hieraus krankhafte Zustände verschiedener Organsysteme (auch der Leber selbst) entwickeln. Ein extrem ausgeprägtes, wissenschaftlich gut untersuchtes Beispiel sind Spätzustände bei Leberzirrhose mit der Notwendigkeit einer speziellen Diätetik und evtl. auch antibiotischen Therapie des Gastrointestinaltraktes. In diesem Sinne schwache Verdauungs-„kräfte" finden sich häufig bei asthenischen Konstitutionen mit gleichzeitigen Störungen der Thermoregulation (fehlende „Naturwärme" bei Kneipp; s.a. Geschichte der Medizin, Vorstellungen zur Pepsis in der antiken Naturphilosophie).
- Ein durch inadäquate Verdauung **gereizter (entzündeter) Darm** kann im Sinne eines „Irritationszentrums" (s. Lerntext I.2) ungünstige viszero-periphere Reflexe auslösen. Das bekannteste Beispiel intestinal-kardialer Irritation ist der sog. Roemheld-Komplex, welcher heute mehr im Sinne einer reflektorischen als einer mechanischen Störung (große Magenblase) des Herzens gedeutet wird. Bei der körperlichen Untersuchung sind umschriebene Darmabschnitte oft auffällig druckschmerzhaft.
- Bei der jetzt gut untersuchten Bedeutung des Darmsystems für die **immunologische Abwehr** (bakterielle Besiedlung und Translokalisation, erhöhte Permeabilität der Darmschleimhaut für Bakterien und bakterielle Giftstoffe bei krankhaften Veränderungen) kann vorgestellt werden, daß immunologische Erkrankungen bei einem gleichzeitig „gereizten" Darm durch diätetische Sanierung des Intestinum günstig beeinflußt werden.

Die Behandlung erfolgt mit zeitlich begrenztem Fasten, **gastrointestinalen Sanierungsdiäten** (z. B. n. Mayr, s. Lerntext III.5), verschiedener Schonkost, pflanzlichen Verdauungshilfen, schonenden Abführmaßnahmen (z. B. Einläufe, Trinken salinischer Wässer, teilweise werden auch mikrobiologische Präparate zur Beeinflussung der Darmflora eingesetzt.

Spezielle Diäten III.5

Vegetarische Kost: Veganer ernähren sich ausschließlich von pflanzlichen Nahrungsmitteln; die weniger strengen **Vegetarier** verzehren zumindest Milchprodukte, teilweise auch Eier (Lakto- und Ovolaktovegetarier). Bedenken im Sinne einer Mangelernährung drohen vor allem für den Eisenstoffwechsel (überwiegendes Vorkommen im Fleisch, schlechte Resorption aus pflanzlichen Nahrungsmitteln) und für Vitamin B_{12} (fast kein Vorkommen in Pflanzen). Es ist notwendig, solche Kostformen **möglichst vielfältig** zu gestalten. Einseitige Kost beinhaltet vor allem das Risiko von **Mangelzuständen einzelner Aminosäuren**. Besonders anfällig sind Kinder und Jugendliche im Wachstumsalter.

In der Regel werden mit vegetarischer Kost weniger Kalorien (insbesondere Fett), etwa vergleichbare Mengen Natrium und mehr Kalium aufgenommen. Hiermit werden günstigere plasmatische **Lipidkonzentrationen** erklärt sowie niedrigere **Blutdruckwerte** mit entsprechend weniger Folgeerkrankungen der Hypertonie. Im Intestinaltrakt kommt es seltener zu einer **Divertikulose**, und zu **Kolon-Karzinom** (Ballaststoffe!), **Cholesterin-Gallensteine** werden seltener beobachtet. Das seltenere Auftreten von **Nierensteinen** wird durch eine Verschiebung des Urin-pH in den alkalischen Bereich erklärt.

Rohkost: Diese kann als eine Variante veganischer Ernährung aufgefaßt werden. Wirkungen vermehrter **Ballaststoffe** sind besonders ausgeprägt. U.a. führt die bakterielle Zersetzung zu einer lokalen Azidität mit möglicher günstiger Wirkung auf die Darmflora. Im übrigen ist Rohkost besonders **basenvalent**. Rohkost wird nicht von allen Patienten vertragen (s. Lerntext III.4, konstitutionelle Gesichtspunkte, intestinale Gährung). Häufiger werden Kuren im Sinne einer „**Umstimmungstherapie**" bei chronischen Erkrankungen durchgeführt. Typische **Indikationen** sind Übergewicht, Gicht, Fettstoffwechselstörungen, allergische Erkrankungen, essentielle Hypertonie, verschiedene Hauterkrankungen, bei Verträglichkeit auch Erkrankungen aus dem entzündlichen rheumatischen Formenkreis.

Bei günstiger Kombination der Nahrungsmittel kann ein ausreichendes Eiweißangebot gewährleistet werden. Es werden aber auch **proteinsubstituierte Rohkostkuren** durchgeführt mit z.B. Kartoffeln (100 g enthalten 2 g Eiweiß) oder Molke (3,6 g Eiweiß/100 ml). Eventuelle Nachteile sind eine erhöhte **allergene Potenz** ungekochter Nahrungsmittel für sensibilisierte Organismen.

Gastrointestinale Sanierungsdiäten (s. a. therapeutisches Fasten): Das pathophysiologische Konzept geht von der Vorstellung aus, daß Störungen des Verdauungssystems (z.B. mikrobielle Besiedlung) und lokale Reizungen („Entzündungen") der Darmschleimhaut verschiedene lokale Beschwerden (z.B. Dyspepsie, Blähbauch, Schmerz) und systemische Erkrankungen unterhalten können (s. u. Lerntext III.4). Mit verschiedenen Formen einer **Schonkost** wird dem Verdauungssystem Gelegenheit zu einer Regeneration gegeben.

Die bekannteste und umfangreich praktizierte Form ist die **Semmel-Milch-Diät nach F.X. Mayr**. Dabei werden halb getrocknete („altbackene") Semmeln in kleinsten Portionen sehr langsam gegessen (z.B. 3 × täglich ½–1 Semmel in jeweils 20–30 Minuten), zusätzlich wird eine Tasse Milch mit einem kleinen Kaffeelöffel „gegessen". Hierbei wird die gesamte Aufmerksamkeit auf den Eßvorgang konzentriert (z.B. Einspeicheln der Nahrung), der Prozeß bedarf einer gewissen Einführung und Motivation des Patienten. Mit 2–3 Semmeln und entsprechender Menge Milch pro Tag wird bei dieser Art Nahrungsaufnahme ein ausreichendes Sättigungsgefühl erreicht.

Adjuvant werden darmentleerende Maßnahmen durchgeführt (Karlsbader Salz, Einlaufbehandlung) sowie abdominelle Darmmassagen und lokale Wärmeanwendungen. Die Kurdauer beträgt 3–4 Wochen, anschließend wird auf eine leicht verdauare Voll- oder Vollwertkost übergeleitet.

Therapeutisches Fasten III.6

Die Extremform ist das **totale Fasten** mit ausschließlicher Flüssigkeitszufuhr. Die **Nulldiät** beinhaltet auch eine Vitamin- und Elektrolytsubstitution. Heute werden überwiegend Fastenformen mit Zugaben von Eiweiß, Kohlehydraten und Mikronährstoffen in verschiedenen Verhältnissen (z. B. Buchinger-Fasten, VLCD: Very Low Caloric Diet) angewendet. Die überwiegende Ernährung geschieht aus körpereigenen Fettdepots, im Plasma kommt es zu einem **Anstieg an freien Fettsäuren und Ketokörpern**. Zur Versorgung des Gehirnstoffwechsels mit Glukose werden zu Beginn des Fastens ca. 75 g Protein pro Tag zur **Neoglukogenese** herangezogen. Nach wenigen Tagen sinkt dieser Anteil auf ca. 15 g täglich ab, nachdem sich das Gehirn an die Ketokörper als Brennstoff adaptiert hat.

Vor allem mit der anfänglichen Eiweißkatabolie wird in den ersten Fastentagen vermehrt Wasser ausgeschieden (anfänglich hoher Gewichtsverlust), anschließend ist mit einem **täglichen Gewichtsverlust von ca. 400 g** zu rechnen, hauptsächlich auf Kosten der Fettdepots. Die Ausscheidung von **Harnsäure** durch die Niere ist eingeschränkt, fast regelmäßig kommt es zu einer vorübergehenden und meist asymptomatischen Hyperurikämie. Auch deswegen werden tägliche **Trinkmengen von 2–3 Litern** gefordert. Der Blut-pH bleibt trotz zunehmender Säureproduktion dank effizienter Puffersysteme stabil. Nach allgemeinem Konsens soll totales Fasten nur unter stationären Bedingungen durchgeführt werden. Heutzutage wird therapeutisches Fasten hauptsächlich zur **Korrektur von Risikofaktoren** eingesetzt: Adipositas, Hyperlipidämie, Diabetes mellitus Typ II und Hypertonie. Naturheilkundige Ärzte stellen sich vor (nach der Interpretation klinischer Beobachtungen, aber ohne endgültig befriedigende, z.B. histologische Belege hierfür), daß vor allem „**Stoffwechselschlacken**" abgebaut werden. Damit sollen Transportwege innerhalb des Organis-

mus (z.B. Diffusion von Sauerstoff und Nährstoffen aus der Kapillare bis an die verarbeitende Zelle) erleichtert werden.
Fasten bedeutet aber auch einen erheblichen **„Reiz"** für zahlreiche vegetative, endokrine und metabolische Funktionen und Regelvorgänge. In diesem Sinne wird Fasten auch als unspezifische Reiztherapie interpretiert. In letzter Zeit wurden auch **immunsuppressive Wirkungen** des Fastens im Sinne einer Entzündungshemmung nachgewiesen.
Ursprünge des Fastens liegen im religiösen und kultischen Bereich. Es kommt zu einer **erhöhten Empfindsamkeit** und Sensibilität, zu einer Anregung **seelischer Aktivität** und **Reagibilität** (Fasten als Vorbereitung zu einem meditativen Leben), häufig auch zu einer **Erhellung der Stimmungslage**. Diese seelischen Veränderungen können therapeutisch genutzt werden.
Vor dem Hintergrund dieser Ergebnisse erscheinen folgende Indikationen und Kontraindikationen erfahrener Fastenärzte plausibel:
Indikationen:
- Übergewicht, Diabetes mellitus Typ II, Hypertonie, nutritive Fettleber und Fettleberhepatitis.
- Atheromathose, koronare Herzerkrankung, periphere arterielle Durchblutungsstörungen, venös-variköser Symptomenkomplex, Herzinsuffizienz des Übergewichtigen.
- Degenerative und mäßig entzündliche rheumatische Erkrankungen.
- Chronische Kopfschmerzen und Migräne, Glaukom.
- Dermatologische Erkrankungen wie Neurodermitis und Psoriasis.
- Chronische Erkrankungen des Verdauungsapparates, Parodontose, Porphyrie.
- Allergische Erkrankungen.
- Funktionelle Sterilität.

Kontraindikationen:
- Konsumierende bösartige und infektiologische Erkrankungen, Rekonvaleszenz nach schweren Erkrankungen, Kachexie.
- Floride Ulcera ventriculi et duodeni, aggressive Hepatitiden, Leberzirrhose.
- Schwere koronare Herzerkrankung.
- Manifeste Hyperthyreose.
- Zerebrovaskuläre Insuffizienz im hohen Lebensalter.
- Kinder unter 12 Jahren ohne Begleitung Erwachsener.
- Psychiatrische Erkrankungen.
- Schwangerschaft.
- Vorsicht bei gleichzeitiger medikamentöser Therapie mit Steroiden, nicht steroidalen Antirheumatika, Antihypertonika, Antikoagulanzien, Lithium, Psychopharmaka und Hormonpräparaten.

Fastenbehandlungen können bei **ärztlicher Überwachung** über mehrere Monate komplikationslos durchgeführt werden. Ein übliches stationäres Heilverfahren als zentrale Therapie bei den oben genannten Erkrankungen einschl. des sog. metabolischen Syndroms dauert 4–6 Wochen. Häufig dienen einige Fastentage aber auch als Vorbereitung anderer diätetischer Behandlungsprogramme. **„Zeitweiser Nahrungsverzicht"** wird bei akuten, kurzfristigen (z.B. fieberhaften) Erkrankungen praktiziert.
Bei **kohlehydratergänztem Fasten** werden täglich ca. 250 kcal als Obst- und Gemüsesaft sowie Brühe gegeben (Methode Buchinger, geringer ausgeprägte Ketoazidose). Beim **protein-substituierten Fasten** wird typischerweise Molke (Kurmolke) mit besonders günstig zusammengesetzten Eiweißstoffen und Mineralien gereicht.

4 Phytotherapie

Phytopharmaka IV.1

Phytopharmaka bezeichnen Medikamente, welche aus **Heilpflanzen** oder Teilen von diesen hergestellt worden sind. Diese können in toto verabreicht werden (z.B. roh oder als getrocknete Droge) oder es werden mit verschiedenen Verfahren wichtige **Inhaltsstoffe** extrahiert. Grundlegendes Prinzip ist, möglichst viele Wirkstoffe gleichzeitig zu gewinnen (die „ganze" Pflanze in einer etwas ideologisierten Terminologie); hochgereinigte Aufbereitungen mit im Extremfall nur noch einer wirksamen Substanz oder synthetisch hergestellte Äquivalente sind keine Phytopharmaka im Sinne der obigen, allgemein akzeptierten Definition (z.B. Kokain aus dem Cocablatt, Digitoxin und Digoxin aus rotem bzw. wolligem Fingerhut, Atropin aus der Tollkirsche, Reserpin aus Rauwolfia).
In der Regel werden für Heilpflanzen mehrere wirksame Inhaltsstoffe (**Effektoren**) gleichzeitig angenommen bzw. nachgewiesen. Sog. Begleitstoffe (**Koeffektoren**) wirken z.B. stabilisierend oder resorptionsfördernd. Nach individuell unterschiedlichen Bedingungen eines Kranken (z.B. „Konstitution", Art und Akuität der Erkrankung) können Effektoren

und Koeffektoren auch verschieden stark wirken und sich gegenseitig in ihrer Wirkung beeinflussen. Im Extremfall liegen Inhaltsstoffe mit sogar gegensätzlichen Wirkungen vor, welche in Abhängigkeit von anderen Bedingungen (z.B. physiologische Ausgangswerte) gegensätzliche Reaktionen auslösen. Z.B. wirkt Valeriana officinalis in niedrigen Dosen beruhigend, in hohen Dosen anregend, oder es stimulieren Bitterstoffe in niedriger Dosis die Magensaftsekretion, welche durch hohe Dosen gehemmt wird.

Damit wird die Problematik von „hochgereinigten" Inhaltsstoffen oder Monosubstanzen deutlich (z.B. eine Dosis Koffein vs. Kaffee mit der gleichen Menge „Wirksubstanz"). Für manche Heilpflanzen mit dokumentierter klinischer Wirkung sind die wirksamen Inhaltsstoffe noch gar nicht bekannt (z.B. Brennessel, Baldrian).

Neben der **Zubereitung** ist von gewisser Bedeutung auch die Art der **Applikation**: z.B. können verschiedene Inhaltsstoffe bei parenteraler oder oraler Medikation in quantitativ unterschiedlichen Verhältnissen zueinander aufgenommen werden. Im Gegensatz zu einer Therapie mit chemisch definierten Monosubstanzen können unterschiedliche Resorptionsverhältnisse also nicht einfach durch entsprechende Änderungen der Dosis ausgeglichen werden.

Wissenschaftliche Grundlagen IV.2

Die klinische Anwendung erfolgte zunächst aufgrund langjähriger **Tradition** (z.B. Dioscurides, 1. Jhd. n. Chr.; Galen 129-199 n.Chr.; Kräuterbücher des ausgehenden Mittelalters). Die ursprüngliche **Arzneimittelfindung** mit den entsprechenden Indikationen ist historisch nicht eindeutig geklärt. Diskutiert werden empirische Vorgehensweisen, theoretische Konzepte wie die Signaturenlehre (z.B. Schöllkraut mit gelben Blüten und Milchsaft bei Galleerkrankungen, Walnuß bei Erkrankungen des Gehirns), manche Volksmedizinen beanspruchen aber auch Intuition oder „göttliche Eingebung" ihrer Autoren (z.B. Hildegard-Medizin; H. v. Bingen, gest. 1179). Inzwischen sind viele dieser alten Indikationen wissenschaftlich überprüft worden (mit unterschiedlichen Ergebnissen), und es wurden neue Indikationen herausgearbeitet.

Bei der tradierten Anwendung ergeben sich Schwierigkeiten insofern, als ältere **nosologische Systematiken** und Vorstellungen zur Pathophysiologie mit modernen Konzepten kaum verglichen werden können, oft bleibt es undeutlich, welche klinische Indikation in der alten Literatur exakt vorgelegen hat. Z.B. wurden Erkrankungen immer auch vor dem Hintergrund der individuellen „Konstitution" eines Patienten gesehen und diese Konstitution bei der Therapie mitberücksichtigt (S. V.1: Konstitutionsmedizin). Insofern kann zwischen einer an Krankheit orientierten, **„nosotropen"** und einer an Personen (Patienten) orientierten, **personotropen Therapie** unterschieden werden. Moderne naturwissenschaftliche Pharmakotherapie arbeitet überwiegend nosotrop, unter diesem Gesichtspunkt wird Phytotherapie jetzt zunehmend auch Teil der sog. Schulmedizin. Als personotrope Therapie beansprucht Phytotherapie für sich aber auch Möglichkeiten einer **präventiven Behandlung** bei anlagemäßigen Schwächen, Anfälligkeiten und frühen Stadien einer somatischen Erkrankung (z.B. Beeinflussung einzelner Stoffwechselvorgänge, „vegetative Umstimmung", „allgemeine Abwehr" bei chronischer Infektneigung, „endokrine Stimulation" bei leichten hormonellen Dysbalancen). Damit soll das Risiko einer eventuellen Erkrankung reduziert werden.

Sollten z.B. bei der Therapie von Infektionskrankheiten vor Kenntnis der mikrobiellen Erreger die allgemeinen gesundheitlichen Bedingungen beeinflußt werden (sog. Konstitutionsmedizin), so wird heute vor allem der pathologische Erreger – auch mit Phytopharmaka – zu treffen versucht. Eine naturheilkundlich orientierte Phytotherapie hat aber Behandlungsversuche auch des „Terrains" nicht ganz aufgegeben.

Eine **wissenschaftliche Aufbereitung** (u.a. zur amtlichen Zulassung für den Verkehr mit Arzneimitteln) geschieht seit 1978 durch das Bundesgesundheitsamt (Kommission E), wobei neben kontrollierten klinischen Studien auch das wissenschaftlich aufbereitete Erfahrungsmaterial berücksichtigt wird (z.B. Erfahrungsberichte in angesehenen Zeitschriften, Darstellungen in angesehenen Übersichtsartikeln, Hand- und Lehrbüchern). Unter Berücksichtigung dieser besonderen wissenschaftlichen Beurteilungen gehören Phytopharmaka im rechtlichen Sinne gemeinsam mit den Arzneimitteln der homöopathischen und der antroposophischen Medizin zu den **„Arzneimitteln der besonderen Therapierichtungen"**.

In Zukunft werden im Rahmen der Nachzulassung und der europäischen Harmonisierung vermehrt klinische Prüfungen (doppeltblind gegen Placebo oder Referenz) gefordert. Hier besteht noch ein gewisser Nachholbedarf, da für weniger marktbedeutende Phytopharmaka der erhebliche Aufwand vom Hersteller kaum getragen werden kann. In besondere Beweisnot kommen pflanzliche Kombinationspräparate, wenn für jeden Kombinationspartner ein Wirkbeitrag nachzuweisen ist.

Zubereitung IV.3

Für die Herstellung von Phytopharmaka werden die ganze Pflanze (planta tota), die Blüte (flos), das Blatt (folium), die Wurzel (radix), die Frucht (fructus) und/oder der Samen (semen) genutzt.
Es sind verschiedene Formen der Zubereitung möglich. Aus frischen Pflanzen werden **Preßsäfte** hergestellt. Alle anderen Zubereitungen werden aus der getrockneten Pflanze (**Droge**) hergestellt. Bei **Extrakten** werden je nach Lösungsmittel unterschiedliche Inhaltsstoffe gewonnen (z. B. mehr in Wasser oder mehr in Alkohol lösliche Substanzen). Hochkonzentrierte **Trockenextrakte** sind heute die Basis der bekanntesten Phytopharmaka.
Beispiele der Zubereitung sind u. a.:
- **Frischpflanzen, Pflanzensäfte**
- **Drogen** als Pulver, Tabletten, Dragées oder verkapselt.
- **Teedrogen** (feiner geschnittene Drogen)
  Dekokte (Abkochungen)
  Infuse (Aufgüsse)
  Mazerate (Kaltwasserauszüge).
- **Tinkturen** = Drogenauszüge in Weinessig oder alkoholischer Lösung.
- **Fluidextrakte** = Drogenauszüge, bei denen ein Teil des Lösungsmittels verdampft wird.
- **Trockenextrakte** = Drogenauszug mit organischem Lösungsmittel, welches anschließend vollständig entfernt wird (z. B. Sprüh- oder Gefriertrocknung).

Mit mehrstufigen Herstellungsverfahren können Stoffraktionen aus Pflanzen angereichert werden, welche mit den Substanzspektren der gesamten Pflanze nur noch wenig gemeinsam haben (gereinigte Extrakte und Spezialextrakte). Damit wird deutlich, daß für einzelne Phytopharmaka aus der gleichen Arzneipflanze erheblich unterschiedliche quantitative und qualitative Ergebnisse möglich sind. Verantwortungsbewußte Phytotherapie hat sich also sehr mit der Zusammensetzung einzelner Zubereitungen zu beschäftigen. Häufig orientiert sie sich dabei an sog. **Leitsubstanzen** der Heilpflanze, die jedoch nicht immer für die klinische Wirksamkeit von Bedeutung sein müssen. Ein häufiger Mangel zweitklassiger Präparationen besteht darin, daß wirksamkeitsbestimmende Inhaltsstoffe im Vergleich zu traditioneller Anwendung erheblich **unterdosiert** sind.
Therapeutische Systeme mit Pflanzeninhaltsstoffen nach anderer Aufbereitung (z. B. Homöopathie; anthroposophische Medizin, Spagyrik) werden nicht mehr als Phytotherapie gewertet.

F 94
Frage 4.1: Lösung C

Je nach Lösungsmittel (z. B. Alkohol, Äther, Wasser), Temperatur und zeitlichem Ablauf können unterschiedliche Inhaltsstoffe aus Heilpflanzen gelöst werden. Wäßrige Drogenauszüge sind durch Abkochung möglich (Decoctum, z. B. Kaffee), durch Aufguß (Infusum, z. B. die meisten Tees) und durch Auszüge bei Zimmertemperatur (Maceratio).

F 93
Frage 4.2: Lösung E

Selbstverständlich sind auch für Phytotherapeutika im klinisch wirksamen Bereich Dosis-Wirkungsbeziehungen festgestellt worden. Dieses gilt auch für Präparationen aus der Kamille. In der Praxis werden für Kopfdämpfe Konzentrationen gewählt, welche bereits zu einem starken olfaktorischen Reiz führen.

Atemwegserkrankungen IV.4

Eine symptomatische Verbesserung von Erkältungen und chronischer Bronchitis durch pflanzliche (Kombinations) Präparate konnte durch etliche Studien gesichert werden. Zu den folgenden Arzneipflanzen bzw. deren Wirkprinzipien liegen experimentell gesicherte Erkenntnisse vor:
Muzilaginosa enthalten größere Mengen von Schleim in Form von Polysacchariden. Diese sollen sich wie ein Pflaster über Schleimhautläsionen der Atemwege legen, so daß damit die bloßliegenden Nervenenden abgedeckt werden und dadurch sowohl Hustenreiz als auch Halsschmerzen gelindert werden. Weiterhin wird spekuliert, daß nach enteraler Resorption auch Menge und Art des von den Bronchialdrüsen gebildeten Schleimes verän-

dert werden soll. Besonders Zustände mit trockenem, unproduktiven und schmerzhaften Reizhusten werden durch Schleimdrogen günstig beeinflußt.
Für Atemwegserkrankungen anerkannte Schleimdrogen sind insbesondere **Spitzwegerichkraut, Malvenblüten** und **-blätter, Eibischblätter** und **-wurzel**) und **Huflattichblätter** (letztere sind wegen karzinogener Inhaltsstoffe in Kritik gekommen). Flüssige Zubereitungen insbes. Tee sind wegen des umfassenderen Kontakts zu den Schleimhäuten vorzuziehen.
Ätherischöldrogen wie Eukalyptusblätter, Fichtennadeln bzw. Fichtenspitzen, Kiefernnadeln bzw. Kiefernsprossen, Thymiankraut, Anisfrüchte, Fenchelfrüchte, Minze und Pfefferminze (bzw. aus diesen gewonnene ätherische Öle) wirken sekretionsfördernd bzw. durch Anregung vorwiegend der serösen Bronchialdrüsen sekretolytisch, darüber hinaus antibakteriell (insbes. Thymian). Ätherischöldrogen werden äußerlich (medizinische Bäder, Einreibungen, Inhalationen) oder innerlich (vor allem flüssige Zubereitungen) angewendet bei allen Formen von Erkältungskrankheiten. Bei Schnupfen wirken besonders Pfefferminze, Minze und Eukalyptus abschwellend und halten die Nasenwege offen. Wegen der Gefahr eines **reflektorischen Atemstillstandes** (Kratschmer-Reflex) dürfen diese jedoch bei Säuglingen und Kleinkindern nicht oder nur in sehr geringer Konzentration zur Anwendung gebracht werden.
Bei den **Saponindrogen** (z. B. **Schlüsselblume**) ist nicht geklärt, ob diese in vivo tatsächlich eine Änderung der Oberflächenspannung von Bronchialschleim bewirken. Möglicherweise spielt gerade bei der Schlüsselblume wie bei den Bitterstoffen eine **Reflexexpektoration** durch Reizung von Vagusästen im Magenbereich eine entscheidendere Rolle.
Weiterhin ist die **entzündungshemmende Wirkung** der **Kamille** bei Erkältungskrankheiten zur innerlichen oder inhalativen Anwendung belegt. **Linden-** und **Holunderblüten** sind wegen ihrer klinisch nachgewiesenen **diaphoretischen Wirkung** Bestandteil vieler bewährter Grippetees. Eine symptomatische Besserung kann eventuell über reflektorische Anregungen der Bronchialdrüsen erklärt werden. Eine Schwitzkur wirkt besonders bei beginnendem Fieber sehr wohltuend.

Magen- und Darm-Erkrankungen IV.5

Amara (Bittermittel) lösen durch Reizung von Mund-, Rachen- und Magenrezeptoren eine Sekretion sämtlicher **Verdauungssäfte** in Magen, Galle und Pankreas aus. Sie werden daher bei Appetitmangel und dyspeptischen Zuständen angewendet. Durch die vollständigere Zerlegung und Resorption von Nahrungsbestandteilen wird pathologischen Gär- und Fäulnisprozessen das Substrat entzogen, so daß sie auch indirekt blähungsvorbeugend wirken.
Amara werden in bittere, scharfe und aromatische unterteilt. Zu den ersteren zählen **Wermutkraut, Enzianwurzel** und **Tausendgüldenkraut**, Ingwer ist ein scharfes Amarum; zu den Aromatika zählen u. a. **Angelikawurzel, Schafgarbe, Condurangorinde Benediktenkraut**.
Für **Karminativa** (Digestiva) ist am isolierten Darmmuskel eine krampflösende Wirkung durch die ätherischen Öle nachgewiesen. Ob allerdings diese in vivo ausschlaggebend ist, oder ob wie bei den o. g. Amara eine vollständigere Verdauung erfolgt, oder ob durch eine Verringerung der Oberflächenspannung eine entschäumende Wirkung zu einem leichteren Abgang von Blähungen führt, ist derzeit nicht geklärt. Die Wirksamkeit magensaftresistenter Kapseln mit hochdosiertem Pfefferminzöl ist sogar bei ausgeprägtem Reizdarm-Syndrom belegt.
Karminativa im eigentlichen Sinne sind insbesondere **Kümmel, Fenchel, Anis** sowie **Pfefferminze**. Pfefferminze wirkt jedoch auch antiemetisch und wird bei akuten Magenverstimmungen eingesetzt. Der Hauptwirkstoff Menthol der Pfefferminze und seine Metaboliten reichern sich hochgradig im enterohepatischen Kreislauf an, was die Wirksamkeit bei Gallenwegsdyskinesien erklärt.
Digestiva im weiteren Sinne (zur Behandlung funktioneller Störungen des Gastrointestinaltrakts) mit anderen Wirkmechanismen sind neben o.g. Bitterstoffen: **Schafgarbe, Pomeranzenschale, Boldoblätter, Kardamonen, Mariendistel, Schöllkraut, Chinarinde, Zimtrinde, Gelbwurz, Curcuma, Artischockenblätter, Wacholderbeeren, Melissenblätter, Rosmarinblätter, Löwenzahn** und **Kamille**.
Bei **entzündlichen Veränderungen** im Bereich des Magens (Gastritis, Vorbeugung gegen Ulkusrezidiv) wird nach wie vor die **Kamille** eingesetzt, ebenfalls entzündungshemmend wirkt **Süßholzwurzel**. Als spezifisches **Antiemetikum** ist **Ingwer** bei der Reisekrankheit wirksam, jedoch nicht bei Schwangerschaftserbrechen.

Bei akuter **Obstipation** werden stimulierende pflanzliche Drogen eingesetzt. Wirksamkeitsbestimmende Inhaltsstoffe sind die **Anthranoide** (früher nannte man die Gruppe Anthrachinondrogen): **Sennesblätter** und **-Früchte, Aloe, Faulbaumrinde, Kreuzdornbeeren** und **medizinischer Rhabarber**). Wegen ihrer unerwünschten Wirkungen (Förderung der Darmträgheit, Kaliumverlust, Pseudomelanosis coli) und mutagenen Eigenschaften wird heute die Anwendungsdauer begrenzt.

Zur langfristigen Behandlung kommen pflanzliche **Ballaststoffe** (Leinsamen) und **Quellstoffe** (Apfelpektin, Flohsamen) zum Einsatz. Diese können das bis zu 20-fache Wasservolumen unter Bildung eines Gels binden. Daher muß nach Einnahme für eine entsprechende Trinkmenge gesorgt werden. Das Gel passiert den Darm, bindet dabei Cholesterin, Zucker und Gallensäuren (wirkt somit für diese und weitere Stoffe resorptionsvermindernd bzw. -verzögernd); daher werden diese Quellstoffe auch bei Hyperlipoproteinämien und bei leichten Formen von Diabetes mellitus eingesetzt. Im Colon spalten Bakterien die Polysaccharidketten, wobei das Gel zerfällt und Wasser freigesetzt wird. Die abführende Wirkung ist somit ähnlich wie bei einem Einlauf. Auch bei jahrelangem Dauergebrauch sind keinerlei unerwünschte Nebenwirkungen bekannt geworden.

Quellmittel wie **Indischer Flohsamen** können umgekehrt durch die absorbierenden Eigenschaften auch bei **Diarrhoe** eingesetzt werden. Auch die in der Phytotherapie vorrangig genannten **Heidelbeerblätter** enthalten neben ihren adstringierenden Gerbstoffen Pektine. Weitere (eher schwach wirksame) Antidiarrhoika sind **Kaffeekohle, Frauenmantelkraut, Eichenrinde** und **Tormentillwurzel**.

Lebertherapeutika wie hochangereicherte Extrakte der **Mariendistel** sind trotz umfangreicher experimenteller Absicherung (genau wie chemische Lebertherapeutika) für das Indikationsgebiet „ethanolische Lebererkrankungen" umstritten. Wegen fehlender Nebenwirkungen scheinen Extrakte aus der Mariendistel gegenüber chemischen Alternativen doch vorteilhaft. Anerkannt hingegen ist die Anwendung bei Knollenblätterpilz-Intoxikationen. Weitere Gallenwegstherapeutika sind javanische Gelbwurz, Artischocke und Löwenzahn. Die o.g. Bitterstoffe und Digestiva wirken auch **cholagog** und/oder **choleretisch**. Der genaue klinisch relevante Wirkmechanismus ist überwiegend noch nicht geklärt.

F 94
Frage 4.3: Lösung D

Verschiedene Flavone aus der Mariendistel haben stabilisierende Wirkungen auf die Leberzellmembran. Hierdurch werden Leberzellen vor verschiedenen Lebergiften (z.B. Phalloidin des Knollenblätterpilzes) geschützt.
Als klinische Indikationen einer Phytotherapie mit Mariendistel (Kommission E des BGA) sind anerkannt dyspeptische Beschwerden (choleretische Wirkungen), toxische Lebererkrankungen und eine unterstützende Behandlung der chronisch-entzündlichen Lebererkrankung und Leberzirrhose.

Herz und Gefäßsystem IV.6

Digitaloiddrogen wie **Adoniskraut, Oleander, Maiglöckchen und Scilla** enthalten Herzglykosidgemische, die sich nur bezüglich der Kinetik von den üblichen Reinglykosiden unterscheiden. Wegen der nur durch biologische Verfahren einstellbaren Wirkstärke ist die hochdosierte Anwendung bei Herzinsuffizienz heute weitgehend obsolet, als Indikationen werden in den Monographien des BGA (s. Lerntext IV.2) Herzbeschwerden mit nervöser Begleitsymptomatik angegeben. Für einige Kombinationspräparate ist eine kreislaufstabilisierende Wirksamkeit nachgewiesen, die möglicherweise auch auf andere Inhaltsstoffe wie Flavonoide zurückzuführen ist.

Bestandteile des **Weißdorn** (Blätter, Blüten, Beeren) werden traditionell insbesondere als Herz-Kreislauf-stärkendes Mittel bei Altersherz eingesetzt. Für einige Extrakt-Zubereitungen konnte die Wirksamkeit bei Herzinsuffizienz (NYHA I und II) belegt werden, die sich vor allem in einer Zunahme der körperlichen Leistungsfähigkeit mittels Ergometrie nachweisen läßt. Pharmakologisch ist eine positiv inotrope und vasodilatierende Wirkung nachgewiesen, die vor allem auf Flavonoide und Oligomere Procyanidine zurückgeführt wird. Als Wirkungsmechanismus wird eine Hemmung der Phosphodiesterase diskutiert.

Knoblauch wird als vorbeugendes Mittel gegen **Arteriosklerose** eingesetzt. Für hochdosierte Knoblauchtrockenpulverpräparate (ca. 2 g pro Tag) konnte eine Senkung der Triglyceride bei Patienten mit **Hyperlipoproteinämie** nachgewiesen werden. Möglicherweise spielt eine thrombozytenaggregationshemmende und fibrinolytische Wirkung ebenfalls eine Rolle. Beim Vergleich verschiedener Zubereitungen kommt es auf den Gehalt an **Allicin** oder **Alliin** an, da diese bzw. deren Metabolite als wirksamkeitsbestimmend gelten. Bei der genannten Dosierung sind erhebliche Geruchsbelästigungen durch Ausscheidung von Metaboliten durch Atmung und Haut nicht zu vermeiden.

Ginkgo biloba wird vor allem als hochkonzentrierter Spezialextrakt 50:1 (bei dem also nur 2% der in der Pflanze enthaltenen Stoffe verwendet werden) als durchblutungsförderndes Mittel bei **zerebralen und peripheren Durchblutungsstörungen** angewendet. Trotz zahlreicher positiver klinischer Studien wird von Kritikern die Wirksamkeit angezweifelt, zumal über die pharmakologischen Prinzipien wenig Klarheit besteht. Angesichts fehlender relevanter Nebenwirkungen wird das Mittel vor allem bei leichteren Durchblutungsstörungen den chemisch definierten Alternativen vorgezogen.

Samen der **Roßkastanie** enthält vor allem das antiödematös wirksame (gefäßabdichtende) Flavonoid **Aescin**. Zur Erreichung klinisch nachweisbarer Effekte bei Patienten mit chronisch **venöser Insuffizienz** scheinen hohe orale Dosierungen notwendig, welche zur besseren Verträglichkeit in Form spezieller galenischer Extraktzubereitungen (magensaftresistent bzw. retardiert) angeboten werden. Die Wirksamkeit der äußerlichen Anwendung ist nicht überzeugend belegt. Weitere Venenmittel sind der cumarinhaltige **Steinklee** und **Mäusedorn**.

[H 94]
Frage 4.4: Lösung C

Herzinsuffizienz NYHA I ist zwar nach der Definition klinisch noch nicht erkennbar. Eine Behandlung mit Weißdorn kann sinnvoll sein, um die körperliche Leistungsfähigkeit zu erhöhen. Weißdornzubereitungen werden allerdings auch bei Herzinsuffizienz NYHA II eingesetzt. Der Vorteil von Weißdornpräparaten gegenüber anderen Kardiaka besteht in der gleichzeitig positiv inotropen und vasodilatierenden Wirkung sowie dem Fehlen von Nebenwirkungen.

Niere und ableitende Harnwege IV.7

Eine Reihe von Arzneipflanzen wirkt anregend auf die Nierenfunktion. Da hierbei vor allem ein vermehrtes Harnvolumen bei unveränderter Elektrolytausscheidung erreicht wird (d.h. ein „dünnerer Urin") wird zur Abgrenzung gegenüber den chemisch definierten Diuretika (Saluretika) der Begriff **Aquaretika** benutzt. Die vermehrte Ausscheidung wird als sogenannte Durchspülungstherapie mit vermehrter Trinkmenge (2–3 l pro Tag) bei entzündlich-infektiösen Erkrankungen der ableitenden Harnwege und zur Vorbeugung von Steinbildung eingesetzt. Eine Durchspülungstherapie ist wegen Dekompensationsgefahr **kontraindiziert bei schwerer Herz- oder Niereninsuffizienz.**

Früher wurden allerdings angesichts fehlender chemischer Alternativen Aquaretika auch zur Ausschwemmung von nieren- oder herzbedingten Ödemen eingesetzt. Die aquaretische Wirkung von **Birkenblättern, Orthosiphon** und **Hauhechel** wird wahrscheinlich über Flavonoide vermittelt. **Petersilienblätter** enthalten daneben das nierenreizende Apiol, aus diesem Grunde sollen sie nur kurmäßig über höchstens einige Wochen angewendet werden. **Schachtelhalm** (Syn. Zinnkraut) wirkt vermutlich über die reichlich enthaltene Kieselsäure, die Wirkprinzipien des **Brennesselkraut** sind noch nicht geklärt.

Bärentraubenblätter sind als **Harndesinfizienz** Bestandteil zahlreicher Nieren- und Blasentees. Der Inhaltstoff Arbutin wird zu Hydrochinon metabolisiert, welches in vitro im alkalischen Milieu deutlich bakteriostatisch wirkt. Obwohl eine gute Wirksamkeit von entsprechenden Nieren- und Blasentees belegt ist, könnte diese eher auf die Durchspülungs-Effekte der beteiligten Aquaretika zurückzuführen sein, da bei den meisten Rezepturen die Bärentraubenblätter wegen schlechten Geschmacks und schlechter Magenverträglichkeit stark unterdosiert erscheinen und überdies die Notwendigkeit einer Alkalisierung der Harns in vivo völlig ungeklärt und umstritten ist. Neuerdings ist wegen mutagener Eigenschaften der Metaboliten des Hydrochinon die bislang positive Monographie des BGA zurückgezogen worden.

Benigne Prostatahypertrophie IV.8

Klinische Studien geben Hinweise auf eine symptomlindernde Wirkung (Besserung des Flow und Senkung des Restharns) von Sägepalmenfrüchten, Kürbissamen und Brennesselwurzeln. Eine Hemmung der Progredienz der Erkrankung konnte bisher noch nicht nachgewiesen werden. Die Wirkung wird durch entzündungshemmende sowie durch den Sexualhormonstoffwechsel beeinflussenden Mechanismen erklärt. Durch die Behandlung mit Phytopharmaka dürfen aber niemals die notwendige Kontrolle und die bei Entartung erforderlichen operativen Maßnahmen aus den Augen verloren werden.

Erkrankungen des Endokriniums IV.9

Mönchspfeffer wurde früher bei allen möglichen Hormondysbalancen und Regelstörungen der Frau angewendet. Heute geht man aufgrund pharmakologischer und klinischer Ergebnisse von einer **prolaktinsenkenden Wirkung** aus, die um so deutlicher ausgeprägt ist, je mehr eine Hyperprolaktinämie besteht. **Wolfstrappkraut** soll antigonadotrop, prolaktinsenkend und antithyreotrop wirken und wird bei leichter **Schilddrüsenüberfunktion** und **Mastodynie** eingesetzt.

H 94
Frage 4.5: Lösung B

Vitex agnus-castus besitzt prolaktinsenkende Effekte, vor allem bei Patientinnen mit Hyperprolaktinämie. Daher kann ein Behandlungsversuch bei Mastodynie oder bei prämenstruellem Syndrom sinnvoll sein.

Immunsystem IV.10

Pflanzliche Immunstimulantien bzw. Immunmodulatoren wie **Roter Sonnenhut** (Echinacea purpurea), **Taigawurzel**, **Ginseng** und **Mistel** können vor allem bei parenteraler Gabe, schwächer auch bei hochdosierter oraler Gabe **Immunparameter** beeinflussen, beispielsweise die T-Helferzellzahlen erhöhen. Leider stehen klinische Studien aus, welche die Senkung der Infektionshäufigkeit belegen. Es ist daher verständlich, daß insbesondere die Frage der Anwendungsdauer umstritten ist. Bei beginnenden Atemwegsinfekten gibt es einzelne Studien, die eine Verminderung von Erkrankungsdauer und -schwere zeigen.

Erkrankungen des Nervensystems IV.11

Pflanzliche Sedativa wie **Baldrian, Hopfen, Melisse, Kava-Kava** und **Passionsblume** werden als **Beruhigungsmittel** und als (Ein-)**Schlafmittel** gerne angewendet, da keinerlei Abhängigkeitsgefahr und keine relevanten Nebenwirkungen zu befürchten sind. Im Gegensatz zu chemisch definierten Sedativa tritt auch bei Überdosierung kein narkotischer Effekt ein; es wird also lediglich die Schlafbereitschaft gefördert. Bei wachen Patienten wird die Leistungsfähigkeit unter Streßbelastung erhöht, hieraus ergibt sich eine Indikation bei Prüfungsangst und Lampenfieber.
Johanniskraut wirkt besonders anregend und stimmungsaufhellend, es wird daher bei leichteren depressiven Verstimmungen angewendet. In neueren Studien konnte die antidepressive Wirkung sogar im Vergleich zu chemisch definierten Antidepressiva bestätigt werden. Als Nebenwirkung wird lediglich über eine mögliche Photosensibilisierung diskutiert.

Hauterkrankungen IV.12

Die **Ringelbume** wird äußerlich zur Förderung der **Wundheilung** eingesetzt.
Eichenrinde wird äußerlich als Zusatz zu Bädern und Wickeln wegen der adstringierenden Wirkungen seiner Gerbstoffe vor allem bei **nässenden Ekzemen** eingesetzt. **Kamillenblüten** werden wegen der entzündungshemmenden Wirkung vor allem bei **entzündlichen Hauterkrankungen** in Form entsprechender Zubereitungen zur äußerlichen Anwendung gebracht.
Zur äußerlichen Wundheilung werden ferner verwendet: **Sonnenhut, Hamamelis, Steinklee, Beinwell** und **Bockshorn**. Zur innerlichen Anwendung bei Neurodermitis werden neuerdings gamma-Linolensäure-haltige Öle der **Nachtkerze** empfohlen.

Stumpfe Traumen IV.13

Bergwohlverleih (Arnica montana) kommt wegen seiner ausgeprägten entzündungshemmenden Wirkung der Sesquiterpenlactone in Form von Salben oder Gels bei stumpfen

Traumen und **Sportverletzungen** zum Einsatz. Eine Tinktur darf wegen Gefahr von Gewebsnekrosen und nachfolgender Allergisierung nur verdünnt (mit Wasser 1:10) zur Anwendung gebracht werden. Ebenso darf Arnika nicht mit offenen Wunden in Berührung gebracht werden.

Stütz- und Bewegungsapparat   IV.14

Der Wirkstoff des **spanischen Pfeffers** Capsaicin wirkt bei äußerlicher Anwendung stark reizend bzw. durchblutungsfördernd. Dabei bewirkt das Capsaicin eine Freisetzung des Entzündungsmediators Substanz P aus den terminalen Vesikeln der schmerzleitenden C-Fasern. Bei wiederholter Anwendung wird wegen Verarmung an Substanz P die Reaktion erheblich schwächer. Nach der Anwendung wird eine analgetische Wirkung im Oberflächenbereich erreicht, darüber hinaus sind reflektorische Wirkungen auf tiefergelegene Strukturen wahrscheinlich. Insgesamt werden Capsaicin-Salben bei verschiedenen rheumatischen Erkrankungen eingesetzt.
Rosmarinöl wirkt ähnlich wie andere ätherische Öle (Eukalyptusöl, Fichtennadelöl, Kiefernnadelöl, Terpentinöl) leicht hautreizend und hyperämisierend. Auch die durch **Campfer, Heublumen**kompressen, **Senf**breiumschläge erzeugte Hyperämisierung wirkt über reflektorische Mechanismen schmerzlindernd und muskelentspannend.
Innerlich werden nieren- und darmanregende Arzneipflanzen als sog. Antidyskratica („Säftereinigungsmittel") eingesetzt: **Brennessel** und **Birkenblätter** wurden laut Monographie zur „unterstützenden Behandlung rheumatischer Beschwerden" zugelassen.

Unerwünschte Wirkungen   IV.15

Allgemein gilt, daß in der modernen Phytotherapie vor allem mild wirkende Arzneipflanzen verwendet werden, die eine **große therapeutische Breite** und ein **günstiges Nebenwirkungsprofil** besitzen (d.h. es sind keine oder nur wenig bedrohliche Nebenwirkungen bekannt). Angesichts des geringen Indikationsanspruches könnten schwere Risiken allerdings auch nicht akzeptiert werden.
Trotz der zahlreichen Inhaltsstoffe einer Arzneipflanze, von denen viele als Reinsubstanzen eine Sensibilisierungspotenz haben dürften, ist bei der praktischen externen oder oralen Anwendung eine **Sensibilisierung** oder **Allergisierung** äußerst selten. Die bekannten Fälle von Allergisierung sind am ehesten bei Personen festgestellt worden, die bei der Ernte, Lagerung usw. intensiv mit frischer Arzneipflanze äußerlich bzw. mit Drogenstaub inhalativ in Berührung kommen. Auch durch Fehlgebrauch wie beispielsweise die unverdünnte Anwendung von Arnikatinktur sollen Allergisierungen häufig verursacht werden, während bei den im Handel befindlichen Arnikasalben und -gels nur in Einzelfällen Allergisierungen auf Arnika selbst zurückgeführt werden konnten.
Bei **parenteraler Verabreichung** besteht jedoch grundsätzlich ein Risiko der **anaphylaktischen Reaktion**, deren mitunter tödliche Folgen in der Nutzen-Risiko-Bewertung so schwer wiegen, daß man zunehmend die parenterale Gabe als obsolet einstuft, zumal ein Vorteil gegenüber oraler Gabe bei chronischen Erkrankungen nicht gesehen wird.
Bei den zahllosen Inhaltsstoffen einer Pflanze verwundert es nicht, wenn einige durch **mutagene Eigenschaften** im Ames-Test auffallen (Prüfung auf Rückmutation von Bakterien-Mutanten in vitro). Schließlich entwickelt der pflanzliche Organismus ja sogar gezielt Wirkprinzipien gegen Mikroorganismen. Ein Teil der mutagenen Substanzen ist allerdings auch im Säugetierzelltest positiv, einige sind sogar am Tiermodell kanzerogen. Allerdings ist beispielsweise beim **Huflattich** der Anteil kanzerogener Pyrrolizidinalkaloide im ppm Bereich, so daß sich das mit der Reinsubstanz erzielte Ergebnis mit einem Gesamtauszug nicht reproduzieren ließe. Im Gesamtauszug einer Pflanze sind mit hoher Wahrscheinlichkeit gleichzeitig auch antikanzerogene Substanzen enthalten, so daß eine Bewertung nicht zu kritisch erfolgen sollte (auch unter dem Gesichtspunkt, daß wir ähnliche Stoffe mit dem Gemüse der Ernährung in quantitativ erheblich höheren Mengen einnehmen).
Neben den pflanzenspezifischen **Gegenanzeigen** ist allgemein zu beachten, daß bei akuten und schweren Erkrankungen infolge der sanften protrahiert einsetzenden Wirkung von Phytopharmaka diese gegenüber akut wirkenden chemischen Alternativen im Nachteil sind. Aus Vorsichtsgründen sind bei vielen Monographien der Kommission E stärkere Schweregrade einer Erkrankung unter „Gegenindikationen" genannt, um die ungenügende Wirkung bei stärker ausgeprägter Erkrankung besonders hervorzuheben.

5 Weitere Verfahren

5.1 Konstitutionsmedizin

Grundlagen V.1

Konstitutionsmedizin versucht, neben dem aktuellen nosologischen Befund und der unmittelbaren Ursache einer Erkrankung (z.B. bakterielle Erreger) **individuelle Besonderheiten einzelner Patienten** zu erkennen, welche das „Terrain" der Erkrankung ausmachen und die weitere Therapie mitbestimmen sollen. Hierbei wurde mit vielfältigen Systematiken experimentiert, dabei werden somatische (Körperbau), trophische (Zustand einzelner Gewebe), nosologische (spezielle Krankheitsbereitschaften), physiologische (z.B. physiologische Ausgangswerte und Reaktionsdynamiken) sowie psychologische Gesichtspunkte berücksichtigt. Die meisten erschließen sich mehr einem intuitiven Zugang des interessierten und erfahrenen Arztes, als daß sie meßtechnisch dargestellt werden können.

Das bekannteste, am Körperbau orientierte System ist die Kretschmer-Einteilung in **athletischen, pyknischen** und **leptosomen Habitus**. In der Pädiatrie spielt noch der an Habitus, Trophik und Nosologie orientierte Begriff eines Status lymphaticus und einer **lymphatischen Diathese** eine gewisse Rolle. In der Pneumologie kann z.B. das Gegensatzpaar „blue bloater" und „pink puffer" auch unter konstitutionsmedizinischen Gesichtspunkten analysiert werden.

In die europäische Naturheilkunde wurden vor allem Begriffe aus der **Humoralpathologie** – später auch aus ethnomedizinischen Systemen – übernommen (s. Geschichte der Medizin). Es wird z.B. zwischen „kalten" (schwarzgalligen) und „heißen" („hitzigen", gelb-galligen, „cholerischen") Konstitutionen differenziert.

Eine gängige Systematik differenziert zwischen **Leere-** und **Füllesyndromen** (gewisse Parallelen zum Yin und Yang in der traditionellen chinesischen Medizin). Danach wären z.B. der pink puffer und der „weiße" Hochdruck eher „leer" und der blue bloater sowie der rote (essentielle) Hochdruck eher „voll". Bei arthrotischen Erkrankungen sprächen kühle Gelenke mit eher schlaffer benachbarter Muskulatur und wenig periartikulärem Gewebe (u.a.?) eher für leere, während höhere Temperaturen, straffe Muskulatur und reichlich pannikulotisches periartikuläres Gewebe als Zeichen von Fülle interpretiert würden. Der leptosome Konstitutionstyp wäre insgesamt eher kühl und leer (asthenisch), der pyknosome eher warm und überwiegend voll (sehr stark vereinfacht!).

Ähnliche Unterscheidungen werden für bestimmte Erkrankungen gemacht. Danach gehören z.B. bakterielle und immunologische Erkrankungen zu den heißen nosologischen Entitäten (auch der kalte tuberkulöse Abszeß), während degenerative Erkrankungen (-ose) und bösartiges Wachstum als kalt eingeordnet werden. Das Alter mit seinen überwiegend degenerativen Erkrankungen wäre dann eher als „kalt" einzuordnen.

Anwendung V.2

Aus solchen anthropologischen und nosologischen Systematiken ergeben sich Anregungen für eine weiter differenzierende, ergänzende Therapie. Makrobiotische Diätetik (aber auch überlieferte humoralpathologische und andere Ernährungsprogramme) differenzieren z.B. zwischen „warmer" (wärmender) und „kalter" Kost. Einzelne Gewürze (z.B. Gelbwurz, Ingwer) werden speziell wegen ihrer „wärmenden" Wirkung gegeben. „Kalte" Erkrankungen werden eher mit Wärme behandelt (obwohl mit Kaltreizen auch körpereigene „Wärmekräfte" angeregt werden sollen). „Kalte" Konstitutionen werden mit Reizkörpertherapie (z.B. auch Eigenblutbehandlungen) angeregt. Körperliche Aktivität (mit jetzt gut untersuchten immunologischen Wirkungen!) gilt als „warm". „Füllige" arthrotische Gelenke werden mit Blutegeln behandelt („abgeleitet"), füllige Gesamtkonstitutionen läßt man fasten, sie werden zur Ader gelassen (z.B. bei Hypertonie) und es wird über den Darm „abgeleitet" (s. Lerntext II.17, Trinkkuren mit Glaubersalz- oder Bittersalz-Wässern).

Ordnungstherapie V.3

Der Begriff ist historisch gewachsen als 5. „Säule" des Kneipp'schen Behandlungssystems (Sebastian Kneipp: „So sollt ihr leben!", 1897). Neben allgemeinen Regeln zur täglichen Lebensführung (fast sämtliche Gesichtspunkte naturheilkundlich orientierter Hygiene) interessierte sich Kneipp (als katholischer Pfarrer!) wohl als erster typischer Vertreter

moderner Naturheilkunde auch für **seelische Bedingungen** und **psychosomatische Gesundheit** seiner Klienten. Inzwischen wurden außerhalb der eigentlichen Naturheilkunde zahlreiche Methoden psycho-somatischer und somato-psychischer Einflußnahmen entwickelt, welche besonders auch von naturheilkundlich interessierten Ärzten eingesetzt werden (s.a. Lerntext I.2d: Psychische Wirkungen von Naturheilverfahren). Körperorientierte Psychotherapie bezieht über die verbale Kommunikation hinausgehend das eigene Körpererlebnis in den gesamten Therapieprozeß mit ein. Das Angebot auch einer körperlichen Behandlung erleichtert häufig den Zugang zu psychosomatischen Patienten. Indikationen bestehen bei den zahlreichen psychosomatischen Erkrankungen mit Organsymptomen, neurotischen und psychotischen Erkrankungen einschließlich sog. Borderline-Syndrome.
Autogenes Training: Durch stufenweise erlernbare Übungen können bestimmte Körperfunktionen und Spannungen selbst beeinflußt werden (konzentrative Selbstentspannung).
Atemtherapie: Über Gestaltung und Erleben der Atmung Zugang zu vegetativen Regelvorgängen und psychischen Fehlhaltungen.
Feldenkrais-Methode: Ähnlich wie Atemtherapie, Zugang jetzt über körperliche Bewegung.
Rolfing: Ähnlich s.o., Zugang jetzt mehr über Körperhaltung.
Konzentrative Bewegungstherapie: Ähnlich Feldenkrais und Rolfing, Arbeiten in der Gruppe.
Bioenergetik: Durch gezielte Körperübungen und -positionen werden körperliche und emotionale „Blockierungen" und Verspannungen gelöst.
Funktionelle Entspannung n. Fuchs: Kombination von Methoden der Atem- und Bewegungstherapie.

6 Homöopathie

Grundlagen VI.1

Die wichtigsten Impulse zu dieser Behandlungsmethode (Anfänge bereits in der antiken Medizin) kamen zu Beginn der Neuzeit von **Samuel Hahnemann** (1755–1843). Seine ursprüngliche Idee war, daß definierte Krankheiten durch Mittel (z.B. Heilpflanzen) behandelt werden, welche bei gesunden Versuchspersonen gleiche oder ähnliche Symptome auslösen (sog. **Simile-Prinzip**: „eine Arznei, welche ein ähnliches Leiden erregen kann als sie heilen soll"). Das theoretische Erklärungsmodell entspricht zu dieser Zeit dem einer nosotrop orientierten **Reiz- und Reaktionstherapie** (s. Lerntext I.2.a), bei welcher histiotrope, organotrope und personotrope Wirkungen unterschieden werden (Hahnemann, 1796). Das jeweils geeignete Medikament (in der Homöopathie formuliert man: „Arznei") wird durch Eigenversuche gesunder Versuchspersonen gefunden. Neben diesen homöopathischen **Arzneimittelprüfungen** werden Ergebnisse aus der Pharmakologie und Toxikologie einzelner Grundsubstanzen berücksichtigt sowie Beobachtungen aus der bisherigen Anwendung bei Patienten. Als deren Summe ergeben sich die sog. Arzneimittelbilder.
Eine erweiterte Systematik berücksichtigt über die nosologisch orientierten Symptome hinausgehend auch individuelle Besonderheiten jedes einzelnen Patienten (sog. Modalitäten). In umfangreichen Repertorien werden einzelne Symptome und Modalitäten zusammengestellt und einzelnen homöopathischen Arzneimitteln zugeordnet.
Homöopathische Arzneimittelfindung beruht also auf einer naturwissenschaftlich verstehbaren, empirischen Grundlage. Sie unterscheidet sich grundsätzlich von der Mittelsuche nach der sog. Signaturenlehre (s. Geschichte der Medizin). Bis hierher steht Homöopathie in keinem grundsätzlichen Gegensatz zu moderner „Schulmedizin".
Erst 1811 publiziert Hahnemann Vorschriften zur Verarbeitung seiner Arzneimittel als alkoholische Verdünnungen nach der Zentesimalskala, 1818 die Verreibung mit Milchzucker. Bei diesem Herstellungsprozeß werden Anteile der Urtinkur bzw. der Ursubstanz in einem vorgegebenen Verhältnis verdünnt. Aus der neu gewonnenen **Dilution** bzw. **Trituration** werden entnomme Volumenanteile im gleichen Verhältnis wiederum weiter verdünnt. Bei jeder Verdünnungsstufe erfolgen verschieden geartete mechanische Bearbeitungen (Schüttelungen), welche die Wirksamkeit der Arznei verstärken (potenzieren) sollen. Bei den Dezimalpotenzen erfolgen jeweilige Verdünnungen im Verhältnis 1:10 (D1, D2, D3 usw.), bei den Centesimalpotenzen erfolgen Verdünnungsstufen im Verhältnis 1:100 (C1, C2, C3 usw.), bei den LM-Potenzen beträgt jede Verdünnungsstufe 1:50000.
Naturwissenschaftliche Einwände bestehen spätestens ab der Verdünnungs-(Potenzie-

rungs-)stufe D23, nachdem mit großer Wahrscheinlichkeit keine Anteile der Urtinktur bzw. -substanz mehr vorhanden sind (Loschmidt-Zahl). Allgemein überzeugende Studien zur unterschiedlichen Wirksamkeit einzelner Potenzierungen liegen nicht vor. Kontrollierte klinische Therapiestudien zur grundsätzlichen Wirksamkeit homöopathischer Präparate liegen mit unterschiedlichen Ergebnissen vor. Neuere Metaanalysen weisen eher auf die klinische Wirksamkeit homöopathischer Therapie hin bei allerdings nur gering unterschiedlichen klinischen Ergebnissen im Vergleich zu Kontrollgruppen.

F93
Frage 6.1: Lösung E

Zu (A)
Tatsächlich wenden sehr viele Ärzte immer noch Homöopathika an. Insgesamt ist eher ein zunehmender Trend zu erkennen. Ein entsprechendes Bedürfnis wird umfangreich auch aus der Bevölkerung vorgebracht.
Zu (B)
Einzelne homöopathische Ansätze finden sich z.B. auch bei Paracelsus. Hahnemann (1755–1843) und seine Schüler haben diese Behandlungsmethode besonders ausgearbeitet und bekannt gemacht.
Zu (C)
Zumindest in den höher potenzierten Homöopathika befindet sich kaum noch Ausgangssubstanz. Damit ist eine stoffliche Wirksamkeit nicht mehr vorstellbar.
Zu (D)
Manche medizinische Schulen haben tatsächlich mit unphysiologisch hohen Dosen toxischer Substanzen behandelt (z.B. Quecksilberbehandlungen bei Luès), u.a. waren auch diese Auswüchse für Hahnemann ein Anlaß zur Entwicklung seines neuen therapeutischen Prinzips.
Zu (E)
Homöopathie betrachtet sich selbst per definitionem nicht als Naturheilverfahren (Homöopathika sind keine „natürlichen" Substanzen mehr). Neben pflanzlichen Ausgangsstoffen werden auch andere Ausgangssubstanzen homöopathisch aufbereitet.

F94
Frage 6.2: Lösung D

Als Ausgangsstoffe zur Herstellung von Homöopathika nennt § 3 des AMG neben Pflanzen und Pflanzenteilen chemische Elemente und chemische Verbindungen, Tierkörper, Tierkörperbestandteile und -stoffwechselprodukte sowie Mikroorganismen einschließlich Viren sowie deren Bestandteile oder Stoffwechselprodukte.

Klinik VI.2

Im wesentlichen werden zwei bedeutende Schulen unterschieden:
- **Organotrope** bzw. **nosotrope Behandlungen** erfolgen krankheits- und symptomorientiert. Damit ist die Therapie standardisierbar und kann sie auch von homöopathisch nicht ausgebildeten Ärzten angewendet werden. In der Regel werden niedrige Potenzstufen (bis etwa D6, seltener bis D12) benutzt. Unterschiedliche Meinungen bestehen zur Präferenz von Einzelsubstanzen oder von sog. Komplexmitteln, welche mehrere Substanzen in oft unterschiedlichen Potenzierungsstufen enthalten.
- Bei der **personotropen Therapie** werden unabhängig von der aktuellen Erkrankung überwiegend individuelle Symptome und Modalitäten des Patienten ausgewertet. Die oft mehrstündige homöopathische Anamnese sieht eine sorgfältige Repertorisation vor (heute z.T. auch schon computerisiert), das gefundene Heilmittel wird in der Regel in hohen Potenzierungsstufen gegeben (z.B. D100, D200 oder als LM-Potenzen).

H94
Frage 6.3: Lösung A

D2 entspricht einer Verdünnung des Ausgangsstoffes (Urtinktur, Ursubstanz) von $1:100$ ($1:10^2$). Damit kann neben den in der Homöopathie angenommenen Wirkungen der Potenzierung (Verstärkung der Wirksamkeit) durchaus auch noch mit Wirkungen im Sinne der klassischen Pharmakotherapie gerechnet werden. D12 entspräche z.B. einer Verdünnung von $1:10^{-12}$.

Anästhesiologie, Intensivmedizin

1 Grundlagen der Anästhesiologie

1.1 Vorbereitung zur Anästhesie

Ziele und Inhalte der anästhesiologischen Untersuchung (sog. Prämedikationsvisite) I.1

Ziele
- Aufdecken patientenbedingter und/oder operativ bedingter Risiken im Rahmen des geplanten Eingriffs.
- Entwicklung adäquater Strategien zur Risikominimierung mittels angemessener Patientenvorbereitung, intraoperativer Überwachung und postoperativer Nachsorge.

Inhalte
- **Anamneseerhebung** (v. a. bzgl. kardiopulmonaler Vorerkrankungen und Risikofaktoren, Medikamenteneinnahme, Allergien, bekannter Narkosezwischenfälle bei vorangegangenen Operationen).
- **Klinische Untersuchung** (zusätzlich anästhesierelevante Probleme beachten, z. B. mögliche Intubationshindernisse wie Kiefergelenksarthrose).
- Anforderung und Kontrolle von **Laborparametern** (Routinelabor umfaßt Blutbild, Elektrolyte, Gerinnungsstatus); bei Patienten über 40 Jahren zusätzlich **EKG**, spätestens ab dem 60. Lebensjahr zusätzlich eine **Röntgenaufnahme des Thorax**.
- **Zusatzuntersuchungen:** Abhängig von den jeweiligen Vorerkrankungen des Patienten werden gegebenenfalls spezielle Untersuchungen notwendig, z. B. Echokardiogramm bei Herzinsuffizienz oder Herzklappenfehler, Belastungs-EKG bei koronarer Herzkrankung, Lungenfunktion mit Broncholysetest und Blutgasanalyse bei Lungenfunktionsstörungen, Schilddrüsenhormone und Tracheazielaufnahme bei Schilddrüsenerkrankungen, Nüchternblutzucker beim Diabetiker, Leber- und Nierenfunktionsparameter bei entsprechenden Vorerkrankungen oder dem Verdacht auf Vorliegen solcher Erkrankungen.

Narkoserisiko I.2

Die narkosebedingte Mortalität beträgt **0,008–0,009%** (niedriger bei Gesunden, höher bei Schwerkranken): Bekanntestes Klassifizierungssystem des Narkoserisikos ist das Schema der **American Society of Anesthesiologists (ASA)**, welches allerdings lediglich den präoperativen allgemeinen Zustand des Patienten einbezieht.

Bei dieser Klassifikation nicht berücksichtigte Faktoren, die die perioperative Mortalität und Morbidität beeinflussen, sind: die Art des operativen Eingriffs (Zweihöhleneingriffe weisen das höchste Risiko auf), die Operationsdauer, die Erfahrung des Operateurs und des Anästhesisten.

Häufigste Ursachen für tödliche Narkosezwischenfälle:
- **Hypoxämie** ($\frac{1}{3}$ bis $\frac{2}{3}$ aller tödlichen Narkosezwischenfälle!) durch Fehlintubation, Tubusverlegung, Diskonnektion oder fehlerhafte Funktion des Beatmungssystems.
- **Herz-Kreislaufversagen** durch Hypovolämie, Sepsis, kardiale Funktionsstörung, Medikamente, Anaphylaxie.
- **Überdosierung** und Verwechslung von Medikamenten.

Vorbereitung des Patienten bei spezifischen Vorerkrankungen I.3

- **Pulmonale Vorerkrankung:**
  Obstruktion/Restriktion in der Lungenfunktionsprüfung. Blutgasanalyse zeigt evtl. Partial- bis Globalinsuffizienz. Präoperative Vorbereitung: Ausschalten von Noxen (Nikotin), Behandlung eines möglichen Atemwegsinfekts (ein manifester Infekt ist eine Kontraindikation für einen elektiven Eingriff), Inhalationstherapie, Atemgymnastik und antiobstruktive Pharmakotherapie.
- **Kardiozirkulatorische Vorerkrankung:**
  - **KHK** (elektive Eingriffe sind in den ersten drei Monaten nach einem Infarkt kontraindiziert!): Behandlungsziel ist die Anpassung des myokardialen Sauerstoffverbrauchs an das limitierte Sauerstoffangebot. Höchste Gefährdung: 2.–4. postoperativer Tag! Perioperative ST-Segmentanalyse empfohlen.
  - **Herzinsuffizienz:** Sollte präoperativ therapiert werden (z. B. Diuretika); durch

die negativ inotrope Wirkung vieler Anästhetika droht sonst ein akutes Herzversagen.
- **Arterielle Hypertonie**: präoperativ Einleitung einer medikamentösen Therapie; unbehandelte Hypertoniker neigen perioperativ zur kardiovaskulären Instabilität.
- **Herzrhythmusstörungen**: Präoperativ behandlungsbedürftig sind alle Rhythmusstörungen, die zu einer wesentlichen Beeinträchtigung der Herzauswurfleistung führen. Gegebenenfalls Langzeit-EKG.
- **Diabetes mellitus**:
Patienten mit einem Nüchternblutzucker >125mg% oder postprandialen Hyperglykämien sind als Diabetiker anzusehen. Perioperativ drohen bei Diabetikern zum einen Entgleisungen des Blutzuckerspiegels, zum anderen Komplikationen von Seiten der typischen Folgeerscheinungen bzw. Begleiterkrankungen (Hypertonie, KHK, autonome Neuropathie etc.). Vorgehen: Blutzuckertagesprofil, präoperative Nüchternblutzucker, davon abhängig gegebenenfalls Insulingabe bzw. intravenöse Glukosezufuhr.
Diabetiker sollten zum frühestmöglichen Tageszeitpunkt operiert werden.

münden (bei Kindern, Unmündigkeit oder Geisteskrankheit: Einwilligung des gesetzlichen Vertreters). Besprochen werden: Das jeweilige Narkoseverfahren und die dafür **typischen Risiken (z. B. Aspiration, Zahn- und Kehlkopfschäden, allergische Reaktion bei einer Intubationsnarkose, Nervenschäden, Kopfschmerzen und Anaphylaxie bei rückenmarksnaher Regionalanästhesie, evtl. Bluttransfusion)**, prä-, intra- und postoperative Maßnahmen (z. B. arterielle Kanülen, zentralvenöse Zugänge, postoperative Intensivtherapie), präoperative **Nüchternheit** (6–8 h vor dem Eingriff). Auf die Möglichkeit der Eigenblutspende muß bei entsprechenden Eingriffen, d.h. Transfusionshäufigkeit >5%, laut Bundesgerichtshof hingewiesen werden. Die Prämedikationsvisite sollte nicht nur medizinischen und juristischen Erfordernissen genügen, sondern ebenso den psychologischen Bedürfnissen des Patienten entsprechen (Verminderung von Angst und Abwehrreaktionen). Beachte: Der Patient allein bestimmt den Umfang der Aufklärung. Unterstützt wird diese verbale Vorbereitung und Begleitung des Patienten durch die Verordnung der Prämedikation.

Ziele bei der Auswahl des Anästhesieverfahrens 1.4

- Schaffung möglichst optimaler Operationsbedingungen.
- Berücksichtigung der Art und Dauer des operativen Eingriffs, sowie postoperativer Erfordernisse.
- Beachtung besonderer Narkoserisiken des jeweiligen Patienten (insbesondere von Kontraindikationen, die sich aus speziellen Vorerkrankungen des Patienten ergeben, wie z.B. der Ausschluß rückenmarksnaher Verfahren bei Patienten unter laufender Antikoagulantientherapie).
- Berücksichtigung persönlicher Wünsche des Patienten, sofern möglich.

Aufklärungsgespräch 1.5

Die anästhesiologische Aufklärung des Patienten vor einem elektiven operativen Eingriff muß ausreichend lange, meist am Vortag der Operation erfolgen und sollte in die schriftliche Einwilligung des Patienten in die Narkose

Medikamentöse Prämedikation 1.6

Hauptziele: Anxiolyse und Sedierung. Typische Substanzen sind v.a. Benzodiazepine (Midazolam, Diazepam), weniger häufig Neuroleptika, Antihistaminika und Anticholinergika. Selten sind Opioide und Barbiturate indiziert. Die Verabreichung erfolgt in der Regel oral, nur in Ausnahmefällen intramuskulär oder intravenös. Bei Kleinkindern wird die rektale Gabe bevorzugt. (Tab. 1.1).
Merke: Nach Applikation der Prämedikation ist der Patient im allgemeinen nicht mehr geschäftsfähig. Er muß nun sorgfältig überwacht werden.
Zur medikamentösen Prämedikation zählt auch die präoperative Gabe bestimmter, vom Patienten regelmäßig eingenommener Pharmaka (Bsp.: Betablocker, ACE-Hemmer, Nitrate). Allerdings müssen Dosis, Applikationsform und Applikationszeitpunkt individuell festgelegt werden.

Tabelle 1.1 Medikamentöse Prämedikation vor einer Anästhesie

Substanzklasse	Eigenschaften
Benzodiazepine	Sedierend, anxiolytisch, antikonvulsiv, retrograde Amnesie
Neuroleptika	Antiemetisch, antiallergisch, leicht sedierend; NW: extrapyramidalmotorische Störungen.
Anticholinergika	Prävention der Reflexbradykardie, Hemmung der Speichelsekretion, sedierende Wirkung bei ZNS-gängigen Substanzen (Scopolamin). Kontraindiziert bei Fieber, Herzerkrankungen, Hyperthyreose. Heute keine Routinemaßnahme mehr.
Opioide	Analgetisch und sedierend; NW: evtl. Atemdepression, Blutdrucksenkung, Übelkeit.
Barbiturate	Sedierend, hypnotisch, antikonvulsiv.
Aspirationsprophylaxe	H_2-Antagonisten/Natriumzitrat zur Anhebung des Magensaft-pH, Metoclopramid zur Beschleunigung der Magenpassage und Antiemese. NW: extrapyramidale Störungen.

F 94
Frage 1.1: Lösung B

Zu (A)
Benzodiazepine werden aufgrund ihrer anxiolytischen und sedierenden Eigenschaften bevorzugt zur Prämedikation eingesetzt.
Zu (B)
Zur Prämedikation werden **keine Cholinergika** verwendet. Bis vor einigen Jahren war dagegen die Verabreichung von Anticholinergika wie z. B. Atropin die Regel.
Zu (C)
Opioide werden aufgrund ihrer schmerzstillenden Wirkung in der Prämedikation eingesetzt. Sie sind indiziert bei bereits präoperativ bestehenden Schmerzen.
Zu (D)
Neuroleptika besitzen vegetativ dämpfende, sedierende, anticholinerge und z.T. antihistaminerge Eigenschaften. Sie können jedoch auch eine paradoxe, oftmals äußerlich nicht sichtbare innere Erregung verursachen.
Zu (E)
Antihistaminika sind indiziert bei Patienten mit allergischer Diathese. Darüber hinaus wirken viele Antihistaminika sedierend.

1.2 Allgemeinanästhesie

Medikamente zur intravenösen Anästhesie I.7

- **Barbiturate** führen zur funktionellen Hemmung v. a. der Formatio reticularis. Zur Narkoseeinleitung werden die kurzwirksamen Thiobarbiturate Thiopental und Methohexital eingesetzt. Als Monoanästhetikum sind sie nicht geeignet (dosisabhängige Kreislaufdepression, fehlende Analgesie). Die Barbituratnarkose ist schlecht steuerbar. Abbau: in der Leber (erhebliche Wirkungsverlängerung bei Leberzirrhose, veränderte Pharmakodynamik auch wegen des verminderten Plasmaproteins). Kombination mit anderen zentral dämpfenden Pharmaka oder Alkohol verstärkt die Barbituratwirkung. Der Metabolismus zahlreicher Substanzen, wie Kortikosteroide, Phenytoin, Digitalis wird beschleunigt, der Abbau anderer Substanzen, z. B. trizyklische Antidepressiva, jedoch gehemmt.
Nebenwirkungen: Hypotonie, negative Inotropie, Tachykardie, Dämpfung des Atemzentrums, allergische Reaktionen, Induktion mikrosomaler Leberenzyme, exzitatorische Phänomene (Tremor, Muskelzittern), Injektionsschmerz, Hyperalgesie. Kontraindikation: akute intermittierende Porphyrie und Porphyria variegata. Cave: Versehentliche intraarterielle oder paravenöse Injektion führt zu Vasokonstriktion bzw. wegen des stark alkalischen pH zu Gewebsnekrosen! Alarmzeichen: Starker Schmerz bei Injektion! Dosis zur Narkoseeinleitung: ca. 3–5 mg/kg KG i.v.

- **Etomidat** wirkt durch GABA-agonistischen Effekt dämpfend auf die Formatio reticularis. Die Dämpfung der Kreislauf- und Atemfunktion ist geringer ausgeprägt als bei den Barbituraten. Allergische Reaktionen sind selten. Abbau: in der Leber.
Nebenwirkungen: Dämpfung der Nebennierenrindenfunktion bereits bei einmaliger Gabe nachweisbar, deshalb keine Repetitionsdosen! Myoklonien und Dyskinesien nach Injektion, Injektionsschmerz. Dosis zur Narkoseeinleitung: ca. 0,2–0,3 mg/kg KG i.v.
- **Propofol:** Rasch und kurz wirkendes Hypnotikum, zur Narkoseeinleitung und -aufrechterhaltung geeignet (gut steuerbar), keine analgetische Wirkung, gute antiemetische Wirkung.
Nebenwirkungen: ausgeprägter Blutdruckabfall bei Narkoseeinleitung, v.a. bei Hypovolämie. Atemdepression, Injektionsschmerz. Hoher Preis. Dosis zur Narkoseeinleitung: ca. 1–2 mg/kg KG i.v.
- **Ketamin** (Phenzyklidinderivat) erzeugt eine „dissoziative Anästhesie", eine Art kataleptischen Zustands mit Analgesie (v.a. bzgl. somatischer Schmerzen) und Amnesie. Mit Beginn des Bewußtseinsverlusts tritt ein Nystagmus auf, die Schutzreflexe sind gedämpft, aber in der Regel erhalten (jedoch kein sicherer Aspirationsschutz!).
Nebenwirkungen: Häufig treten Muskelbewegungen auf. Die Patienten berichten teilweise über das Erleben alptraumartiger Szenen. Die zentralnervösen Erscheinungen können durch die Vorgabe von Benzodiazepinen gemindert werden. Ketamin führt zu einer Stimulation des Herzkreislaufsystems mit Tachykardie und Blutdruckanstieg, in hohen Dosen zu einer Dämpfung der Atmung, nachfolgend Hirndruckanstieg, zu Hypersalivation (deshalb Kombination mit Atropin). Ketamin (in Kombination mit einem Benzodiazepin und Vorgabe von Atropin) eignet sich z.B. für kleine chirurgische Eingriffe an der Körperoberfläche, auch bei der Wundversorgung von Verbrannten, zur Narkoseeinleitung (auch i.m.), in der Notfallmedizin für Patienten im Schock (Dosisreduktion!). Ketamin wird in der Leber metabolisiert. Dosis: Narkoseeinleitung: ca. 2 mg/kg KG i.v.
- **Opioide:** Substanzen, die spezifisch an verschiedene Opioidrezeptoren (Mü, Kappa, Delta, Sigma-Rezeptoren im limbischen System, Hypothalamus, Striatum, Rückenmark) binden. Wirkungen: Analgesie, Schläfrigkeit, Eu- oder Dysphorie, Miosis.
Nebenwirkungen: Atemdepression, Übelkeit und Erbrechen, Verminderung der Magen-Darmmotorik, Muskelrigidität. Die Wirkung auf das Herzkreislaufsystem ist gering ausgeprägt. Der Abbau erfolgt in der Leber, die Ausscheidung erfolgt hauptsächlich über die Nieren, z.T. in unveränderter Form. Zur intraoperativen Analgesie werden verwendet: Fentanyl, Alfentanyl und Sufentanyl (reine Rezeptoragonisten). Wirkdauer: Fentanyl ca. 30 Min., Alfentanyl ca. 15 Min., Sufentanyl wenig kürzer als Fentanyl. Analgetische Potenz: Fentanyl 125, Alfentanyl 30–40 fach gegenüber Morphin, Sufentanyl fast 10fach gegenüber Fentanyl. Andere Opioide (Agonisten, partielle Antagonisten) finden selten in der Prämedikation, häufig in der postoperativen Schmerztherapie ihren Platz.
- **Neuroleptanalgesie:** Kombinationsnarkose mittels Neuroleptikum (Droperidol), Opiat (Fentanyl) und Lachgas/Sauerstoffgemisch. Keine sichere Hypnose, nicht selten intraoperativ Blutdruckanstieg und Tachkardie!

[H 93]
Frage 1.2: Lösung C

Zur Narkose verwendete Barbiturate wirken negativ inotrop (1), vermögen u.a. mittels Histaminliberation einen Asthmaanfall auszulösen (2) und wirken dosisabhängig atemdepressiv (4).
Zu (3)
Barbiturate bewirken keine Analgesie, im Gegenteil wird eine Hyperalgesie erzeugt.

[F 94]
Frage 1.3: Lösung A

Zu (A)
Die gefürchtete Komplikation einer intraarteriellen Injektion von Thiopental ist die **Nekrose** des distal von der Injektionsstelle gelegenen Anteils einer Extremität (stark **basischer pH der Lösung!**).
Zu (B)
Es kommt nicht zu einer Vasodilatation, sondern im Gegenteil zu einer **Vasokonstriktion** und Ischämie.
Zu (C)
Typischerweise treten unmittelbar während oder kurz nach der intraarteriellen Injektion von Thiopental **heftige Schmerzen distal der Injektionsstelle** auf (**Alarmzeichen!**).

Zu (D)
Eine Urtikaria infolge einer Histaminliberation tritt gelegentlich nach intravenöser Injektion von Barbituraten auf und stellt somit keine Eigenheit der akzidentellen intraarteriellen Injektion dar.

Inhalationsanästhetika　　　　I.8

Ein Maß für die Wirkungsstärke ist die **minimale alveoläre Konzentration MAC.**. Sie ist definiert als die alveoläre Konzentration, bei der 50% aller Patienten auf die Hautinzision nicht mehr mit Abwehrbewegungen reagieren. Modifikation des MAC durch Alter (geringerer Anästhetikabedarf bei alten Patienten), Körpertemperatur (geringerer Bedarf bei unterkühlten Patienten), Schwangerschaft (herabgesetzter Bedarf), zusätzliche Gabe von Opioiden, Sedativa, Hypnotika, Hypoxie und Hypotonie (verminderter Bedarf) u.a.m.
Inhalationsanästhetika führen dosisabhängig zur Dämpfung der Hirn-, Herzkreislauf- und Atemfunktion, einer (wenig ausgeprägten) Muskelrelaxation und sind bis auf Lachgas Triggersubstanzen für die Auslösung einer malignen Hyperthermie.
- **Lachgas** N_2O (MAC 105 Vol%, d. h. für 1 MAC wären hyperbare Bedingungen erforderlich), schwach wirksames Anästhetikum mit gutem analgetischen Effekt und schnellem Wirkungseintritt, das zur Supplementierung anderer Anästhetika eingesetzt wird. Die maximale inspiratorische Konzentration sollte 70% nicht überschreiten. Kardiovaskuläre Nebenwirkungen sind gering ausgeprägt. Keine muskelrelaxierenden Eigenschaften. Diffundiert in luftgefüllte Körperhöhlen. Deshalb kontraindiziert bei Ileus, Pneumothorax, Pneumozephalus und Mittelohroperationen.
- **Halothan** (MAC 0,75 Vol% in 100% O_2, 0,3 Vol% in 70% N_2O), führt zu Blutdruckabfall, Senkung des HZV, Bradykardie, Sensibilisierung gegenüber endogenen und exogenen Katecholaminen, Bronchodilatation. „Halothanhepatitis": Ikterus, Fieber, Leberzellnekrose, vor allem bei wiederholter Halothanexposition aufgetreten. Sehr selten, Ätiologie unklar. „Halothan shivering": Muskelzittern in der Aufwachphase, auch bei anderen volatilen Anästhetika, auf Gabe von Pethidin schnell reversibel. Halothan ist gut zur Narkoseeinleitung über Maske geeignet.
- **Enfluran** (MAC 1,7 Vol% in 100% O_2, 0,6 Vol% in 70% N_2O), Senkung des HZV, geringe Steigerung der Herzfrequenz, EEG-Veränderungen, Auftreten von Myoklonien und Dyskinesien, keine Sensibilisierung des Myokards gegen Katecholamine, Nierentoxizität durch Freisetzung von Fluor, zur Maskeneinleitung weniger geeignet.
- **Isofluran** (MAC 1,2 Vol% in 100% O_2, 0,5 Vol% in 70% N_2O), schnelles An- und Abfluten durch niedrigen Blut/Gas-Verteilungskoeffizienten, wegen stechenden Geruchs aber nicht zur Maskeneinleitung geeignet. Geringe Metabolisierungsrate. Hoher Preis.

Nicht-depolarisierende
Muskelrelaxantien　　　　I.9

Sie führen zu einer reversiblen Hemmung der Erregungsübertragung an der motorischen Endplatte durch kompetitive Besetzung der Acetylcholinrezeptoren ohne Auslösung eines Aktionspotentials. Neben diesen nikotinergen werden auch die muskarinergen Acetylcholinrezeptoren postganglionärer parasympathischer Synapsen blockiert oder stimuliert. Folge: Blutdruckabfall und Tachykardie. Die blockierende Wirkung kann durch Erhöhung der Acetylcholinkonzentration am Rezeptor antagonisiert werden. Hierfür werden Cholinesterasehemmer (z. B. Neostigmin) eingesetzt.
- **Alcuronium:** Mittellang wirksames Muskelrelaxans (15–25 Min.), geringe ganglionäre Wirkungen, deutliche Histaminliberation.
- **Vecuronium:** Mittellang wirksames Muskelrelaxans (20–30 Min), kaum kardiovaskuläre Nebenwirkungen, keine Histaminliberation, Elimination vorzugsweise über die Galle.
- **Atracurium:** Mittellang wirksames Muskelrelaxans, wenig kardiovaskuläre Nebenwirkungen, „Hoffman-Elimination" durch temperatur- und pH-abhängigen Zerfall, somit vorteilhaft bei Leber- und Niereninsuffizienz. Dosisabhängige Histaminliberation. Langsame Injektion!
- **Pancuronium:** Lang wirksames Muskelrelaxans (Wirkdauer etwa 45 Min.), Abbau erfolgt in der Leber, Ausscheidung über die Niere, Nebenwirkung: Tachykardie, evtl. Blutdruckanstieg, selten Histaminliberation.
- **Mivacurium:** Kurz wirksames, durch die Pseudocholinesterase inaktiviertes, neues Muskelrelaxans. Keine Kumulationstendenz. Cave Pseudocholinesterasemangel!

Depolarisierende Muskelrelaxantien I.10

Succinylbischolin oder Suxamethonium: Schneller Wirkungseintritt, kurze Wirkungsdauer (rasche hydrolytische Spaltung durch Pseudocholinesterase). Bei wiederholter Nachinjektion: anhaltender ausgeprägter Block ohne weitere Depolarisation (**Dualblock = Phase II-Block**). Dieser ist, im Gegensatz zum Depolarisationsblock, teilweise mit Cholinesterasehemmern antagonisierbar. Durch Stimulation aller cholinergen autonomen Ganglien kommt es neben der Muskellähmung zu Sinusbradykardie, Knotenrhythmen oder ventrikulären Arrythmien, Blutdruckabfall, vermehrtem Speichelfluß, Bronchialsekretion, Tonussteigerung im Magen-Darm-Trakt. Triggerung einer malignen Hyperthermie möglich. Wird kein nichtdepolarisierendes Muskelrelaxans vorgegeben („Präcurarisierung") kommt es zu ausgeprägten Muskelfaszikulationen und anschließendem Muskelkater. Weitere Nebenwirkungen: Histaminliberation, Erhöhung des Augeninnendrucks (kein Succinylcholin bei perforierenden Augenverletzungen!). Kontraindikationen: Cholinesterasemangel, Hyperkaliämie, Verbrennungskrankheit (exzessive Kaliumfreisetzung aus der Muskulatur), Myotonie, andere neurologische Erkrankungen mit Lähmungserscheinungen (z.B. amyotrophische Lateralsklerose).

Elemente eines Narkosegeräts I.11

- **Anschluß an zentrale Gasversorgungseinheit** bzw. transportable Gasflaschen. Wichtig: Farbe der Gasflaschen: in Deutschland: Lachgas grau, Druckluft gelb, Sauerstoff blau).
- **Druckminderer** bzw. Reduzierventile für die genannten Gase.
- Spezifisch geeichte **Dosiereinheit** (Rotameter) für O_2, N_2O und Luft.
- Dosiereinheit der volativen Inhalationsanästhetika **(Verdampfer).** Spezifische Verdampfer für jedes einzelne volative Anästhetikum. Beeinflussung der Verdampferleistung durch Umgebungsdruck, -temperatur und Frischgasfluß, heutzutage allerdings geräteseitig teilweise kompensiert. Wichtig: Verdampfer immer aufrecht lagern und transportieren. Flow-Verdampfer: Bsp.: Vapor 19.3, Fa. Dräger. Injektionsverdampfer: Bsp.: Siemens-Elema-Verdampfer.
- O_2-**Bypass:** Im Notfall kann, am Verdampfer vorbei, mit hohem Fluß Sauerstoff in den Inspirationsteil geleitet werden.
- **Atemschläuche** zum Transport der Narkosegase, z.B. Faltenschläuche.
- Gegebenenfalls **Atemventile** zur Lenkung des Gasstroms in eine bestimmte Richtung. Bsp.: Nichtrückatemventil, z.B. Ruben-Ventil.
- Gegebenenfalls CO_2-**Absorber**: nur im Rückatemsystem. Blauverfärbung und/oder fehlende Wärmeentwicklung des Atemkalkes bedeutet Erschöpfung der Neutralisationskapazität. CO_2 und $NaOH$ → $CaCO_3 + H_2O$ + Wärme.
- Gegebenenfalls: **Anfeuchter** (sog. künstliche Nase) zur Erwärmung und Anfeuchtung der Atemluft in Systemen ohne bzw. mit geringem Rückatemanteil.
- **Beatmungseinheit:** Atembeutel oder Beatmungsgerät.

Narkose(beatmungs)systeme I.12

- **Offenes System:** *Nachteile:* Keine Kontrolle über Flußgröße und Zusammensetzung des In- und Exspirationsgases. *Vorteile:* Billig, keine technischen Voraussetzungen. Bsp.: Schimmelbusch-Maske. In der sog. westlichen Welt aus Sicherheitsgründen nicht mehr gebräuchlich.
- **Halboffenes System:** Kontrollierte Zusammensetzung und Flußgröße des Inspirationsgases. Exspirationsgas entweicht entweder in die Atmosphäre oder in eine Narkosegasabsaugung. *Vorteile:* Rasche Änderung der Zusammensetzung des Inspirationsgases möglich. *Nachteile:* Austrocknung der Atemwege, hoher Gasverbrauch (Umwelt, Kosten). Bsp.: Kuhn-System: einfaches, ventilloses System; zur Vermeidung einer Rückatmung und Hyperkapnie muß der Frischgasfluß 3–4 mal so hoch sein wie das Atemminutenvolumen; keine Kontrolle über Zusammensetzung und Flow des Exspirationsgases. Bsp.: Servoventilator 900, Fa. Siemens-Elema: Genaue Kontrolle der in- und exspiratorischen Beatmungsparameter. Der Frischgasflow entspricht dem Atemminutenvolumen.
- **Rückatemsysteme (halb-geschlossene und geschlossene Systeme):** Partielle oder völlige Rückgewinnung des Exspirationsgases unter Verwendung eines

sogenannten Kreissystems. Der Frischgasflow ist niedriger als das Atemminutenvolumen. Die Zusammensetzung des Frischgases und der Frischgasfluß können individuell geregelt werden.
Nachteile: Langsame Änderung der Zusammensetzung des Inspirationsgases.
Vorteile: Anfeuchtung der Atemgase, niedriger Gasverbrauch. Die Zusammensetzung und der Fluß des Exspirationsgases können mit entsprechenden Monitoren genau überwacht werden. Bsp.: Sulla 808 mit Kreissystem, Fa. Dräger.
Low-flow-Anästhesie: Frischgasfluß beträgt 1 L/min.
Minimal-flow-Anästhesie: Frischgasfluß beträgt 500 ml/min.
Quantitative Anästhesie: Vollständige Rückgewinnung des Exspirationsgases. Dem Inspirationsgas wird nur die vom Körper bzw. Schlauchsystem aufgenommene Menge Gasen zugegeben (= geschlossenes System). Hoher technischer Aufwand.

[H 93]
Frage 1.4: Lösung B

Kennzeichen des halbgeschlossenen Narkosesystems:
- Verwendung eines Kreissystems (A).
- Frischgaszufuhr geringer als das Atemminutenvolumen (bei Erwachsenen meist 1–3 Liter/min.).
- somit: teilweise Rückatmung des Narkosegasgemisches (D).
- hierbei unabdingbar: CO_2-Absorption mittels Atemkalk (C).
- Erwärmung und Anfeuchtung der Atemgase.
- partielle Abgabe der Exspirationsgase an die Umgebung (E).

Antwort (B) beschreibt das Prinzip **geschlossener Narkosesysteme** (sog. quantitative Anästhesie), welche jedoch aufgrund des sehr hohen technischen Aufwandes derzeit nicht routinemäßig eingesetzt werden.

Prinzipien der endotrachealen
Intubation   I.13

Definition: Sicherung der Atemwege mit Hilfe eines Schlauches, welcher über die Stimmritze in die Trachea vorgeschoben wird. Bei korrekt liegendem Tubus bestehen freie Atemwege, es ist die bestmögliche Sicherheit vor einer Aspiration gegeben.

Standardtechnik: Orotracheale Intubation des anästhesierten, meist auch relaxierten Patienten unter direkter Sicht (direkte Laryngoskopie).
Zeitlicher Ablauf der orotrachealen Intubation:
- Überprüfung des Zubehörs zur Intubation und Bereitlegen verschieden dicker funktionsgeprüfter Tuben, Laryngoskope. Zusätzlich Führungsstab, Masken, Atembeutel, Absaugungkatheter, Magill-Zange, Medikamente.
- Überprüfen des Narkosegeräts, der Notfallmedikamente und des Defibrillators.
- Kurze Überprüfung der anatomischen Gegebenheiten der Mundhöhle und oberen Luftwege (z.B. Zahnstatus, Beweglichkeit des Kiefers)
- Beginn des apparativen Monitorings.
- Legen eines venösen Zugangs, Beginn der Volumenzufuhr mit Kristalloiden.
- Präoxygenierung mit dicht vorgehaltener Sauerstoffmaske über ca. 3 Minuten.
- Gabe einer kleinen Dosis eines nicht-depolarisierenden Muskelrelaxans.
- Gegebenenfalls Gabe eines Opioids (z.B. 0,1–0,2 mg Fentanyl).
- Aufforderung des Patienten zur sog. Kommandoatmung.
- Langsame Injektion eines Hypnotikums (z.B. 3–5 mg /kg KG Thiopental)
- Nach Erlöschen des Bewußtseins: Beginn der Maskenbeatmung.
- Erst bei gesicherter Maskenbeatmung: Gabe der restlichen Dosis des nicht-depolarisierenden Muskelrelaxans bzw. eines depolarisierenden Relaxans.
- Lagerung des Kopfes in sog. verbesserter Jackson-Position.
- Nach maximaler Wirkung des Relaxans: Öffnen des Mundes mit der rechten Hand, Einsetzen des Laryngoskops mit der linken Hand, Wegdrängen der Zunge nach links, Eingehen bis zum Zungengrund vor die Epiglottis, Aufrichten derselben durch indirekten Zug, Vorschieben des Tubus mit der rechten Hand unter Sicht bis zum völligen Verschwinden der Blockungsmanschette unter den Stimmbändern.
- Blocken der Manschette mit Luft und Überprüfung auf Dichtigkeit.
- Anschluß des Tubus an Atembeutel, manuelle Beatmung, Inspektion und Auskultation über allen Lungenfeldern und dem Epigastrium.
- Fixierung des Tubus mit Pflaster oder Binde, nochmalige Lageüberprüfung.
- Vertiefen der Narkose, Fortführung der Beatmung.

Besonderheiten der nasotrachealen Intubation:
Zeitlicher Ablauf: Nach Wirkung des Relaxans Einführung des Tubus in eine anästhesierte, mit Vasokonstriktoren abgeschwollene Nasenöffnung. Vorschieben des Tubus über den unteren Nasengang bis zur Rachenhinterwand. Dann direkte Laryngoskopie, weiteres Vorschieben des Tubus in die Glottis, evtl. unter Zuhilfenahme einer Magill-Zange. Weiter wie oben beschrieben. Die nasotracheale Intubation wird zumeist bei Langzeitintubierten angewandt. Vorteil: Schonung der Mundhöhle und der Uvula, bessere Tolerierung durch den Patient, geringere Gefahr der Dislokation, Abknickung und Okklusion durch Beißen auf dem Tubus. Nachteil: Technisch schwieriger, höheres Verletzungsrisiko, bei Blutung schlechte Sicht und Aspirationsgefahr. Deshalb nicht für Anfänger geeignet.

Komplikationen der endotrachealen Intubation:
- Auslösen autonomer Reflexe (Bradykardie bis hin zur Asystolie, Tachykardie mit Hypertension, Erbrechen, Laryngospasmus).
- Ösophageale Fehlintubation mit nachfolgender Hypoxie.
- Akzidentelle einseitige endobronchiale Intubation. Folge: Hypoxie und Atelektase der nicht belüfteten Lunge. Zumeist rutscht der Tubus aufgrund des steileren Abgangwinkels in den rechten Hauptbronchus.
- Verletzungen von Lippe, Zähnen, Zunge, Nasen- oder Rachenschleimhaut, Stimmbändern, Aryknorpeln, Ösophagus. Mögliche Folgen: Heiserkeit, Halsschmerzen, Mediastinitis.
- Aspiration von Mageninhalt, Blut, Schleim oder Fremdkörpern, z. B. Zähne.
- Verletzungen des Rückenmarks bei Halswirbelsäulenverletzten.
- Druckschädigung der Trachea.
- Tubusobstruktion oder Ballonhernie bei liegendem Tubus.
- Glottisödem mit Stridor nach Extubation.

Ein Großteil der genannten Komplikationen kann bei sorgfältiger Planung und Durchführung der Intubation vermieden werden.

Intubation in besonderen Situationen　　1.14

- **Schwierige oder unmögliche Intubation:** Maskenbeatmung mit 100% Sauerstoff, Vertiefen der Narkose, dann erneuter Intubationsversuch, evtl. mit anders gelagertem Kopf, dünnerem Tubus, Führungsstab, längerem Spatel etc. Bei weiterhin unmöglicher Intubation erneute Maskenbeatmung, Abwarten, bis der Patient aus der Narkose erwacht. Dann eventuell neuer Intubationsversuch durch Erfahreneren, oder Anwendung alternativer Intubationstechniken (s.u.). Gelingt die Maskenbeatmung nicht, muß koniotomiert werden!

  Alternative Intubationstechniken:
  - **Blind nasale Intubation** in Lokalanästhesie des nur sedierten, spontan atmenden Patienten. Tubus wird ohne Laryngoskopie, sozusagen „blind" in die Trachea vorgeschoben. Nachteil: Gelingt mitunter erst im wiederholten Anlauf oder gar nicht, keine echte Kontrolle über Tubuslage, Verletzungsrisiko.
  - **Fiberbronchoskopische Intubation** in Lokalanästhesie des nur leicht sedierten, spontanatmenden Patienten. Hierbei wird der Tubus auf ein flexibles Bronchoskop aufgefädelt und dieses dann entweder transoral oder besser transnasal unter Sicht in die Trachea vorgeschoben. Danach wird der Tubus in die Trachea vorgeschoben, die Narkose eingeleitet, und das Bronchoskop entfernt. Indikation: Zu erwartende oder bekannte Intubationsprobleme, z.B. bei Morbus Bechterew. Ferner Patienten mit HWS-Verletzung zum Schutz des Rückenmarks. Vorteil: erhaltene Spontanatmung, erhaltene Schutzreflexe, ideale Lagekontrolle des Tubus.
  - **Retrograde Intubation** mit Hilfe eines Führungsdrahtes.

- Intubation bei vollem Magen (z.B. Ileus): Auch bei Einhalten einer oralen Flüssigkeits- und Nahrungskarenz besteht bei Patienten mit Ileus infolge der aufgehobenen Magen-Darm-Passage höchste Aspirationsgefahr (Miserere = Erbrechen von Dünndarminhalt).
  Narkoseeinleitung durch Erfahrenen, Oberkörperhochlagerung zur Reduktion der Gefahr einer Regurgitation, Absaugen des Mageninhalts mittels Magensonde, dann Entfernen der Sonde, Präoxygenierung über 5 Minuten, Blitzeinleitung mit Sellick-Handgriff (Krikoiddruck zum Abdichten des Ösophagus), sofortiges Blocken des Tubus. Alternativ: Tieflagerung des Oberkörpers, hierbei jedoch erschwerte Intubation und vermehrte Regurgitation. Weitere Alternative: Intubation des wachen Patienten in Lokalanästhesie.
  Merke: Eine absolut sichere Methode zur Vermeidung einer Aspiration existiert nicht!

[F 94]
Frage 1.5: Lösung D

Zu (A)
Die Oberkörperhochlagerung vermindert das Risiko einer Regurgitation und nachfolgenden Aspiration.
Zu (B)
Die Kopftieflagerung erhöht das Risiko der Regurgitation, vermindert jedoch das Risiko, daß es zum Übertritt des Magensekrets in das Tracheobronchialsystem kommt.
Zu (C)
Der Sellick-Handgriff (Cricoiddruck) vermindert das Risiko, daß regurgitiertes Sekret aus dem Ösophagus in die Luftwege übertritt.
Zu (D)
Die Gabe von **Atropin ist kontraindiziert, da hierdurch der Tonus des unteren Ösophagussphincters erniedrigt wird.** Hierdurch steigt das Risiko einer Regurgitation und nachfolgenden Aspiration.
Zu (E)
Bei Intubation des wachen Patienten in Lokalanästhesie bleiben wichtige Schutzreflexe weitgehend erhalten, weswegen das Aspirationsrisiko sinkt.
Ein absolut sicheres Verfahren zur Vermeidung der Aspiration, speziell bei Patienten mit Ileus, existiert nicht!

[H 94]
Frage 1.6: Lösung E

Bei einer ungewollt einseitigen Intubation gelangt der Tubus beim **Erwachsenen** in der Mehrzahl der Fälle in den **rechten Hauptbronchus**, da dessen Abgang von der Carina in einem **steileren** Winkel erfolgt als der Abgang des linken Hauptbronchus.

Narkoseverlauf   I.15

- **Einleitung:**
  Vor der Einleitung muß der Patient identifiziert werden, die Einhaltung der Nüchternheit abgefragt, sowie alles notwendige Instrumentarium überprüft und griffbereit sein. Danach wird die Narkose normalerweise wie oben dargestellt, eingeleitet.
- **Aufrechterhaltung:**
  Nachdem der Tubus in korrekter Position gesichert ist, wird die Narkose entweder als intravenöse Anästhesie oder als Inhalationsanästhesie, gegebenenfalls mit Muskelrelaxantien ergänzt, fortgeführt. Die erforderliche Dosis richtet sich zum einen nach Art und Dauer des Eingriffs, zum anderen nach dem Zustand des Patienten.
  Intravenöse Anästhesie: Neuroleptikum, Benzodiazepin, Barbiturat oder Propofol zur Sedierung bzw. Hypnose, Opioid z. B. Fentanyl zur Analgesie.
  Nachteil: Schlechte Steuerbarkeit, keine muskelrelaxierende Wirkung, daher zusätzlich Relaxation nötig. Wachheitsphänomene möglich. Vorteil: Keine Organtoxizität.
  Inhalationsanästhesie: Die Narkose wird mit einem Gemisch aus Sauerstoff, Lachgas bzw. Luft und einem volativen Anästhetikum geführt (Bsp.: 33% Sauerstoff, 66% Lachgas, 1% Isofluran). Vorteil: Gute Steuerbarkeit, Muskelrelaxation durch Volativa senkt den Bedarf an Relaxantien, kaum Wachheitsphänomene, kostengünstig bei Anwendung im minimal-flow-System.
  Nachteil: Organtoxizität (z. B. Nephrotoxizität von Enfluran), Umweltbelastung. Da Volativa in höherer Konzentration zu einer spürbaren Kreislaufdepression führen, werden Inhalationsanästhesien zumeist mit Lachgas und/oder Opiaten ergänzt. Bauchchirurgische Eingriffe erfordern zumeist eine gute Muskelrelaxation, welche am sinnvollsten durch ein Muskelrelaxans, und nicht durch hohe Konzentrationen eines Volativums, erzielt wird. Generell wird auch heute noch die Anästhesietiefe zumeist mehr anhand indirekter Parameter (vegetative Zeichen wie Tachykardie, Blutdruckanstieg, Tränenfluß und Pupillengröße), als anhand der direkten Überwachung der zerebralen Funktion gesteuert (Tabelle 1.2).
- **Ausleitung:** Gegen Ende des Eingriffs wird allmählich die Konzentration des Volativums reduziert bzw. die Zufuhr von intravenösen Anästhetika rechtzeitig beendet. Der genaue Zeitpunkt erfordert Erfahrung und hängt von Patient, Anästhetikum, Operation und Operateur ab. Nach Beendigung des Eingriffs wird der Patient mit 100% Sauerstoff beatmet, um die intrapulmonalen Sauerstoffspeicher aufzufüllen und eine Diffusionshypoxie bei Verwendung von Lachgas zu vermeiden. Nach Ingangkommen der Spontanatmung wird der Patient zunächst noch assistiert manuell beatmet. Ist die Eigenatmung des Patienten suffizient, wird entweder in Narkose oder bei wachem Patient extubiert. Cave Laryngospasmus bei Extubation im Exzitationsstadium! Danach Sauerstoffgabe über Maske, bei stabilen Vitalfunktionen Verbringen des

1 Grundlagen der Anästhesiologie

Patienten in den Aufwachraum. Besteht ein Narkoseüberhang, muß zunächst die Art des Überhangs überprüft werden (Volativum, Opiat, Relaxans, Benzodiazepin) und gegebenenfalls entweder nachbeatmet oder vorsichtig antagonisiert werden.
- **Antagonisierung:** Opiate: Naloxon. Nichtdepolarisierendes Relaxans: Neostigmin, Pyridostigmin. Benzodiazepine: Flumazenil. Cave: Wirkdauer der Antagonisten oftmals kürzer als die der Agonisten! Ferner Auslösung eines „Entzugssyndroms" möglich (Krampfanfall, Blutdruckanstieg).

Tabelle 1.2 Überwachung der Narkosetiefe nach dem Guedel-Schema:

Stadium I:	Amnesie
Stadium II:	Exzitation: Blutdruckanstieg, gesteigerte Reflexe, weite Pupillen: Keine Manipulationsversuche wegen Auslösung autonomer Reflexe!
Stadium III:	Chirurgisches Toleranzstadium: Planum I-IV. Im Planum II und III sind operative Eingriffe möglich.
Stadium IV:	Asphyxiestadium: Unbedingt vermeiden, vitale Gefährdung!

Monitoring während der Narkose I.16

Adäquates Monitoring senkt die Rate an gefährlichen Komplikationen in der perioperativen Phase. Es ersetzt aber nicht die Erfahrung und Vigilanz des Anästhesisten.
- **EKG:** Erkennung und Differenzierung von Herzrhythmusstörungen, sowie von Ischämien (V_5-Ableitung). Eine Überprüfung der mechanischen Herzaktion ist hiermit nicht möglich.
- **Blutdruck:** Während der Einleitungs- und Ausleitungsphase sollte in 1–3minütlichen Abständen der Blutdruck gemessen werden, am besten automatisiert (Oszillometrie). Während unkomplizierter Phasen der Narkose und Operation genügt eine Messung in größeren Abständen (z.B. 5minütlich), gegebenenfalls muß bei Risikopatienten oder speziellen Eingriffen (z.B. Aortenrohrprothese) auch eine kontinuierliche intraarterielle Blutdruckmessung installiert werden.
- **Zentraler Venendruck, pulmonalarterieller Druck und Herzzeitvolumen** werden nur bei Risikopatienten oder entsprechenden Eingriffen gemessen (z.B. Aortenrohrprothese, Herzinsuffizienz).
- **Stethoskop:** Überwachung der Ventilation und Herztöne.
- **Pulsoximetrie:** Jeder Abfall der Sauerstoffsättigung sollte umgehend eine erneute Überprüfung der Tubuslage und des gesamten Beatmungssystems nach sich ziehen.
- **Kapnographie:** Zeigt die Kapnographie kein Signal an, so ist in erster Linie an eine ösophageale Fehlintubation zu achten. Weiterhin Erkennung von z.B. Ventilations-Perfusions-Störungen, Rückatmung, Erschöpfung des CO_2-Absorbers.
- **Messung der Konzentration des volatilen Anästhetikums im Frischgas.**
- **Messung der inspiratorischen Sauerstoffkonzentration.**
- **Messung des exspiratorischen Atemminutenvolumens.**
  Ein Anstieg des Beatmungsdruckes oder Abfall des Minutenvolumens muß umgehend überprüft werden (flache Narkose, operationsbedingt, Pneumothorax, Obstruktion von Tubus oder Beatmungsschlauch, Leck, Diskonnektion).
- **Relaxometrie:** Sie ermöglicht eine dem individuellen Bedarf angepaßte Relaxansdosierung und zeigt einen möglichen Relaxansüberhang auf, z.B. bei Patienten mit neuromuskulärer Erkrankung oder Niereninsuffizienz.
- **Temperaturmessung.**
- **Blutgasanalysen, Kontrollen von Blutbild, Elektrolyten, Gerinnung, Blutzucker und der Urinausscheidung:** Bei längeren oder größeren Eingriffen sowie Risikopatienten.

Komplikationen der Allgemeinanästhesie I.17

- **Störungen der Atmung mit Hypoxämie:** Häufigste schwerwiegende Komplikation einer Anästhesie: Ursachen:
  - **Aspiration,** z.B. nach Narkoseeinleitung eines Patienten mit Ileus.
    Therapie: Absaugen des Aspirats, Beatmung mit 100% Sauerstoff, Bronchodilatatoren bei Bronchospasmus, gegebenenfalls Bronchoskopie und bronchoskopi-

sche Absaugung. Transport auf Intensivstation, Röntgenbild des Thorax.
- **Bronchospasmus:** Therapie: Vertiefen der Narkose, vorübergehende Unterbrechung der Operation, Beatmung mit 100% Sauerstoff, Theophyllin, Kortikoide, Betamimetika. Gegebenenfalls Ketamingabe.
- **Laryngospasmus:** Verschluß der Atemwege durch Spasmus der Taschenbänder und aryepiglottischen Falte. Ursache: Manipulation während zu flacher Narkose. Therapie: Beendigung der Manipulation, Vertiefung der Narkose, Maskenüberdruckbeatmung mit 100% Sauerstoff, Esmarch-Handgriff, gegebenenfalls 10–20 mg Succinylcholin i.v. Falls weiterhin erfolglos: Koniotomie.
- **Spannungspneumothorax:** Therapie: Beatmung mit 100% Sauerstoff, Pleurapunktion und -drainage.
- **Überhang von Anästhetika, Analgetika oder Muskelrelaxantien:** Therapie: Je nach Situation: Freimachen der Atemwege, Sauerstoffgabe, Beatmung mit Maske, gegebenenfalls Reintubation, gegebenenfalls vorsichtige Antagonisierung.
- **Unbemerkte Diskonnektion** des Patienten vom Beatmungsschlauch.
- **Beatmung mit hypoxischem Gasgemisch.**
- **Maligne Hyperthermie:** Pharmakogenetische Erkrankung der Skelettmuskulatur mit exzessiver Kalziumfreisetzung nach Exposition mit sog. Triggersubstanzen (alle volativen Anästhetika, sowie depolarisierende Muskelrelaxantien). Disposition wird autosomal dominant vererbt. Inzidenz: 1:10000–1:30000. Letalität unbehandelt bis 90%, behandelt <10%. *Diagnose:* Eventuell frühzeitiger Masseterspasmus nach Applikation von Succinylcholin, gesteigerter Muskeltonus. Tachypnoe bei Spontanatmung, Tachykardie, Arrhythmie, Flush, dann Zyanose. Evtl. Kreislaufstillstand, Schwitzen, Temperaturanstieg (Spätzeichen). Labor: Blutgasanalyse: gemischte Azidose (Laktatazidose und Hyperkapnie), Hypoxämie, Hyperkaliämie, Anstieg der CK, Myoglobinämie und -urie. *Therapie:* Beendigung der Zufuhr der Triggersubstanz und Übergang auf intravenöse Anästhesie, gegebenenfalls Beendigung des operativen Eingriffs, Spülung des Narkosekreissystems, Hyperventilation mit 100% Sauerstoff, **Gabe von Dantrolen,** physikalische Kühlung, Diuresesteigerung, Azidoseausgleich, Intensivüberwachung. Im weiteren Verlauf: Abklärung der Disposition für die Erkrankung in der Verwandtschaft des Patienten, Ausstellung eines Notfallausweises.

- **Apnoe nach Cholinesterasemangel:** Erbliche Verminderung der Enzymaktivität der Serumpseudocholinesterase. Dieses Enzym baut Succinylcholin im Blut so schnell ab, daß normalerweise nur ca. 10% der injizierten Dosis die motorische Endplatte erreichen.
Diagnose: Verlängerte Apnoe oder Hypoventilation nach Succinylcholingabe bis über Stunden hinweg. Relaxometrisch sog. Dualblock (= Phase II-Block) nachweisbar. *Therapie:* Nachbeatmung, gegebenenfalls Applikation von Plasmapräparaten mit hochkonzentrierter Pseudocholinesterase (Infektionsrisiko !). Ausstellen eines Notfallausweises.
- **Anaphylaxie:** Auslöser: Plasmaexpander, Röntgenkontrastmittel, Antibiotika, Barbiturate, Blutderivate etc. Mechanismus: Antigen-Antikörper-Reaktion mit nachfolgender Mediatorfreisetzung oder direkte Komplementaktivierung. Nachfolgend Vasodilatation und erhöhte Kapillarpermeabilität, deshalb Hypovolämie. Weiterhin Bronchokonstriktion, evtl. Glottisödem. *Symptome:* Flush aber auch ausgeprägte Blässe, evtl. Urtikaria, Schüttelfrost, Erbrechen, Unruhe, Bronchospasmus, Tachykardie und Blutdruckabfall. *Therapie:* Sofortige Beendigung der Allergenexposition, Trendelenburglagerung, Sauerstoffgabe bzw. Beatmung mit 100% Sauerstoff, bei Glottisödem evtl. Koniotomie vonnöten. Volumensubstitution über großlumige venöse Zugänge. Adrenalingabe, Kortikosteroide. Bei Bronchospasmus auch Adrenalininhalation und Theophyllin.
- **Hyperkaliämie:** Gefürchtete Komplikation nach Gabe von Succinylcholin bei Patienten mit Verbrennungen, langer Bettlägerigkeit, neuromuskulären Erkrankungen (Apoplex, Querschnittsyndrom, Myotonia congenita, Muskeldystrophien, etc.), sowie bei maligner Hyperthermie. *Diagnose:* Arrhythmie, oftmals plötzlicher Herzstillstand. *Therapie:* Reanimation, NaCl-Infusion, Azidoseausgleich, Kalziumgabe, Insulin-Glukose-Infusion, gegebenenfalls Hämofiltration.
- **Lagerungsschäden:** Während der Narkose sind aufliegende Körperteile besonders gegen Druckschäden zu schützen: Abpolsterung, Zugentlastung, Schutz vor Auskühlung. Gefährdet sind u. a. N. peroneus, Plexus brachialis.

1.3 Regionalanästhesie

Medikamente zur Regionalanästhesie   I.18

Lokalanästhetika sind Substanzen, die eine reversible Blockade der Erregungsleitung in Nervenendigungen, peripheren Nerven sowie in den Wurzeln der Spinalnerven bedingen (Nichtdepolarisationsblock durch Hemmung des Natriumeinstroms). Dabei werden Sensibilität und (bei höherer Konzentration) Motorik ausgeschaltet. Je dicker eine Nervenfaser, desto geringer ihre Empfindlichkeit gegenüber Lokalanästhetika, desto höher also die zur Blockade benötigte Konzentration. Die typische zeitliche Aufeinanderfolge einer Blockade ist: Sympathikusblockade, dadurch Vasodilatation (Warmwerden der Haut), dann Aufhebung von Temperatur und Schmerz, zuletzt Aufhebung von Motorik, Druck- und Berührungsempfinden.
- **Aminoester** (Esterbindung des aromatischen Molekülendes mit der Aminogruppe, Abbau mittels hydrolytischer Spaltung durch Pseudocholinesterase, beim Abbau entsteht Paraaminobenzoesäure). Vertreter dieser Gruppe sind Tetracain, Procain, Chorprocain.
- **Aminoamide** (aromatischer Molekülanteil über Amidbindung mit Aminogruppe verbunden, Abbau in der Leber). Typische Vertreter sind Lidocain, Prilocain, Mepivacain, Bupivacain, Etidocain und Ropivacain.

Die einzelnen Substanzen unterscheiden sich in Wirkstärke und Wirkdauer. Bei der Applikation sind die Höchstdosen des jeweiligen Lokalanästhetikums zu berücksichtigen. Entscheidend für die Qualität der Blockade ist die applizierte Dosis (Konzentration mal Volumen) des Lokalanästhetikums. Eine Erhöhung des Volumens führt zu einer weiteren Ausbreitung. Der Wirkungseintritt hängt von den physikochemischen Eigenschaften der jeweiligen Substanz ab, v. a. vom pH-Wert, außerdem von Dosis und Injektionsort. Die Wirkdauer ist v. a. abhängig von der Proteinbindung des Lokalanästhetikums an den Rezeptor, aber auch Dosis, Konzentration und Abbaugeschwindigkeit des jeweiligen Lokalanästhetikums. Durch Zusatz eines Vasopressors (Adrenalin) kann die Wirkungsdauer wesentlich verlängert werden.

Formen und Techniken der Regionalanästhesie   I.19

- **Periphere Leitungsanästhesie:** Ausschalten von Afferenz und Efferenz im Versorgungsgebiet des/der betroffenen Nerven, z. B. Blockade des Plexus brachialis (interskalenär, supraklavikulär oder axillär), inguinale Blockade des Plexus lumbalis (3 in 1-Block), Blockade einzelner Nerven, intravenöse Regionalanästhesie (Injektion einer Lokalanästhetikumlösung in eine Vene einer abgebundenen Extremität).
- **Rückenmarksnahe Leitungsanästhesie:** Blockade von Sympathikusaktivität, Sensorik und Motorik der betroffenen Segmente, z. B. Spinalanästhesie, Periduralanästhesie, Kaudalanästhesie.

Komplikationen der Regionalanästhesie   I.20

- **Allergische Reaktionen:** Selten. V. a. Ester wegen der beim Abbau entstehenden Paraaminobenzoesäure, weniger Amide wegen Konservierungsstoffen.
- **Blutdruckabfall,** besonders bei hoher Spinal- oder Periduralanästhesie.
- **Infektionen** (Meningitis, Enzephalitis, sub- und epiduraler Abszeß).
- **Kopfschmerzen** bei Perforation der Dura (Liquorverlustsyndrom).
- **Lagerungsschäden** im Bereich der anästhesierten Körperregion.
- **Nervenschäden.**
- **Versehentliche subarachnoidale Injektion** bei geplanter periduraler Injektion (totale Spinalanästhesie).
- **Versehentliche intravasale Injektion:** Symptome: Unruhe, Krämpfe, Erbrechen (Erregung Cortex und Medulla), Sprachstörung, Bewußtlosigkeit, Hypotonie, Bradykardie, Atemstillstand, Mydriasis (Dämpfung von Cortex und Medulla bei schweren Intoxikationen). Therapie: Sauerstoff, evtl. Beatmung, Atropin, Vasopressoren, Sedativa.

[H 93]
Frage 1.7: Lösung E

Krampfanfälle, Schock und Herzrhythmusstörungen werden bei Lokalanästhetikaüberdosierung häufig beobachtet (1), (3) und (4). Die Inzidenz an solchen ernsten Komplikationen kann durch

Gabe einer Testdosis, titrierende Applikation der Lokalanästhetika, sorgfältige Überwachung des Patienten, Sauerstoff- und Volumengabe vermindert werden.

Zu (2)
Ein Asthmaanfall ist eigentlich eher als Anzeichen einer **Anaphylaxie** auf Lokalanästhetika zu werten. Ein Anfall wäre allenfalls, bei entsprechender Disposition, bei sehr hoher Ausbreitung einer rückenmarksnahen Leitungsanästhesie mit konsekutiver Blockade des thorakalen Sympathikus und Überwiegen des Parasympathikus denkbar. In der Literatur wurden derartige Fälle allerdings **extrem selten** berichtet.

Kontraindikationen für eine Regionalanästhesie I.21

- Fehlende Einwilligung oder Kooperativität des Patienten
- Gerinnungsstörung
- Infektion im Bereich der Einstichstelle
- Unbehandelte Hypovolämie
- dekompensierte kardiorespiratorische Funktion
- Allergie gegen Lokalanästhetika oder enthaltene Konservierungsstoffe
- Relativ: Anatomische Veränderungen im Punktionsbereich, z.B. schwere Wirbelsäulendegeneration.

[H 94]
Frage 1.8: Lösung D

Kontraindikationen für eine rückenmarksnahe Regionalanästhesie:
- **Hypovolämie und Schock** (es droht ein weiterer Blutdruckabfall aufgrund der anästhesiebedingten Sympathikusblockade).
- **Störung der Blutgerinnung** (Gefahr der Ausbildung eines intraspinalen oder epiduralen Hämatoms mit neurologischen Ausfällen).
- **Infektion im Bereich der Einstichstelle.**
- **Allergie gegen Lokalanästhetika.**
  Achtung: Procain ist ein Lokalanästhetikum vom Typ der **Aminoester** (Procain, Tetracain, Chlorprocain). **Mepivacain** hingegen gehört zur Klasse der **Aminoamide** (Mepivacain, Lidocain, Prilocain, Bupivacain, Etidocain). Eine Kreuzallergie zwischen diesen Substanzklassen ist nicht anzunehmen, weswegen ein Patient mit einer Procainallergie eine Spinalanästhesie mit Mepivacain erhalten darf.

1.4 Unmittelbar postoperative Versorgung

Postoperative Versorgung im Aufwachraum und auf Intensivstationen I.22

Jeder Patient sollte nach einer Anästhesie vom Fachpersonal in einer Aufwacheinheit überwacht werden. Invasivität und Dauer der Überwachung richten sich nach der Art und Dauer des Eingriffs, dem Zustand des Patienten (Vorerkrankungen, Alter, aktueller Zustand der Vitalfunktionen, Schmerzmittelbedarf), dem Anästhesieverfahren und den verwendeten Anästhetika, wie auch der weiteren Versorgung des Patienten. Die Verlegung erfolgt durch einen Anästhesisten an qualifiziertes Pflegepersonal der übernehmenden Station. Ambulante Patienten werden bei relativem Wohlbefinden von Familienangehörigen im PKW oder Taxi nach Hause gebracht, wobei auch hier eine entsprechende Überwachung gewährleistet sein muß.

- **Verlegungskriterien:** Patient wach, orientiert, suffizient analgesiert, stabile Vitalfunktionen, kein übermäßiges Erbrechen, keine Anzeichen einer operativen Komplikation.
- **Wichtigste Komplikationen:** Störungen der Atmung, des Kreislaufs, Erbrechen. Narkoseüberhang, Adipositas, ungenügende Analgesie, intrathorakale und Oberbaucheingriffe stellen Risikofaktoren für eine postoperative repiratorische Insuffizienz dar.
- **Methoden der postoperativen Analgesie:** Kontinuierliche Regionalanästhesie (Periduralkatheter, Plexus axillaris-Katheter), intravenöse oder intramuskuläre Injektion von Opiaten (z.B. Piritramid). Patientengerechter, aber aufwendig: Intravenöse On-Demand-Analgesie bzw. Patient-Controlled-Analgesia (PCA): Patient bestimt Dosis des Analgetikums. Schwächer wirksam: Zyklooxygenasehemmer: Metamizol parenteral (cave: Blutdruckabfall), Paracetamol rektal.
- **Indikation zur postoperativen Intensivüberwachung:**
  Tritt im Aufwachraum eine schwere Komplikation ein, oder stabilisiert sich der Zustand des Patienten nicht (z.B. schwere

Herzrhythmusstörungen, Lungenödem, stark schwankender Blutdruck, respiratorische Insuffizienz) muß er auf einer Intensiveinheit weiter versorgt werden oder gegebenenfalls wieder in den OP verbracht werden (z.B. schwere Nachblutung). Ferner werden Patienten nach bestimmten Eingriffen zumeist primär auf eine Intensiveinheit verlegt (z.B. kardiochirurgische oder große intrakranielle Eingriffe).

1.5 Flüssigkeits- und Volumentherapie

Grundsätze zur perioperativen Volumensubstitution   I.23

- **präoperativ:** Ausgleich vorbestehender Flüssigkeitsdefizite:
  2 ml/kg KG/h seit letzter Flüssigkeitsaufnahme (Vollelektrolytlösung), zusätzliche Substitution von Verlusten bei entsprechenden Vorerkrankungen, wie Ileus, Erbrechen, Durchfall, Diurese und hohes Fieber. Symptome eines Volumendefizits: verminderter Hautturgor („stehende Hautfalten"), trockene Schleimhäute, Durst, schlechte Jugularvenenfüllung, verminderte Kapillarperfusion (Nagelbett), Tachykardie und Hypotonie, veränderte Laborparameter (Hb, Hkt, Elektrolyte, Blutgasanalyse), Oligurie.
- **intraoperativ:** Deckung laufender Verluste: 2 ml/kg KG/h als Basisbedarf, zusätzlich 4–8 ml/kg KG/h je nach Schwere des operativen Traumas, sowie Deckung von Blutverlusten.
- **postoperativ:** Grundbedarf und Deckung postoperativer Volumenverluste (über Drainagen, Sonden, etc.).

Volumenersatzlösungen bei Blutungen   I.24

Wichtig: Ein nicht behandelter Verlust von 50% des zirkulierenden Blutvolumens ist auch für Gesunde letal, hingegen eine Verdünnung auf einen Hämatokrit von 20% gut tolerierbar. Daher grundsätzlich Normovolämie aufrechterhalten.
- **Kristalloide** (Ringerlösung) sind billig, allerdings ist die intravasale Verweildauer kurz und der Volumeneffekt daher gering.
- **Künstliche Kolloide** (Dextrane, Hydroxyäthylstärke, Gelatine) führen zu einer rascheren Beseitigung des intravasalen Volumeneffekts und besitzen eine längere intravasale Verweildauer (2–4 Stunden). Die Mikrozirkulation und damit die Sauerstoffversorgung der Gewebe wird günstig beeinflußt. Die intravasale Volumenwirksamkeit und Verweildauer ist abhängig von Molekülgröße, kolloidosmotischem Druck und Kolloidgehalt. Nebenwirkungen: allergisch-anaphylaktische Reaktionen, gerinnungshemmender Effekt, Juckreiz (Stärke) und Nierenfunktionsstörungen. Höchstmengen beachten!
- **Natürliche Kolloide (Humanalbumin):** Teuer, Infektionsrisiko, Anaphylaxie.

Therapie mit Blutkomponenten   I.25

Wegen des Infektionsrisikos (v.a. Hepatitis B und C, AIDS), des Risikos allergisch-anaphylaktischer Reaktionen, der begrenzten Beschaffbarkeit und der hohen Kosten: kritische Indikationsstellung, angepaßt an die individuellen Bedürfnisse des Patienten. Weitere Risiken: hämolytische Transfusionsreaktion, v.a. bei Inkompatibilitäten im ABO-System durch antierythrozytäre Antikörper. Febrile, nicht-hämolytische Transfusionsreaktionen sind meist Folge antileukozytärer Antikörper (HLA-AK). Ferner Transfusionsreaktionen bei bakterieller Kontamination der Konserven. Therapie der Transfusionsreaktion: Stoppen der Transfusion, Schockbehandlung, Diuresesteigerung, Abklärung von Ursache/Art der stattgehabten Reaktion. Zu bestimmende Laborparameter sind Blutbild, Gerinnung, LDH, Bilirubin und Haptoglobin. Prophylaxe: Vor jeder Bluttransfusion ist vom transfundierenden Arzt die Identität des Patienten, seine Blutgruppe und die Blutgruppengleichheit des Transfundats festzustellen. Vor der Gabe von Erythrozytenkonzentraten ist ein sog. **Bedside-Test** zur Überprüfung der Richtigkeit der Patientenblutgruppe obligat. Transfusion von Erythrozytenkonzentraten ohne vorangehende Kreuzprobe nur bei vitaler Indikation (Gabe von Erythrozytenkonzentrat der Blutgruppe Null, möglichst Rhesus negativ).
- **Erythrozytenkonzentrat:**
  Die Grenze der Hämodilution ist erreicht, wenn trotz gesteigertem Herzzeitvolumen wegen der zu niedrigen Hämoglobinkonzentration die Sauerstoffversorgung der peripheren Organe nicht mehr gewährleistet

ist. Ein Hämatokrit von 25% kann bei jungen, gesunden, normovolämen Patienten toleriert werden, bei Patienten mit eingeschränkter kardialer Funktion ist eine Bluttransfusion jedoch wesentlich früher indiziert.
- **Frischplasma (FFP):**
Enthält die Gerinnungsfaktoren II, VII, IX, X, XI, XII, XIII und hitzelabilen Faktor V und VIII. Sie sind bei erworbenen Blutgerinnungsstörungen (z.B. im Rahmen einer Lebererkrankung) indiziert, bei Verbrauchskoagulopathie und Massivtransfusion. Bei Transfusion von mehr als 4 Erythrozytenkonzentraten (EK) ist in der Regel pro 2 weiteren EK 1 FFP erforderlich, um eine ausreichende Blutgerinnung aufrechtzuerhalten. Volumenmangel oder Hypalbuminämie stellen keine Indikation zur Gabe von Frischplasmen dar.
- **Thrombozytenkonzentrate:**
Bei Thrombozytenzahlen unter 20000/µl (Gefahr der Spontanblutung) oder bei Thrombozytenwerten unter 50000/µl vor einem operativen Eingriff besteht im allgemeinen die Indikation zur Gabe von Thrombozytenkonzentraten.

Fremdblutsparende Methoden I.26

- **Präoperative Eigenblutspende** bei planbaren Eingriffen: Wöchentliche bis zehntägige Spendeintervalle (unter oraler Eisensubstitution) zur Bereitstellung einer ausreichenden Zahl von Eigenblutkonserven (Haltbarkeit 35 Tage!). Kontraindikation: kardiale und respiratorische Insuffizienz, pathologische Gerinnungsparameter, Infektzeichen, Anämie mit Hkt <30–32%.
- **Präoperative Hämodilution:** Unmittelbar präoperative Blutentnahme, Volumenersatz durch kristalloide oder kolloidale Lösungen, Retransfusion der autologen Konserve nach Blutverlust. Der Patient verliert intraoperativ erythrozytenärmeres Blut. Kontraindikationen s.o.
- **Maschinelle Autotransfusion:** Sammeln, Aufbereiten und Retransfusion des patienteneigenen Blutes aus dem OP-Gebiet (z.B. Hüftoperationen, Herzoperationen, Aortenaneurysmen). Kontraindikationen: Tumoroperationen, bakterielle Kontamination (Sepsis, Darmoperationen).

2 Grundlagen der intensivmedizinischen Behandlung

2.1 Behandlung, Überwachung, Pflege des Patienten

Ursachen und Mechanismen respiratorischer Insuffizienz II.1

- **Traumatisch:** Direkte Lungenschädigung z.B. Lungenkontusion; Kompression der Lunge (Pneumothorax, Hämatotothorax); schmerzbedingte Hypoventilation; Störungen der Atemmechanik, z.B. paradoxe Atmung bei Rippenserienfraktur.
- **Postoperativ:** Schmerzbedingte oder narkosebedingte Hypoventilation, Zwerchfellhochstand, konsekutiv Verminderung der funktionellen Residualkapazität (FRC), Atelektasen, Ventilations-Perfusions-Verteilungsstörungen.
- **Verlegung der Atemwege:** Aspiration (Blut, Erbrochenes, Schleim, Fremdkörper), Sekretverhalt bei Störungen des Sekrettransports, Tumor, Abszeß, Ödem, Laryngospasmus, Striktur, Kompresion von außen.
- **Intoxikationen und Bewußtseinsstörungen:** Zentrale Hypoventilation, periphere Muskellähmung, Aspiration.
- **Chronisch obstruktive Lungenerkrankung:** Asthma bronchiale, Emphysem.
- **Restriktive Lungenerkrankung:** Pneumokoniose, Strahlenfibrose.
- **Neuromuskuläre Erkrankungen:** Myasthenia gravis, Guillain-Barré-Syndrom.
- **Exzessiv gesteigerter Sauerstoffverbrauch:** Hohes Fieber, Hyperthyreose, maligne Hyperthermie, Sepsis.
- **Primär intrapulmonale Ursachen:** Pneumonie, Pleuraerguß, Lungenödem.

Therapieprinzipien bei respiratorischer Insuffizienz II.2

- **Sauerstoffgabe** zur Erhöhung der inspiratorischen Sauerstoffkonzentration.
- **Freimachen der Atemwege** z.B. durch stabile Seitenlagerung oder Überstrecken des Kopfes, Fremdkörperentfernung und Sekretabsaugung bei Aspiration und Sekretverhalt.

- **Inhalationstherapie** (Sekretverflüssigung, Abschwellung und Erweiterung der Atemwege).
- **Atemtherapie** mit CPAP (Continuous Positive Airway Pressure) zur Erhöhung der FRC.
- **Physiotherapie der Atemwege:** Lagerung, Thoraxklopf- und Vibrationsmassage mit dem Ziel einer Verbesserung des gestörten Perfusions-Ventilations-Verhältnisses in der Lunge, sowie der Sekretmobilisation; Atemgymnastik.
- **Bronchodilatation** bei Bronchospasmus (z. B. Theophyllin).
- **Infektbehandlung** bei Pneumonie.
- **Temperatursenkung** bei Fieber.
- **Therapie einer Herzinsuffizienz** z. B. Diuretika und Katecholamine.
- **Suffiziente Analgesie** nach Trauma oder Operation.
- **Beatmung** (assistiert oder kontrolliert).
- **Punktion/Drainage** eines Pleuraergusses/ Pneumothorax.
- **Phosphatsubstitution** bei Phosphatmangel (Sauerstoffdissoziationskurve!).

Indikationen zur Beatmung II.3

Entscheidend für die Indikationsstellung zur Beatmung ist zum einen das Verhalten der arteriellen Blutgase im zeitlichen Verlauf, zum anderen jedoch die Anamnese und klinische Beurteilung des Patienten (zunehmende Erschöpfung, Bewußtseinslage, Einschränkungen weiterer Organsysteme sowie voraussichtliche Progredienz der Erkrankung).
Definition: **Respiratorische Partialinsuffizienz:** Erniedrigter paO_2 (<50 mm Hg) bei normalem oder erniedrigtem $paCO_2$. **Respiratorische Globalinsuffizienz:** Erniedrigter paO_2 (<50 mm Hg) und erhöhter $paCO_2$, >55 mm Hg).
Typische Indikationen: Bewußtseinsstörung bei Schädel-Hirn-Trauma, Intoxikationen und sonstigen Komata, Sepsis, Schock, Polytrauma, massive Aspiration, Kreislaufstillstand, Lungenödem, Pneumonie, Adult Respiratory Distress Syndrome (ARDS), Thorax- oder Polytrauma, neuromuskuläre Erkrankungen (z. B. Amyotrophische Lateralsklerose, Tetanus, Poliomyelitis).

H 93
Frage 2.1: Lösung A

Jede Form der respiratorischen Insuffizienz ist gekennzeichnet durch eine **Hypoxie**, also einen erniedrigten paO_2, somit sind die Antworten (C), (D) und (E) falsch.
Bei der respiratorischen Partialinsuffizienz liegt neben der Hypoxie entweder eine Normokapnie oder seltener eine Hypokapnie vor (B), bei der **Globalinsuffizienz** die **Kombination von Hypoxie und Hyperkapnie**. Somit ist (A) die einzig richtige Antwort.

Kontrollierte Beatmungsverfahren II.4

- **CMV:** Controlled Mandatory Ventilation (= IPPV: Intermittent Positive Pressure Ventilation): Die kontrollierte Beatmung wird dann eingesetzt, wenn Patienten nicht in der Lage sind, zumindest einen Teil der Atemarbeit selbst zu übernehmen. Es handelt sich zumeist um eine volumenkonstante, zeitgesteuerte Beatmung. Bsp.: Relaxierter Patient, Apnoe, schwerste respiratorische Störung, wie ARDS. Tritt im Verlauf eines akuten Lungenversagens eine weitere Verschlechterung des Gasaustausches auf, so wird oftmals eine Erhöhung des PEEP sowie des FiO_2 vonnöten sein. Gegebenenfalls muß zusätzlich die Dauer der Inspirationsphase verlängert werden oder eine sogenannte druckbegrenzte Beatmung erfolgen (s. u.).
- **IRV:** Inversed Ratio Ventilation: Beatmung mit umgekehrtem Atemzeitverhältnis, d.h. die Inspirationsphase ist länger als die Exspirationsphase. Nachteil: Abfall des Herzminutenvolumens.
- **PCV:** Pressure Controlled Ventilation: Druckkontrollierte Beatmung: Begrenzung des Spitzendrucks mit dem Ziel der Vermeidung eines Barotraumas. Die Atemhubvolumina sind von der eingestellten Druckgrenze, sowie der momentanen Resistance und Compliance des Systems Patient-Maschine abhängig.

Assistierte Beatmungsformen, Entwöhnung vom Respirator II.5

Im assistierten Beatmungsmodus wird nur ein Teil der Atemarbeit vom Respirator geleistet, der restliche Anteil vom Patient.
- **IMV**: Intermittent Mandatory Ventilation:
Ein Beatmungsverfahren, bei welchem der Patient zum Teil selbständig atmen kann. Darüber hinaus gibt der Arzt am Gerät eine bestimmte Anzahl maschineller Atemzüge mit definiertem Atemzugvolumen vor, die pro Zeiteinheit appliziert werden. Diese werden vom Gerät ohne Rücksicht auf die gerade stattfindende Atembemühung des Patienten ausgelöst, was dazu führen kann, daß der Patient gegen das Gerät atmet. Daraus resultiert unter Umständen eine hohe psychische wie körperliche Belastung des Patienten.
- **SIMV**: Synchronized Intermittent Mandatory Ventilation:
Dieses Beatmungsverfahren bietet im Gegensatz zur gerade genannten Variante die Möglichkeit, daß der Patient – innerhalb eines bestimmten, vorgegebenen Zeitrahmens – die maschinellen Atemzüge selbst auslöst („triggert"). Im allgemeinen resultiert daraus eine bessere Adaptation an den Respirator.
- **ASB**: Assisted Spontaneous Breathing = PSV: Pressure Support Ventilation:
Bei dieser Form der Spontanatmung bestimmt der Patient den Zeitpunkt des Atemzuges, die Atemfrequenz und das Atemzeitverhältnis. Durch eine geräteseitig vorzugebende inspiratorische Druckunterstützung wird das Atemzugvolumen vergrößert. Indikationen sind z.B. Patienten mit Schwäche der Atemmuskulatur. Atmet ein intubierter Patient völlig ohne Druckunterstützung, kann daraus unter Umständen sehr rasch eine Erschöpfung eintreten, da der Patient gegen den Widerstand des Tubus atmen muß.
- **CPAP**: Continuous Positive Pressure Breathing:
Der Patient atmet bei diesem Verfahren völlig spontan. Das Beatmungsgerät setzt seiner Ausatmung jedoch einen, vom Arzt vorwählbaren, Widerstand entgegen. Somit herrscht ständig, also auch am Ende der Exspiration, ein positiver Druck in den Atemwegen. Dies wirkt einem endexspiratorischen Kollaps der Alveolen entgegen. Resultat ist eine Vergrößerung der FRC. Wichtig: CPAP fordert im Vergleich zum ASB-Modus vom Patienten bedeutend mehr Atemarbeit. CPAP läßt sich mittels Maske auch bei nichtintubierten bzw. extubierten Patienten anwenden (Schlafapnoesyndrom, Prophylaxe und Therapie von Atelektasen infolge Kollaps der kleinen Luftwege).

Die Entwöhnungsphase bedeutet für den Patienten eine zusätzliche körperliche Belastung, sowie einen enormen psychischen Streß und kann zur erneuten pulmonalen oder kardialen Dekompensation führen.

H 94
Frage 2.2: Lösung D

Zu (A)
Die angeführte Antwort stellt die **Definition einer kontrollierten Beatmung** dar.
Zu (B), (C), (D) und (E)
Die assistierte Beatmung dient dem Ziel, die vom Patienten durchgeführten spontanen Atemzüge zu unterstützen, d.h. **die Atemhubvolumina durch eine zusätzliche Druckunterstützung zu vergrößern.** Ist die vorgegebene Druckgrenze erreicht, beendet der Respirator die Druckunterstützung, die Exspirationsphase beginnt. **Eine assistierte Beatmung ist nicht an eine vorgegebene Einstellung der Atemfrequenz, des Atemzeitverhältnisses oder der Exspirationszeit gebunden.** Anders ausgedrückt: Der Patient bestimmt, wann er einatmet.

Nebenwirkungen der Beatmung II.6

- **Atrophie der Atemmuskulatur**
- **Barotrauma:** Hohe Spitzendrucke bergen die Gefahr der Ruptur von Alveolen/Bronchioli mit Ausbildung eines (Spannungs)pneumothorax. Diagnose: Abgeschwächtes Atemgeräusch und hypersonorer Klopfschall auf der betroffenen Seite, Anstieg des Beatmungsdruckes, Abfall des paO$_2$, Zyanose. Anstieg des zentralen Venendrucks, Tachykardie, zunehmender Schock.
- **Infektion, sog. Beatmungspneumonie**
- **Kreislaufdepression:** Aufgrund des positiven intrathorakalen Druckes führt die Beatmung zu einem verminderten venösen Rückstrom, einem Abfall des Herzzeitvolumens und gegebenenfalls einem Blutdruckabfall. Je höher der mittlere Atemwegsdruck, desto größer sind die negativen Auswirkungen.

- **Leber- und Nierenversagen:**
  Parallel zur Reduktion des venösen Rückstroms und HZV nehmen die Perfusion von Leber und Nieren ab (Niereninsuffizienz, Gefahr des Multiorganversagens).
- **Sauerstofftoxizität:** Bei Beatmung mit hohem Sauerstoffanteil (>50%) über einen längeren Zeitraum werden freie Radikale gebildet. In der Folgezeit treten in der Lunge fibrotische Veränderungen auf.
- **Volotrauma:** Eine Beatmung mit hohen Atemzugvolumina fördert beim ARDS den fibrotischen Umbau der Lunge.

[H 94]
Frage 2.3: Lösung B

Kennzeichen des Spannungspneumothorax:
- **Anstieg des Beatmungsdruckes** (leider oftmals eher spät auftretend)
- **Anstieg des** intrathorakalen Druckes und des **ZVD**
- reflektorische **Tachykardie**
- **Hypotonie** bis hin zum Schock
- **abgeschwächtes oder fehlendes Atemgeräusch** auf der betroffenen Seite, da die Lunge kollabiert ist und nur noch unwesentlich belüftet wird.

Enterale Sondenernährung   II.7

- **Vorteile gegenüber parenteraler Ernährung:**
  - Geringere Infektionsgefahr (keine Kathetersepsis)
  - Verhinderung einer Atrophie der Dünndarmmukosa
  - Geringere Gefahr der bakteriellen Übersiedlung des Darmes
- **Indikationen:**
  - Postoperative Ernährung
  - Zentrale Schluckstörung
  - Intensivpatienten mit der Notwendigkeit der künstlichen Ernährung, jedoch ungestörter Magen-Darm-Passage.
- **Zugangswege:**
  - Transnasal gelegte Magen- oder Duodenalsonde
  - Transnasal gelegte jejunale Ernährungssonde
  - Tranperitoneal gelegte Katheterjejunostomie
  - Perkutane endoskopische Gastrostomie (PEG)
- **Nebenwirkungen:**
  Relativ häufig kommt es, gerade zu Beginn der enteralen Ernährung, bei nicht angepaßter Menge, Applikationsgeschwindigkeit oder Nährstoffzusammensetzung zu Regurgitation, Erbrechen mit der Gefahr der Aspiration, Diarrhoen, abdominellen Schmerzen oder Dumping-Syndrom. Selten tritt dagegen eine Dislokation der Sonde auf, sehr selten eine Darmperforation. Es exsistiert eine Vielzahl von Spezialzubereitungen für besondere Indikationen und Patientengruppen: reduzierte Osmolarität, fettreich, kohlenhydratreduziert, für Niereninsuffiziente etc.
- **Kontraindikationen:**
  - Störung der Magen-Darm-Passage
  - Aktive Ulzera
  - Gastrointestinale Blutung
  - Akute Pankreatitis.

[F 94]
Frage 2.4: Lösung B

Zu (A)
Nicht die zu niedrige, sondern im Gegenteil die **zu hohe Osmolarität** erzeugt eine osmotische Diarrhoe.
Zu (B)
Eine Diarrhöe bei gastraler Sondenernährung wird häufig ausgelöst durch **zu große Bolusgaben.**
Zu (C)
Nicht die zu niedrige, sondern **zu hohe Geschwindigkeit** ist Ursache der Diarrhoe.
Zu (D)
Die zu hohe Lage der Sonde führt nicht zu Diarrhöe, sondern zu **gastroösophagealem Reflux (Aspirationsgefahr!).**

Bildgebende Diagnostik   II.8

Wichtigste bildgebende Verfahren im Rahmen der Intensivtherapie sind konventionelle Röntgenthoraxaufnahmen (Überprüfung der Lage von Tubus, Sonden und Drainagen, Diagnose von Lungenstauung, Kardiomegalie, Perikarderguß, Pleuraerguß, Pneumonie, Pneumothorax), Übersichtsaufnahmen des Abdomens (Lage von Sonden und Drainagen, Perforation von intestinalen Hohlorganen) sowie die Sonographie des Thorax und Abdomens (Perikarderguß, Kontraktilität des Herzens, Klappenfunktion, Pleuraerguß, intraabdominelle Flüssigkeit).
Ergänzend findet die Computertomographie ihre Anwendung (nekrotisierende Pankreatitis, Lungenversagen, Lungenkontusionen, Aortendissektion).

[F 94]
Frage 2.5: Lösung C

Zu (A)
Ein ausgeprägter Pleuraerguß führt eventuell zu einer Trachealverlagerung auf die Gegenseite.

Zu (B)
Eine fulminante Lungenembolie ist röntgenologisch gelegentlich anhand des Syndroms des „amputierten Hilus" (Westermark-Zeichen) zu erkennen.

Zu (C)
Der dargestellte Fall demonstriert eine vollständige **Dystelektase** bei akzidenteller einseitiger, rechts endobronchialer Intubation: Der zu tief eingeführte Trachealtubus ist anhand des röntgendichten Kontraststreifens gut zu erkennen. Konsekutiv bildete sich nach der Resorption der initial noch in den Alveolen vorhandenen Luft eine Dystelektase der nicht weiter ventilierten linken Lunge aus. Die **Trachea** ist hierbei **typischerweise in die Richtung des atelektatischen Lungenflügels verlagert.**

Zu (D)
Der zentralvenöse Katheter liegt korrekt in der V. cava sup.

Zu (E)
Eine subkutane Flächenblutung führt nicht zu einer homogenen Verschattung der linken Lunge und zu einer Verlagerung des Tracheobronchialbaums.

2.2 Spezielle Aspekte der operativen und nicht-operativen Intensivmedizin

Akutes Abdomen II.9

- **Definition:** Akute, bedrohliche Erkrankung, die vom Abdomen ausgeht oder deren Symptome dorthin projiziert werden.
- **Leitsymptome:** Schmerzen, gestörte Magen-Darmpassage, Schock.
- **Apparative Diagnostik:**
  - Sonographie des Abdomens: Nachweis freier Flüssigkeit im Abdomen, von Verletzungen des Zwerchfells und parenchymatösen Organen.
  - Röntgenaufnahmen des Thorax und Abdomens: Nachweis von subphrenischer oder retroperitonealer freier Luft (Ruptur von Hohlorganen).
  - Computertomographie des Abdomens.

- **Wichtigste Krankheitsbilder:**
  - **Rechter Oberbauch:** Gallenwege, Nierenbeckenstein, Pyelonephritis, Appendizitis, Ulkus peptikum, subphrenischer Abszeß, Leberverletzung.
  - **Linker Oberbauch:** Pankreatitis, Milzinfarkt oder -ruptur, Nierenbeckenstein, Pyelonephritis, subphrenischer Abszeß.
  - **Rechter Unterbauch:** Appendizitis, Morbus Crohn, Meckel-Divertikel, Gallenwege, Harnleiterkolik, Invagination, inkarzerierte Hernie, Tubargravidität, Adnexitis, Ovarialzyste, Hodentorsion.
  - **Linker Unterbauch:** Divertikulitis, Sigmakarzinom, Harnleiterkolik, inkarzerierte Hernie, Tubargravidität, Adnexitis, Ovarialzyste, Hodentorsion.
  - **Mittelbauch:** Hiatushernie, Ösophagusstenose, Ulkusperforation, Pankreatitis, Ileus, Mesenterialinfarkt, Gastroenteritis, Aortenaneurysma, volle Harnblase.
  - **Differentialdiagnose (extraabdominelle Erkrankungen):**
    Myokardinfarkt, Pneumonie, Porphyrie, Hyperglykämie oder Urämie (Pseudoperitonismus), Erkrankungen der Wirbelsäule.
- **Allgemeine Therapieprinzipien:**
  Sicherung der Atemwege, venöser Zugang, gegebenenfalls zentraler Venenkatheter, bei Behinderung der Darmpassage: Legen einer Magensonde und Absaugen von Mageninhalt. Ausgleich von Volumen- und Elektrolytverlusten. Azidoseausgleich gemäß Blutgasanalyse. Analgetikagabe. Operative Eingriffe erst nach anfänglicher Stabilisierung, da sonst dramatisch erhöhte Letalität. Narkoseeinleitung unter Beachtung der Nicht-Nüchternheit.

[H 93]
Frage 2.6: Lösung E

Zu (1)
Bei Ileus muß unbedingt eine **orale Nahrungs- und Flüssigkeitskarenz** eingehalten werden.

Zu (2)
Nach Legen eines venösen Zugangs werden die z.T. exzessiven Verluste in den sog. 3. Raum mittels parenteraler Flüssigkeits- und Elektrolytsubstitution korrigiert.

Zu (3)
Die Magensonde dient zum Absaugen des Mageninhalts. Hierdurch wird der intraabdominelle Druck gesenkt, die Gefahr von Erbrechen und Aspiration nehmen ab, die Zwerchfellbeweglichkeit wird verbessert.

[F 94]
Frage 2.7: Lösung B

Zu (A)
Eine Ruptur im Bereich des Magens zeigt sich üblicherweise durch das Auftreten von freier intraabdomineller Luft unter den Zwerchfellkuppeln.
Zu (B)
Das Auftreten von freier Luft am rechten Psoasrand deutet auf eine Ruptur des **retroperitonealen Anteils** des Duodenums hin.
(Bei einer Ruptur des **intraperitonealen Anteils** des Duodenums zeigt sich hingegen Luft unter den Zwerchfellkuppeln.)
Zu (C)
Eine Ruptur im Bereich des Ileums zeigt sich meist durch das Auftreten von freier Luft unter den Zwerchfellkuppeln.
Zu (D)
Bei einer **Leberruptur** zeigt sich keine retroperitoneale Luftansammlung in der Abdomenübersichtsaufnahme. Bei der Suche nach Leberverletzungen ist die **Sonographie** wegweisend (Konturveränderung der Leber, **freie intraabdominelle Flüssigkeit**).
Zu (E)
Eine Ruptur im Bereich des Colon transversum (intraperitoneale Lage!) ist ebenfalls durch das Auftreten von freier Luft unter den Zwerchfellkuppeln gekennzeichnet.

Akutes Lungenversagen,
Adult Respiratory Distress
Syndrome
= ARDS II.10

- **Definition/Beschreibung:** Polyätiologisch ausgelöstes, infolge Einwirkung der verschiedensten körpereigenen Mediatorsysteme sich entwickelndes, uniform ablaufendes, nicht-kardiogenes akutes Lungenversagen des Erwachsenen.
- **Ursachen:** Sepsis, Pneumonie, Aspiration, Lungenkontusion, Polytrauma, protrahierter Schock, Massivtransfusion, Intoxikation, Pankreatitis, Fruchtwasserembolie. Letalität bis zu 80 %.
- **Symptome und Befunde:** Respiratorische Partial-, dann Globalinsuffizienz. Tachypnoe, Abfall der pulmonalen Compliance, Zunahme des pulmonalen Shunts, Ausbildung massiver Ventilations-Perfusions-Verteilungsstörungen und Zunahme des extravaskulären Lungenwassers. Infolge kapillärer Schrankenstörung (Endothelstörung) oftmals Absonderung großer Mengen eiweißreichen, schaumigen Trachealsekrets, klinisch als Lungenödem imponierend. Röntgenologisch bilaterale grobfleckige Infiltrate („weiße Lunge"). Dabei oftmals schwerste Hypoxie. Bei Überleben dieser Phase Übergang in ein Stadium der zunehmenden Fibrosierung. Röntgenologisch zunehmend interstitieller fibrotischer Umbau erkennbar. In der Folgezeit über Monate hinweg allmähliche völlige klinische Rekompensation möglich.
- **Therapie:** Versuch, die Ursache (z. B. Sepsisherd) zu behandeln.
Analgosedierung, maschinelle Beatmung, oftmals volumen- oder druckkontrollierte Beatmung mit hohem endexspiratorischem Druck (PEEP) vonnöten. Hierbei Gefahr der Ausbildung eines Barotraumas (Pneumothorax) durch hohe Spitzendrucke.
Sekretverflüssigung und -mobilisation (Vibrations-und Klopfmassage, Sekretolytika, Lagerungsdrainage), kinetische Therapie mittels Drehbett, eventuell Beatmung in Bauchlagerung zur besseren Oxygenierung. Bei Pneumonie gezielte Antibiose. Bei schwerem Verlauf Pulmonalarterienkatheter: *Differentialdiagnose zu kardiogenem Lungenödem: Normaler pulmonalkapillärer Verschlußdruck (PCWP), d. h. Werte unter 20 mm Hg. Ferner beim ARDS stark erhöhte pulmonalvaskuläre Widerstände, evtl. therapielimitierendes Rechtsherzversagen!* Patienten mit ARDS reagieren oftmals auf Volumenzufuhr von Seiten des Gasaustausches her mit einer Verschlechterung. Daher eher negative Flüssigkeitsbilanz anstreben. In schwersten Fällen extrakorporaler Lungenersatz sinnvoll. Bei hohem Beatmungsdruck oftmals begleitendes Multiorganversagen (Leber, Niere, Kreislauf). Therapie: symptomatisch.

Myokardinfarkt II.11

- **Ursache:** Verschluß von Koronargefäßen, Mißverhältnis zwischen Sauerstoffangebot und -verbrauch im Myokard.
- **Symptome und Diagnostik:** Retrosternales Druckgefühl, in Ruhe länger als 30 min andauernd, lageunabhängig, auf Nitroglyzeringabe keine Besserung. Evtl. Ausstrahlung in Arm(e), Rücken, Oberbauch, Hals. Vagale Symptome wie Übelkeit, Erbrechen, Bradykardie, Schweißausbruch. Gegebenenfalls Zeichen der Herzinsuffizienz mit Atemnot, Lungenödem oder Synkope, gestauten

Halsvenen und Zyanose. Herzrhythmusstörungen, oftmals ventrikuläre Extrasystolie.
EKG: Initial „Erstickungs-T", ST-Hebung im akuten Stadium, dann R-Verlust und Ausbildung eines terminal negativen T. Erst im Folgestadium bleibt das tiefe Q und evtl. die R-Reduktion. Intramurale Infarkte zeigen lediglich ein terminal negatives T. Je nach Infarktlokalisation treten diese Veränderungen in unterschiedlichen Ableitungen auf (z. B. Ableitung I, II, V_1–V_4 beim Vorderwandspitzeninfarkt, Ableitung II und III und aVF beim Hinterwandinfarkt.
Enzymatische Verlaufsbeurteilung: Frühestens 4–5 Stunden nach dem Infarktereignis steigen CK, CK-MB und GOT an. Anstieg der LDH als Spätzeichen. Neuerdings kardiales Troponin T, hochspezifisch und hochsensitiv.
- **Therapie:** Notarzt: Sauerstoff, Nitroglyzerin, Sedierung, starkes Analgetikum, z.B. Morphin i.v., Acetylsalicylsäure, Heparin i.v. Keine i.m. Injektionen. Begleitung in die Klinik. Hohe Blutdruckwerte sollten mit kurzwirksamen Substanzen gesenkt werden. Bei Linksherzinsuffizienz: Zunächst Diuretika, gegebenenfalls Katecholamine. Klinik: Heparinisierung, wenn möglich Lysetherapie, evtl. Ballonkoronardilatation. Zentraler Venenkatheter, gegebenenfalls invasive Druckmessung. Absolute Bettruhe.

Sepsissyndrom II.12

- **Definition:** Folge bzw. Begleitreaktion einer systemischen Infektion mit Einschwemmung mikrobieller Toxine und/oder körpereigener Mediatoren und konsekutiver Beeinträchtigung vitaler Funktionen.
- **Häufigste Erreger:** Staphylokokken, Pseudomonas, E. coli, Klebsiellen, Proteus, sowie Pilze, z.B. Candida (oft übersehen!).
- **Ausgangsort:** Kardiovaskularsystem: Venenkatheter, Herzklappen. Urogenitaltrakt: Dauerkatheter, Pyelonephritis, septischer Abort. Lunge: Pneumonie, Pleuraempyem, Lungenabszeß. Gastrointestinaltrakt: Cholangitis, Pankreatitis, Peritonitis nach Darmperforation. ZNS: Meningoenzephalitis. Wundinfektionen.
- **Symptome und Befunde:** Hohes Fieber oder Hypothermie, evtl. Schüttelfrost, repiratorische Insuffizienz, Verwirrtheit, Koma, Oligurie, Blutungsneigung. Kreislauf: Erniedrigter, später eher erhöhter peripherer Gefäßwiderstand. Erhöhter pulmonalvaskulärer Widerstand. Erhöhte Gefäßwandpermeabilität. Anfangs oftmals erhöhtes Herzzeitvolumen (hyperdyname Phase), später Abfall des Herzzeitvolumens (hypodyname Phase). Hoher Shuntanteil, erhöhte gemischtvenöse Sauerstoffsättigung als Zeichen der schlechten Sauerstoffverwertung! Laborbefunde: Leukozytose oder Leukopenie, Thrombopenie, Abfall des Antithrombins III und des Quicks, Anstieg des Kreatinins, Hyper- oder Hypoglykämie, Abfall des Albumins, Anstieg des Bilirubins, Laktatazidose. Eventuell positiver Keimnachweis in Blutkulturen, Katheterspitzen oder Körpersekreten.
- **Therapie:** Herdsuche, Entfernen bzw. Austausch von Fremdmaterial, z.B. Entfernen eines Venenkatheters. Chirurgische Herdsanierung, z.B. Nephrektomie bei schwerster Pyelonephritis. Antibiose sofort nach Abnahme von Blutkulturen unter Berücksichtigung von möglicher Infektionsquelle, Zustand des Patienten, Resistenzsituation der Klinik, etc. Zumeist Mehrfachkombination (z.B. Cephalosporin bzw. Penicillin + Metronidazol + Aminoglykosid bei Sepsis infolge Peritonitis). An Pilzinfektion denken, gegebenenfalls Amphotericin B! Sauerstoffgabe, oftmals Intubation, Sedierung und Beatmung vonnöten. Kreislaufunterstützung: Oftmals invasives Monitoring erforderlich (zentraler Venenkatheter, Pulmonalarterienkatheter), Volumen- und Katecholaminregime entsprechend dem Verlauf, bei septischem Schock gegebenenfalls Noradrenalin oder Adrenalin. Diuresesteigerung, gegebenenfalls extrakorporaler Nierenersatz, enterale oder parenterale künstliche Ernährung, Azidoseausgleich, Heparingabe, Streßulkusprophylaxe.

Verbrennung/Verbrühung II.13

Merke: Bereits Temperaturen von über 52°C beim Erwachsenen, und über 45°C beim Säugling führen zu thermischen Schäden.
- **Tiefenausdehnung und Symptome:**
  I°: Erythem, Schmerzen
  II°: Blasenbildung, starke Schmerzen
  III°: Nekrose aller Hautschichten, geringere Schmerzstärke wegen der Zerstörung von Hautnerven.
  IV°: Verkohlung, Zerstörung auch tieferliegender Organe z.B. Muskeln und Knochen.

- **Flächenausdehnung:** s. Tab. 2.1.
- **Therapie:** Sofortiges Ablöschen des Patienten und Übergießen der verletzten Stellen mit 15 (−20)°C kühlem Wasser, z.B. Leitungswasser, für ca. 10–15 Minuten. Zweck: Analgesie und Limitierung der Tiefenausdehnung der Verletzung. Systemische Unterkühlung vermeiden. Entfernen verbrannter Kleidungsstücke nur, wenn nicht mit darunterliegender Haut verbacken. Abdecken der verbrannten Areale durch metallisierte Spezialfolie. Venöser Zugang und Infusion von Kristalloiden. Berechnung nach Baxter-Formel (initial 1 ml/kg KG/% verbrannte KOF). Suffiziente Analgesie, z.B. Ketamin, Fentanyl i.v. Sauerstoffzufuhr. Die Indikation zur Intubation besteht z.B. bei ausgedehnter Verbrennung im Bereich des Gesichts oder Halses, bzw. Vorliegen einer Bewußtseinsstörung. Wichtig: Bei Verbrennung von Kunststoffen Gefahr der Inhalation toxischer Dämpfe (z.B. Zyanide, nitrose Gase und Kohlenmonoxid). Bei unklarer Bewußtlosigkeit nach Verbrennung somit immer auch an Intoxikation denken, gfs. Gasspürgeräte durch die Feuerwehr einsetzen und bei positivem Nachweis geeignete Antidota verabreichen! Transport in die nächste geeignete Klinik, unter Umständen primäre Verlegung in ein Schwerverbranntenzentrum. Wichtig: Bei Anwendung von Succinylcholin droht Hyperkaliämie!

Tabelle 2.1 Abschätzung der verbrannten Körperoberfläche (KOF), sog. Neuner-Regel nach Wallace:

Körperregion	Erwachsene	Säuglinge
Kopf:	9% KOF	18% KOF
1 Arm:	9% KOF	9% KOF
1 Bein:	18% KOF	14% KOF
Rumpf vorne:	18% KOF	18% KOF
Rumpf hinten:	18% KOF	18% KOF
1 Handfläche:	1% KOF	1% KOF

Wirbelsäulenverletzungen II.14

Wirbelsäulenverletzungen gehören bei Polytraumatisierten zu den am häufigsten übersehenen Verletzungen. Deshalb gilt: Bis zum Beweis des Gegenteils ist bei jedem mehrfachverletzten Patienten von einer Wirbelsäulenschädigung auszugehen, insbesondere bei Bewußtlosen bzw. bei Schädel-Hirn-Trauma. Verletzungen betreffen vor allem den Bereich der HWS, sowie des thorakolumbalen Übergangs. 15–20% der Wirbelsäulenverletzten weisen eine Schädigung des Rückenmarks auf. Unsachgemäß vorgenommene Lagerungsmaßnahmen müssen daher unbedingt vermieden werden. Dies betrifft die notärztliche Versorgung, aber auch die Erste Hilfe.

- **Vorgehen bis zum definitiven Ausschluß einer Wirbelsäulenverletzung:**
  Initial, sowie im Verlauf orientierende neurologische Untersuchung (Sensibilität und Motorik). Achten auf Schmerzangaben und Fehlstellungen der Wirbelsäule. Ruhigstellung der Wirbelsäule in Neutralstellung (flache Rückenlage), Fixierung des Kopfes, am besten mittels Schanz-Krawatte. Umlagerungen nur mittels Schaufelgriff oder Schaufeltrage. Lagerung auf der abgesaugten Vakuummatratze.
- **Laien:** Bei bewußtlosen, spontan atmenden Patienten Sicherung der Atemwege mittels stabiler Seitenlage, notfalls unter Inkaufnahme eines möglichen zusätzlichen Traumas der Wirbelsäule bzw. des Rückenmarks.
- **Notarzt:** Bei Bewußtlosen: Rückenlage, schonende Intubation und Beatmung. Bei akutem Querschnittssyndrom: Gefahr der Temperaturdysregulation, des Blutdruckabfalls und der Bradykardie (Sympathikusblockade), sowie der respiratorischen Insuffizienz (Lähmung der Atemmuskulatur). Im subakuten Stadium kein Succinylcholin anwenden (Gefahr der Hyperkaliämie!).
  Cave: Rückenmarksschädigung durch zu starkes Überstrecken der HWS bei der Intubation. Schonender Transport in die nächste geeignete Klinik, dort radiologische Abklärung. Operative Revision instabiler Frakturen (Hinterkante eingebrochen, erhebliche Einengung des Spinalkanals), bei neurologischen Ausfällen oder offener Fraktur. Unterstützende medikamentöse Therapie: hochdosiert Methylprednisolon i.v., Beginn innerhalb von 6 Stunden nach dem Trauma.

Notfallmedizin

1 Akute Störungen der Atmung

Ätiologie von Atemstörungen 1.1

- **Zentral:** z. B. Schädel-Hirntrauma, erhöhter Hirndruck, Enzephalitis, Apoplex, Intoxikationen. Diese Störungen verursachen häufig eine Hypoventilation.
- **Mechanisch:** Neuromuskuläre Erkrankungen (Poliomyelitis, Guillain-Barré-Syndrom, Myasthenia gravis), Thoraxtrauma (Hämatothorax, Spannungspneumothorax, instabiler Thorax bei Rippenserienfraktur, Zwerchfellruptur).
- **Atemwegsverlegung:** Ursachen für eine Verlegung der proximalen Atemwege sind häufig Tonusverlust der Mundbodenmuskulatur, Zurückfallen der Zunge, Gebißteile, Speisereste (auch Aspiration von Mageninhalt), seltener Larynxödem z. B. Quincke-Ödem nach Insektenstichen, Epiglottitis, Laryngotracheobronchitis (s. Tab. 1.1), chemisch-toxisch oder thermisch induzierte Schleimhautschwellung, subglottische Trachealstenose, Tracheomalazie, Trachealeinriß, Asthma bronchiale, Bronchialkarzinom, Aspiration, Lungenödem und Pneumonie.

Klinik von Atemstörungen 1.2

- **Alveoläre Hypoventilation:** vermindertes Atemzug- und/oder Atemminutenvolumen, bei Bewußtseinstrübung oder Erschöpfung der Atemmuskulatur.
- **Diffusionsstörung:** z. B. alveoläres Lungenödem, Lungenfibrose, erkennbar in erster Linie an einer Hypoxie, welche sich durch O_2-Zufuhr bessert. $PaCO_2$ oft normal.
- **Totraumerhöhung:** Ventilation nicht perfundierter Bezirke z. B. Lungenembolie, erkennbar an einer Abnahme der endexspiratorischen CO_2-Konzentration und einer Zunahme der Differenz zwischen arteriellem und endexspiratorischem CO_2-Gehalt.
- **Shunt:** Perfusion nicht ventilierter Bezirke, z. B. bei Atelektasen.
  Bei hohem Shuntanteil (>30%) nimmt der erniedrigte paO_2 auch unter Beatmung mit 100% Sauerstoff nicht wesentlich zu.
- **Ventilations-Perfusions-Verteilungsstörungen:** z. B. Lungenkontusion, ARDS: Regionale Fehlverteilung zwischen Perfusion und Ventilation bewirkt Zunahme von Totraum und Shunt.
- **Dyspnoe:** subjektiv empfundene Atemnot.
- **Orthopnoe:** nach Luft Ringen des aufrecht sitzenden Patienten unter Einsatz der Atemhilfsmuskulatur.
- **Pathologische Atemfrequenz** (Atemfrequenz unter 10/min. bedeutet zumeist Hypoventilation, mehr als 30–35/min. führt oftmals zur Erschöpfung).
- **Veränderte Atemtiefe** (oberflächliche, schnelle Atmung erhöht den Totraum).
- **Pathologischer Atemtyp und -periodik:** Kußmaul-Atmung (kompensatorische Hyperventilation bei metabolischer Azidose), Maschinenatmung, Cheyne-Stokes-Atmung, Biot-Atmung bzw. periodische Atmung bei schwerer ZNS-Schädigung, paradoxe Atmung bei instabilem Thorax, inverse Atmung bei Atemwegsverlegung oder Zwerchfellruptur, insuffiziente Schnappatmung im präfinalen Zustand, einem Atemstillstand gleichkommend.
- **Zyanose:** Trotz schwerer Hypoxie nicht obligat (Cave: schwere Anämie, CO-Intoxikation, Zyanidintoxikation) bzw. nicht erkennbar (dunkle Hautfarbe, schlechte Lichtverhältnisse).
- **Pathologische Palpationsbefunde:** Krepitation bei Rippenfrakturen, Hautemphysem bei Mediastinalemphysem und Pneumothorax
- **Pathologische Perkussionsbefunde:** z. B. verminderter Klopfschall bei Hämatothorax, hypersonorer Klopfschall bei Pneumothorax.
- **Pathologische Auskultationsbefunde:** z. B. einseitig aufgehobenes Atemgeräusch bei Spannungspneumothorax, inspiratorischer Stridor bei extrathorakaler Atemwegsverlegung , verlängertes Exspirium und exspiratorischer Stridor bei Bronchialobstruktion, feuchte Rasselgeräusche bei Lungenödem und Pleurareiben bei Pleuritis.
- **Kreislaufbeeinträchtigung:** Deutlicher Anstieg oder Abfall der Herzfrequenz, Änderungen des Herzrhythmus, deutlicher Anstieg oder Abfall des Blutdrucks, Halsvenenstauung, verminderte Kapillarperfusion als Hinweis auf eine mögliche Belastung bzw. Dekompensation des Kardiovaskularsystems.

Apparative Diagnostik:
- Pulsoximetrische Bestimmung der partiellen Sauerstoffsättigung. Eine **Blutgasanalyse** verifiziert die Einschränkung des Gasaus-

tausches und die Veränderungen des Säure-Basen-Haushalts.
- **Röntgenaufnahme des Thorax:** Abbruch des pulmonalen Gefäßbandes und periphere Transparenzzunahme bei massiver Lungenembolie. Einseitiger Lungenkollaps und Verdrängung des Mediastinums bei Pneumothorax. Bilaterale, ausgedehnte grobflekkige Infiltrate bei Lungenödem etc. Gegebenenfalls CT.

Tabelle 1.1 Differentialdiagnose einer akuten Atemstörung beim Kleinkind:

Symptom	Epiglottitis	Laryngo-tracheo-bronchitis
Hohes Fieber	Fast immer	Selten über 39°C
Auslöser	Hämophilus influenzae	Viren, Schadstoffe
Speichelfluß	Ja	Nein
Schluckstörung	Ja	Nein
Kloßige Sprache	Ja	Nein
Bellender Husten	Nein	Ja
Inspiratorischer Stridor	Ja	Ja
Intubationsbedürftigkeit	Meistens	Selten

F 94
Frage 1.1: Lösung E

Zu (A)
Bei Epiglottitis tritt im Gegenteil frühzeitig hohes Fieber auf.
Zu (B)
Bellender Husten ist Zeichen einer Laryngotracheobronchitis (Pseudokrupp).
Zu (C)
Im Gegenteil, ein Leitsymptom der Epiglottitis ist die übermäßige Salivation, hervorgerufen durch eine Schluckstörung.

Zu (D)
Bei Epiglottitis ist der Auskultationsbefund zumeist wenig ergiebig.
Zu (E)
Schluckstörungen sind das führende Symptom bei Epiglottitis.

H 94
Frage 1.2: Lösung B

Zu (A)
Bei Epiglottitis tritt praktisch immer frühzeitig hohes Fieber auf.
Zu (B)
Bellender Husten ist ein Leitsymptom einer Laryngotracheobronchitis (sog. Pseudokrupp).
Zu (C)
Ein inspiratorischer Stridor ist Kennzeichen einer Verlegung der Luftwege im Bereich der Epiglottis, der Stimmbänder oder der Trachea.
Zu (D)
Kloßige Sprache ist ein Alarmzeichen, das den Verdacht auf eine akute Epiglottitis lenken sollte.
Zu (E)
Ein Leitsymptom der Epiglottitis ist die übermäßige Salivation, hervorgerufen durch eine Schluckstörung.

Therapie von Atemstörungen   **1.3**

- **Lagerung:** Ein wacher, dyspnoischer oder orthopnoischer Patient wird sitzend gelagert, um ihm den Einsatz der Atemhilfsmuskulatur zu ermöglichen. Bei traumatisierten Patienten erfolgt die Lagerung halbliegend mit der lungengesunden Seite nach oben („sunny side up"), um das Überlaufen von Blut oder Aspirat auf die gesunde Seite zu verhindern. Ein somnolenter Patient wird (ebenfalls „sunny side up") in die stabile Seitenlage verbracht.
- **Freimachen und Freihalten der Atemwege:** Esmarch-Handgriff, Absaugung, Heimlich-Manöver bei Fremdkörperaspiration, oropharyngealer Tubus (Güdel-Tubus, Safar-Tubus), nasopharyngealer Tubus (Wendl-Tubus).
- **Sauerstoffgabe**
- **Beatmung:** Maskenbeatmung mit Atembeutel und Sauerstoffreservoir. Die Indikation zur Intubation besteht bei fortbestehender Zyanose trotz Sauerstoffgabe (Hypoxie, häufig infolge eines pulmonalen Shunts),

Erschöpfung des Patienten, Instabilität des Thorax (z.B. Rippenserienfrakturen), als Aspirationsschutz bei Patienten ohne Schutzreflexe sowie nach bereits erfolgter Aspiration. Die Beatmung über eine Maske führt häufig zu einer Blähung des Magens und birgt die Gefahr der Aspiration. Die Intubation ist die einzig sichere Methode, eine Aspiration zu verhindern. Um zu verhindern, daß ein nicht nüchterner Patienten **bei** der Intubation aspiriert, wird der sog. **Sellik-Handgriff** („Krikoiddruck") eingesetzt: Durch Druck auf den Ringknorpel wird der Speiseröhrenmund komprimiert und eine Regurgitation verhindert. Grundsätzlich muß man nach jeder Intubation auskultieren, um eine Fehlintubation (in den Ösophagus) oder eine einseitige Tubuslage auszuschließen (s. auch Kapitel Anästhesiologie). Die Koniotomie (Krikothyreotomie) wird nur im Notfall eingesetzt, wenn eine endotracheale Intubation nicht möglich ist, z.B. bei Tracheaverlegung durch Tumor, Epiglottitis o.ä. (Zugang zur Trachea durch die Membrana cricothyreoidea zwischen Ring- und Schildknorpel, entweder durch eine Inzision mit dem Skalpell oder mit einer Punktionskanüle).

Respiratortherapie: In der Notfallmedizin üblich sind einfache zeitgesteuerte Beatmungsgeräte zur volumenkontrollierten Beatmung im halboffenen System (mit Druckbegrenzung bei ca. 50 mbar, bedarfsweise Beatmung mit PEEP-Ventil). Beatmet wird in der Regel mit 100% inspiratorischem Sauerstoffgehalt, einem Atemzugvolumen von 10 ml/kg KG und einer Atemfrequenz von 10–12/min beim Erwachsenen.

- **Pharmakotherapie:**
  - Asthma bronchiale: Bronchodilatation durch Theophyllin und Betamimetika, beim Status asthmatikus auch Ketamin. Zusätzlich intravenöse Kortikoidgabe (langsamer Wirkungseintritt). Relevante Nebenwirkungen der Bronchodilatatoren sind Rhythmusstörungen, Tachykardie, Blutdruckabfall, Auslösung einer akuten Koronarinsuffizienz.
  - Reizgasinhalation: Kortikoidinhalation, bei schwerer Intoxikation auch intravenöse Kortikoidgabe.
  - Kardiogenes Lungenödem: Diuretika (Vorlastsenkung), Nitrate (Vorlastsenkung, Verbesserung des myokardialen Sauerstoffangebots) und Katecholamine, z.B. Dobutamin und Dopamin (positiv inotrope Wirkung).

[H 93]
Frage 1.3: Lösung E

Behandlung des Status asthmatikus:
- **Lagerung mit aufrechtem Oberkörper**
- **Sauerstoffgabe**
- β_2-**Mimetika**, z.B. Fenoterol, Terbutalin (Bronchodilatation)
- **Theophyllin** i.v. (Bronchodilatation)
- **Kortikosteroide** i.v. (antiödematöse, membranstabilisierende Wirkung)

Zu (A)
Atemanaleptika bewirken keinen Benefit, weil es sich nicht um eine Atemantriebsstörung handelt.
Zu (B)
Kontraindiziert, da bereits eine **Hyperkapnie** vorliegt.
Zu (C)
Kontraindiziert, da das bei der Pufferung entstehende CO_2 die respiratorische Azidose verstärken würde.
Zu (D)
Beim Status asthmatikus ist die Lunge bereits überbläht. Eine PEEP-Beatmung ist deshalb in dieser Situation im allgemeinen nicht indiziert. Hingegen wird beim **Lungenödem** mit PEEP beatmet.

[H 94]
Frage 1.4: Lösung D

Zu (2) und (3)
Behandlung des Status asthmatikus:
- Sauerstoffgabe
- Oberkörperhochlagerung
- β_2-Sympatho**mimetika**, z.B. Fenoterol oder Terbutalin;
- **Glukokortikoide**
- **Theophyllin**

Zu (1)
Betasympatho**lytika**, d.h. Betablocker, sind beim Asthma bronchiale **kontraindiziert,** da sie die Bronchospastik verstärken.

2 Akute Herz-Kreislaufstörungen

Herzrhythmusstörungen   II.1

- **Sinusbradykardie:** Ursachen z.B. Hypoxie, Intoxikationen, Myokardinfarkt. Bei ausreichender Kompensation über das Schlagvolumen nicht therapiebedürftig. Bei klinischer Symptomatik (Schwindel, Synkope, sog. Adam-Stokes-Anfall) oder einer Herzfrequenz unter 40/min: Anticholinergika (Atropin, Ipratropriumbromid) oder Sympathomimetika (Orciprenalin, Adrenalin). Bei Therapieresistenz transkutaner passagerer Schrittmacher. Führen diese Maßnahmen nicht zum Erfolg, kardiopulmonale Reanimation.
- **Vorhofflattern oder -flimmern:** Ursachen: z.B. Herzinsuffizienz, Mitralvitium. Kennzeichen: Vorhoffrequenz über 250/min, Überleitung auf die Kammer entweder völlig unregelmäßig (Vorhofflimmern) oder regelmäßig, meist mit AV-Blockierung (Vorhofflattern). Therapieziel: Normalisierung der Kammerfrequenz, Rhythmisierung der Vorhöfe (durch den Wegfall der koordinierten Vorhofaktion vermindert sich die Auswurffraktion um mehr als 20%). Rasche Digitalisierung, Gabe von Kalziumantagonisten **oder** β-Blockern. Bei kardiogenem Schock oder Kammerflattern bzw. -flimmern infolge 1:1-Überleitung: Elektrokardioversion.
- **Supraventrikuläre Tachykardie und Sinustachykardie:** Häufig nicht-organische Ursache. Oftmals nichtmedikamentöse Therapie (Beruhigung, Vagusreiz durch Valsalva Manöver) erfolgreich. Medikamentös: Sedativa und/oder β-Blocker oder Kalziumantagonisten. Cave: Bei einer „Bedarfstachykardie" (z.B. Herzinsuffizienz) Behandlung der Grunderkrankung! Bei Vorliegen eines Präexzitationssyndroms (z.B. WPW-Syndrom) ist Ajmalin Mittel der Wahl.
- **Kammerflattern und -flimmern:** Defibrillation, Herzdruckmassage.

H 94
Frage 2.1: Lösung E

Vorhofflimmern führt in der Regel nicht zu einem Kreislaufstillstand. Darüber hinaus ist Vorhofflimmern normalerweise nicht mit einem AV-Block III° verbunden. Zumeist liegt eine Vorhoffrequenz von ca. 250–350/min. vor, verbunden mit einer Kammerfrequenz von über 100/min. (Tachyarrhythmia absoluta), selten mit einer verlangsamten Kammerfrequenz unter 50/min (Bradyarrhythmia absoluta).

Hypertensive Krise   II.2

- **Ursachen:** Meistens vorbestehende, unzureichend oder nicht behandelte Hypertonie.
- **Symptome:** Häufig Kopfschmerz, Schwindel, Sehstörungen, Übelkeit (hypertensive Enzephalopathie), Unruhe, Angstgefühl. Pektanginöse Beschwerden und Dyspnoe weisen auf eine beginnende Linksdekompensation hin. Wichtig: Blutdruckmessung an beiden Armen, Auskultation des Abdomens und Erheben eines neurologischen Status (DD: zerebrovaskulärer Insult).
- **Therapie:** Sauerstoffgabe. Oberkörperhochlagerung. Schonende Blutdrucksenkung, vorzugsweise Nifedipin sublingual oder Urapidil i.v. (bei Schwangeren bevorzugt Dihydralazin), bei kardialer Begleitsymptomatik zusätzlich Schleifendiuretikum und Nitroglyzerin zur Senkung von Vor- und Nachlast.

Kardiopulmonale Reanimation (CPR)   II.3

- **Diagnosestellung:**
  - **Pulslosigkeit** der großen Arterien (fehlender Karotispuls)
  - **Bewußtlosigkeit** (10–20 Sek. nach Eintritt des Kreislaufstillstands)
  - **Atemstillstand** (15–30 Sek. nach Eintritt des Kreislaufstillstands)
  - Meistens **weite, lichtstarre Pupillen** (60–90 Sek. nach Eintritt des Kreislaufstillstands)
- **Therapie:** Sofort Basismaßnahmen der Reanimation (ABC Regel):
  - **Freimachen der Atemwege** (Überstrecken des Kopfes, evtl. Esmarch-Handgriff zum Öffnen des Mundes, Reinigen der Luftwege, bei aspiriertem Fremdkörper Heimlich-Manöver)

- **Beatmung** (Mund-zu-Mund, Mund-zu-Nase, Maskenbeatmung). Frühzeitige Intubation (effektivere Ventilation, Aspirationsschutz) und Beatmung mit 100% Sauerstoff (Beutel mit Sauerstoffreservoir).
- **Herzdruckmassage** (Druckpunkt: vom Xyphoid ausgehend 2 Querfinger Richtung unteres Sternumdrittel). Bei Maskenbeatmung Zyklus von 5 Herzdruckmassagen und 1 Beatmung.
- **Adrenalingabe**, zunächst 1 mg i.v. (oder 3 mg in 10 ml NaCl 0,9% über Tubus), Wiederholung der i.v.-Gabe alle 3–5 Minuten, evtl. in höherer Dosierung, Atropingabe bis 3 mg.
- **Bei Kammerflimmern: sofortige Defibrillation** mit 200–200–360 Joule in Folge, wenn die erste Defibrillation nicht zum Erfolg führt (Asystolie, keine Herzaktion). Adrenalingabe s. o.
- **Evtl. Natriumbikarbonat,** erst nach mindestens 15-minütiger Reanimation.
- **Erfolgskontrolle:** Tastbarer Carotis- oder Femoralispuls, Pupillenkontrolle, EKG-Kontrolle, beginnende Eigenatmung, Rückkehr des Bewußtseins.
- **Weiteres Monitoring auf Intensivstationen:** EKG-Monitoring mit erweiterten Ableitungen. Herzenzymdiagnostik. Zentraler Venenkatheter, gegebenenfalls Pulmonalarterienkatheter. Blutgasanalyse und Pulsoximetrie.

F 94
Frage 2.2: Lösung E

Zu (1)
Eine deutliche Hypothermie (Arrhytmieinduktion!) ist ebenso zu therapieren wie höhergradiges Fieber (erhöhter O_2-Verbrauch!).
Zu (2)
Die 12-Kanal-EKG-Ableitung erlaubt die exakte Diagnose von Rhythmusstörungen sowie einer myokardialen Ischämie bzw. eines Infarkts.
Zu (3)
Die Kontrolle des zentralen Venendrucks erlaubt Aussagen über den intravasalen Volumenstatus und somit die Korrektur einer Hypo- oder Hypervolämie.
Darüber hinausgehende Aussagen über die Herzfunktion erfordern im Regelfall den Einsatz der Echokardiographie bzw. eines Pulmonalarterienkatheters.

Lungenembolie II.4

- **Ursachen:** Zumeist tiefe Venenthrombose nachzuweisen (Payr-Zeichen, Überwärmung, Schwellung). Vorliegen einer Kombination thrombosefördernder Faktoren, sog. **Virchow-Trias:** Ungleichgewicht der plasmatischen Gerinnungsaktivatoren bzw. -inhibitoren (Antithrombin III-Mangel), Veränderungen der Gefäßwand (Trauma, Varikosis), verlangsamte Blutströmung (Immobilisation, Schock, Herzinsuffizienz).
- **Symptome:** Klinisch werden mindestens 75% aller Lungenembolien nicht erkannt! Ein für die Lungenembolie typisches und spezifisches Symptom gibt es nicht, wohl aber häufig zu beobachtende Symptomkonstellationen: Plötzliche atemabhängige thorakale Schmerzen, Husten, Angstzustand, plötzliche Tachypnoe oder Dyspnoe, plötzliche Tachykardie, Halsvenenstauung, Zyanose, Schock bis hin zum Kreislaufstillstand, Fieber (Spätzeichen).
- **Apparative Diagnostik:**
  - EKG-Veränderungen: Tachykardie bei mehr als 80% aller Patienten, Rechtsdrehung des Lagetyps, neu aufgetretener Rechtsschenkelblock, $S_I Q_{III}$-Typ (selten!), Rhythmusstörungen.
  - Echokardiographie: Vergrößerung des rechten Ventrikels bei gleichzeitiger Verkleinerung des linken Ventrikels, Dilatation der Pulmonalarterie.
  - Thoraxnativaufnahme: Transparenzzunahme der kranken Seite, Hyperperfusion der gesunden Seite, Zwerchfellhochstand der kranken Seite, sog. Hilusamputation der betroffenen Seite in ca. 20% (Westermark-Zeichen). Nach 1–2 Tagen: Lungeninfarkt.
  - Szintigraphie: Ein negatives Perfusionsszintigramm schließt eine Lungenembolie praktisch aus. Positiver Befund bei normaler Röntgenaufnahme des Thorax ist hochverdächtig für eine Lungenembolie.
  - Pulmonalisangiographie: Zuverlässigste Untersuchungsmethode.
  - Pulmonalarterienkatheter: Anstieg der pumonalarteriellen Drucke. Pulmonalkapillärer Verschlußdruck (PCWP) primär nicht erhöht. Abnahme des Herzzeitvolumens. Abfall der gemischtvenösen Sauerstoffsättigung. Messung des ZVD nicht zur Sicherung der Verdachtsdiagnose Lungenembolie geeignet, da Anstiege erst bei einer Einengung der pulmonalen Strombahn um >50%.

- BGA und Kapnometrie: Abnahme des endexspiratorischen CO_2 und Zunahme der Differenz zwischen arteriellem und endexspiratorischem CO_2. Bei kleineren Embolien Hypokapnie durch kompensatorische Hyperventilation. Abfall des paO_2, Shuntzunahme.
- **Therapie:**
  - Sauerstoffgabe, gegebenenfalls Intubation und Beatmung.
  - Bei massiver Embolie: Katecholamine und Volumenzufuhr unter Kontrolle des arteriellen Druckes, des zentralen Venendruckes, des pulmonalarteriellen und pulmonalkapillären Druckes.
  - Vollheparinisierung
  - Bei fehlender Stabilisierung des Kreislaufs unter den o.g. Maßnahmen hochdosierte Kurzzeitlyse mit Urokinase oder rt-PA.
  - Bei schwerstem Schock: Operative Therapie: Pulmonale Embolektomie unter extrakorporaler Zirkulation oder Zerkleinerung des Embolus mittels Foggerty-Katheters.

[H 93]
Frage 2.3: Lösung C

(A), (B), (D) und (E) sind mögliche Zeichen einer Lungenembolie.
Zu (C)
Im arteriellen Blut findet sich bei leichteren Formen der Lungenembolie aufgrund **kompensatorischer Hyperventilation** oftmals eine **Hypokapnie**: Es ist jedoch gerade bei begleitender Ventilationsstörung (z. B. kollabierter, bewußtseinsgetrübter Patient) auch eine Hyperkapnie möglich! Endexspiratorisch, d. h. kapnometrisch, nimmt als Zeichen eines erhöhten Totraums der CO_2-Gehalt ab. Somit nimmt die Differenz zwischen arteriellem und endexspiratorischem CO_2-Gehalt zu!

[F 94]
Frage 2.4: Lösung E

Zu (A)
Das EKG ergibt nur bei einem Teil der Patienten indirekte Hinweise auf eine Embolie z. B. **Rechtsherzbelastungszeichen** (P-pulmonale, Rechtsschenkelblock) aber auch neu aufgetretene Sinustachykardie oder absolute Arrhythmie. Das Auftreten des angeblich pathognomonischen S_IQ_{III}-**Typs** wird nur bei ca. 20–30% der Patienten beobachtet.

Zu (B)
Eine Röntgenaufnahme des Thorax gibt allenfalls bei ausgedehnter Embolie eine wesentliche Hilfestellung („Hilusamputation" = **Westermark-Zeichen**)
Zu (C)
Der zentrale Venendruck (ZVD) **kann** bei der Lungenembolie erhöht sein. Eine Erhöhung kann jedoch auch Ausdruck einer Hypervolämie oder einer vorbestehenden Rechtsherzbelastung sein.
Zu (D)
Eine **Enzymbestimmung** ist, im Gegensatz zum Myokardinfarkt, zum Nachweis einer Lungenembolie, **nicht geeignet.**
Zu (E)
Die **größte Aussagekraft** zur Sicherung der Diagnose Lungenembolie besitzt die **Pulmonalisangiographie.**

Schock: Definition und allgemeine Pathophysiologie II.5

- **Definition:** Kritische Perfusionsminderung mit schwerster Störung der Mikrozirkulation und konsekutiver Schädigung der Zellfunktion.
- **Pathophysiologie:** Initial häufig infolge sympathischer Gegenregulation noch normaler arterieller Mitteldruck bei bereits abgefallenem Herzzeitvolumen. Im Bereich der Endstrombahn ausgeprägte präkapilläre Vasokonstriktion, Thrombozyten- und Erythrozytenaggregation, präkapilläre Vasodilatation, Strömungsverlangsamung im Bereich der postkapillären Venolen. Konsekutiv Abnahme des arterio-venösen Druckgefälles. Ferner Plasmaaustritt aus den Kapillaren, nachfolgend Hämokonzentration, Anstieg der Blutviskosität, weitere Verschlechterung der Mikrozirkulation. Endzustand: Schwerer intrazellulärer Energiemangel, Anhäufung von Stoffwechselmetaboliten, Versagen der ATP-verbrauchenden membranständigen Carrier, zunehmende Schwellung der Zelle, Zytolyse. Zu diesem Zeitpunkt ist der Schock auch bei suffizienter Behandlung der auslösenden Faktoren nicht mehr therapierbar.
- **Klinik:** Zentralisationsphänomene: Schlechte Kapillarperfusion, Unruhe, Oligurie, Tachykardie. Arterieller Blutdruck zunächst evtl. bei verminderter Amplitude noch normal, dann deutlicher Abfall.

Einzelne Schockformen **II.6**

- **Anaphylaktischer Schock:**
  - Auslöser: Medikamente, Insektenstiche, Blütenpollen, Lebensmittel, Konservierungsstoffe etc.
  - Mechanismus: Antigen-Antikörper-Reaktion mit nachfolgender Mediatorfreisetzung (Histamin, Serotonin, Leukotriene etc.) oder direkte Komplementaktivierung. Nachfolgend Vasodilatation und erhöhte Kapillarpermeabilität, deshalb relative und absolute Hypovolämie.
  - Symptome: Flush, aber auch ausgeprägte Blässe, evtl. Urtikaria, Schüttelfrost, Erbrechen, Unruhe, Bronchospasmus, evtl. Glottisödem. Tachykardie, Blutdruckabfall auch ohne Zentralisationszeichen.
  - Therapie: Sofortige Beendigung der Allergenexposition, Trendelenburglagerung, Sauerstoffgabe, gegebenenfalls Intubation und Beatmung, bei Glottisödem evtl. Koniotomie. Rasche Volumensubstitution über großlumige venöse Zugänge. Titrierende Adrenalingabe, Kortikosteroide hochdosiert i.v. Bei Bronchospasmus auch Adrenalininhalation und Theophyllin i.v. Antihistaminika nur von sekundärem Nutzen, Kalzium ist heute obsolet.
- **Hypovolämischer Schock:**
  - Ursachen: Blutung (z.B. Beckentrümmerfraktur, rupturiertes Aortenaneurysma, Plasmaverlust, Verlust isotoner Flüssigkeit (z.B. Verbrennung, Peritonitis).
  - Symptome: Zentralisation (kalte Extremitäten, verzögerte Kapillarfüllung, blasse Haut), Tachykardie, später Blutdruckabfall, Unruhe oder Somnolenz, anfänglich meist Hyperventilation, Oligurie.
  - Therapie: Trendelenburg-Lagerung, Blutstillung bei äußeren Verletzungen, Sauerstoffgabe, bei traumatischem Schock frühzeitig Intubation und Beatmung, suffiziente Analgesie bei Traumen, großlumige venöse Zugänge, rasche Volumenzufuhr. In der Klinik: Behandlung der Schockursache, weitere Volumenzufuhr, invasives Monitoring.
- **Kardiogener Schock:**
  - Ursache: Myokardinfarkt, Arrhythmien, Endokarditis, Klappenfehler, Kardiomyopathie, Myokarditis, Perikarderguß.
  - Mechanismus: Abnahme der myokardialen Pumpleistung.
  - Symptome: Meist gestaute Halsvenen, Tachykardie oder Bradykardie, alle Arten von Rhythmusstörungen, evtl. Lungenstauung, Zyanose, Dyspnoe, Zentralisation, Oligurie.
  - Therapie: Lagerung, Sauerstoffgabe, gegebenenfalls frühzeitig Intubation und Beatmung. Katecholamingabe (z. B. Dopamin), bei Lungenödem zusätzlich Vorlastsenkung mit Nitroglycerin und Diuretika. In der Klinik: Bei Myokardinfarkt frühzeitige Lyse. Bei Endokarditis oder Klappenfehler: Antibiose, gegebenenfalls notfallmäßiger Klappenersatz. Letalität bis 90%!
- **Neurogener Schock:**
  - Ursache: hohe Querschnittslähmung, zu hohe Ausbreitung einer rückenmarksnahen Regionalanästhesie.
  - Mechanismus: Blockade des Sympathikus mit nachfolgender Vasodilatation und Bradykardie.
  - Therapie: Trendelenburglagerung. Sauerstoffgabe, bei gleichzeitiger Ateminsuffizienz (Lähmung der Atemmuskulatur!) Beatmung. Rasche Volumenzufuhr über großlumige venöse Zugänge, Vasopressorgabe (z.B. Etilefrin, Adrenalin oder Noradrenalin).
- **Septischer Schock:**
  - Ursache: Folge bzw. Begleitreaktion einer systemischen Infektion mit Einschwemmung mikrobieller Toxine und/oder körpereigener Mediatoren.
  - Symptome und Befunde: Erniedrigter, später eher erhöhter peripherer Gefäßwiderstand. Erhöhter pulmonalvaskulärer Widerstand. Erhöhte Gefäßwandpermeabilität. Anfangs oftmals erhöhtes Herzzeitvolumen (hyperdyname Phase), später Abfall des Herzzeitvolumens (hypodyname Phase). Hoher Shuntanteil, erhöhte gemischtvenöse Sauerstoffsättigung als Zeichen der schlechten Sauerstoffverwertung!
  - Therapie: Präklinisch Sauerstoffgabe, frühzeitig Intubation und Beatmung. Sicherung eines ausreichenden Blutdrucks durch Volumengabe und Vasopressorengabe. In der Klinik: Antibiose, Herdsuche und Herdeliminierung. Volumen- und Katecholaminzufuhr gesteuert über invasives Monitoring (Pulmonalarterienkatheter).

[H 93]
Frage 2.5: Lösung A

Im hypovolämischen Schock kommt es zu einer präkapillären Vasokonstriktion (D), Thrombozyten- und Erythrozytenaggregation (C) und Strömungsverlangsamung im Bereich der postkapillären Venolen (B). Es resultiert eine Abnahme des arterio-venösen Druckgefälles (E).
Bei vermehrter Kapillarpermeabilität mit konsekutivem Flüssigkeitsaustritt aus dem Gefäßlumen, sowie der Aggregation der Blutzellen kommt es zu einem ausgeprägten **Anstieg der Blutviskosität.** Antwort (A) ist somit nicht richtig.

[H 94]
Frage 2.6: Lösung C

Zu (A)
Der anaphylaktische Schock kann innerhalb von Minuten zum Tode des Patienten führen. Die unverzügliche Einleitung einer suffizienten Therapie ist deshalb unumgänglich.
Zu (B)
Bei jeder Form des **Schocks,** also auch beim anaphylaktischen Schock, kommt es bei protrahiertem Verlauf zu einer **Weitstellung präkapillärer Arteriolen.** Verbunden mit einer persistierenden Engstellung postkapillärer Venolen resultiert ein Abstrom von Plasma ins Interstitium.
Zu (C)
Leber- und Nierenversagen stellen keineswegs obligate Folgen eines anaphylaktischen Schocks dar. In jedem Fall stellen sich diese Komplikationen nicht sofort, sondern **erst im späteren Verlauf** (nach Stunden, Tagen, evtl. Wochen) ein.
Zu (D)
Beim anaphylaktischen Schock tritt infolge einer Antigen-Antikörper-Reaktion eine massive Freisetzung von Histamin und Serotonin, sowie im weiteren Verlauf, von weiteren **Mediatoren,** ein.
Zu (E)
Bei unverzüglicher und suffizienter Erstbehandlung treten oftmals überhaupt keine Komplikationen ein.

Pharmakotherapie:
Sympathomimetika II.7

- **Adrenalin:**
  - Indikation: Kreislaufstillstand jeder Genese, Anaphylaxie, schwerster Status asthmatikus, schwerste Schockzustände.
  - Wirkungsweise: Sympathomimetikum, Agonist an Alpha- und Betarezeptoren.
  - Dosierung: Reanimation: 1–2 mg i.v., sonst 0,1–0,5 mg langsam verdünnt i.v. Erhaltungsdosis über Perfusor.
  - Nebenwirkungen: Arrhythmien, Tachykardie, Hypertension, Angina pectoris, Tremor, Unruhe, Hypokaliämie.
  - Kontraindikationen: Obstruktive Kardiomyopathie.
- **Dobutamin:**
  - Indikation: Akute Linksherzinsuffizienz (Vorwärts- und Rückwärtsversagen).
  - Wirkungsweise: Sympathomimetikum, Agonist besonders an Beta$_1$-, weniger an Beta$_2$-Rezeptoren.
  - Dosierung: nach Wirkung über Perfusor.
  - Nebenwirkungen: Tachykardie, Arrhythmie, Hypotension (bei Hypovolämie), Angina pectoris.
  - Kontraindikationen: Obstruktive Kardiomyopathie.
- **Dopamin:**
  - Indikation: Akute Linksherzinsuffizienz, kardiogener Schock. Wirkungsweise: Sympathomimetikum, Agonist an dopaminergen-, Alpha- und Betarezeptoren.
  - Dosierung: nach Wirkung über Perfusor.
  - Nebenwirkungen: Tachykardie, Arrhythmie, Hypertension, Angina pectoris.
  - Kontraindikationen: Obstruktive Kardiomyopathie.
- **Noradrenalin:**
  - Indikation: Schwerste, sonst nicht beherrschbare Schockzustände, bes. septischer und neurogener Schock.
  - Wirkungsweise: Sympathomimetikum, Agonist an Alpha$_1$-, sowie, schwächer, Beta$_1$-Rezeptoren.
  - Dosierung: nach Wirkung über Perfusor.
  - Nebenwirkungen: Hypertension, Bradykardie, Arrhythmie.
  - Kontraindikationen: Obstruktive Kardiomyopathie. Nicht zur Blutdruckkosmetik bei unbehandelter Hypovolämie!
- **Orciprenalin:**
  - Indikation: Akute, das Herzzeitvolumen kompromittierende Bradykardie. Status asthmatikus (dort nicht Mittel der ersten Wahl).
  - Wirkungsweise: Sympathomimetikum, Agonist an Betarezeptoren.
  - Dosierung: 0,05–0,1–0,5 mg i.v.
  - Nebenwirkungen: Tachykardie, Arrhythmie, Hypotension, Tremor, Kopfschmerzen.
  - Kontraindikationen: Obstruktive Kardiomyopathie.
  - Besondere Hinweise: bei Versagen Schrittmachereinsatz!

Pharmakotherapie: Pharmaka zur Therapie von Rhythmusstörungen II.8

- **Atropin:**
  - Indikation: Akute, das Herzzeitvolumen kompromittierende Bradykardie/Bradyarrhythmie.
  - Wirkungsweise: Blockade efferenter vagaler Nervenfasern.
  - Dosierung: 0,5–2,5 mg i.v.
  - Nebenwirkungen: Tachykardie, Arrhythmie, Akkommodationsstörungen, Hyperthermie, Erregung.
  - Kontraindikationen: bei vitaler Indikation: keine. Sonst: Engwinkelglaukom.
  - Besondere Hinweise: bei Versagen Schrittmachereinsatz erwägen!
- **Digoxin:**
  - Indikation: Paroxysmale supraventrikuläre Tachykardie, Vorhofflimmern und Vorhofflattern, Herzinsuffizienz.
  - Wirkungsweise: Positiv inotrope, negativ chronotrope, positiv bathmotrope und negativ dromotrope Wirkung.
  - Dosierung: 0,4–0,6 mg langsam i.v.
  - Nebenwirkungen: Bradykardie bis zum AV-Block, Erbrechen.
  - Kontraindikationen: Bradykardie, AV-Block, Hypokaliämie und Hyperkalzämie. WPW-Syndrom mit gleichzeitigem Vorhofflimmern. Obstruktive Kardiomyopathie.
  - Besondere Hinweise: Langsamer Wirkungseintritt. Bei vorbestehender Digitalisierung Dosisreduktion.
- **Lidocain:**
  - Indikation: Akute, höhergradige bzw. das Herzzeitvolumen kompromittierende ventrikuläre Extrasystolie, besonders bei Myokardinfarkt.
  - Wirkungsweise: Hemmung des Natriumeinstromes in die Zellen, Verkürzung des Aktionspotentials, Verlängerung der Refraktärzeit.
  - Dosierung: 1–1,5 mg/kg KG i.v.
  - Nebenwirkungen: Bradykardie, Asystolie, Kammerflimmern, Hypotension, Herzinsuffizienz, Schwindel, Krämpfe.
  - Kontraindikationen: Bekannte Allergie gegen Lokalanästhetika (Aminoamidtyp.)
  - Besondere Hinweise: Dosisreduktion im Schock und bei Leberinsuffizienz.
- **Phenytoin:**
  - Indikation: Akute, höhergradige bzw. das Herzzeitvolumen kompromittierende ventrikuläre Extrasystolie bei Digitalisintoxikation. Status epilepticus.
  - Wirkungsweise: Hemmung des schnellen Natriumeinstromes, Verkürzung des Aktionspotentials, Verlängerung der Refraktärzeit.
  - Dosierung: 125–250 mg sehr langsam i.v. Dosis gfs. wiederholen.
  - Nebenwirkungen: Hypotonie, Asystolie, Kammerflimmern, Somnolenz.
  - Kontraindikationen: AV-Block, Bradykardie.
- **Propranolol:**
  - Indikation: Supraventrikuläre Tachykardie, Vorhofflimmern, Hyperthyreote Krise.
  - Wirkungsweise: Sympatholytikum, Antagonist an Betarezeptoren.
  - Dosierung: 1 mg sehr langsam i.v. Dosis gfs. bis zu 5mal wiederholen.
  - Nebenwirkungen: Bradykardie, AV-Block, Herzinsuffizienz, Angina pectoris, Hypotension, Bronchospasmus.
  - Kontraindikationen: AV-Block, Sick-Sinus-Syndrom, Herzinsuffizienz, Asthma bronchiale, Phäochromozytom.
- **Verapamil:**
  - Indikation: Supraventrikuläre Tachykardie, Vorhofflimmern und -flattern.
  - Wirkungsweise: Kalziumantagonist.
  - Dosierung: 2,5–5–7,5 mg sehr langsam i.v.
  - Nebenwirkungen: Schwere Bradykardie, AV-Block, Hypotension, Herzinsuffizienz.
  - Kontraindikationen: WPW-Syndrom mit Vorhofflimmern, schwere Herzinsuffizienz, Sick-Sinus-Syndrom, SA-und AV-Block.
  - Besondere Hinweise: Nicht anwenden bei Erfordernistachykardie!

Pharmakotherapie: Antihypertensiva II.9

- **Furosemid:**
  - Indikation: Herzinsuffizienz, Hypertonus, kardiogenes Lungenödem, Niereninsuffizienz, Hyperkaliämie.
  - Wirkungsweise: Venodilatation, sekundär Steigerung der Diurese.
  - Dosierung: 20–80 mg i.v.
  - Nebenwirkungen: Hypotension, Hörstörung, Hypokaliämie, Pankreatitis, Allergie.
  - Kontraindikationen: Bekannte Allergie gegen den Wirkstoff oder Sulfonamide.

- **Nifedipin:**
  - Indikation: Hypertensive Krise, vasospastische Angina pectoris.
  - Wirkungsweise: Kalziumantagonist, Vasodilatation.
  - Dosierung: 10 mg s.l., evtl. Dosis wiederholen; oder: 1–3 mg/Stde. i.v.
  - Nebenwirkungen: Hypotension, Tachykardie, Angina pectoris, Flush.
  - Kontraindikationen: Schwere Herzinsuffizienz, Hypotonie.
  - Besondere Hinweise: Infusion vor Licht schützen.
- **Nitroglyzerin (Glyzeroltrinitrat):**
  - Indikation: Angina pectoris, Myokardinfarkt, kardiogenes Lungenödem, hypertone Krise.
  - Wirkungsweise: Vasodilatation durch NO-Freisetzung.
  - Dosierung: 0,4–0,8 mg s.l. oder: 1–5 mg/Stde. i.v.
  - Nebenwirkungen: Tachykardie, Hypotension, Kopfschmerzen, Flush.
  - Kontraindikationen: Hypovolämer Schock.
- **Urapidil:**
  - Indikation: Hypertensive Krise.
  - Wirkungsweise: Antagonist an postsynaptischen Alpha$_1$-Rezeptoren, Interaktion mit zentralen Serotoninrezeptoren.
  - Dosierung: 12,5–25–50 mg i.v.
  - Nebenwirkungen: Tachykardie, Hypotension.
  - Kontraindikationen: Aortenisthmusstenose.

F 94
Frage 2.7: Lösung A

Zu (A)
Lidocain kommt in der Notfallmedizin bei der Behandlung akuter, höhergradiger bzw. das Herzzeitvolumen kompromittierender ventrikulärer Extrasystolie zum Einsatz.
Zu (B)
Medikamentöse Behandlung der Asystolie ist Adrenalin.
Zu (C)
Der kardiogene Schock erfordert den Einsatz von Katecholaminen.

Zu (D)
Beim kardiogenen Lungenödem kommen, neben Katecholaminen, insbesondere Furosemid und vorlastsenkende Vasodilatantien (Nitrate) zum Einsatz.
Zu (E)
Die schnelle Form des Vorhofflimmern wird medikamentös mittels Digitalis und/oder Verapamil therapiert.

3 Akute Funktionsstörungen des Zentralnervensystems

Schädel-Hirn-Trauma: Einteilung und klinische Symptomatik   III.1

- **Verletzungen der Kopfschwarte:** Isoliert oder als Begleitverletzung. Nicht selten stark blutend.
- **Schädelfrakturen** (Schädeldach, Schädelbasis). Leitsymptom: Schmerz.
- **Offene Schädel-Hirnverletzung:** Eröffnung der Dura. Leitsymptome: Liquorrhoe und Pneumatozele.
- **Hirnödem:** Leitsymptome: anfänglich Unruhe, Verwirrtheit, Erbrechen, Kopfschmerzen, dann Somnolenz, schließlich tiefe Bewußtlosigkeit, fehlende Schutzreflexe, weite, reaktionslose Pupillen, Ateminsuffizienz, Kreislaufdekompensation.
- **Intrakranielle Blutungen** (subdurale, epidurale, intrazerebrale Kontusion) führen als raumfordernde Prozesse ebenfalls zu einer Steigerung des Hirndrucks. Leitsymptome sind Bewußtlosigkeit, ipsilaterale Mydriasis, kontralaterale Hemiparese, aber auch fokale Anfälle, evtl. Druckpuls und Hypertonie als Zeichen des erhöhten Hirndrucks.

Zur Einschätzung des Schweregrades und zur Verlaufskontrolle bei Vorliegen eines SHT hat sich die **Glasgow Coma Scale** bewährt (Tab. 3.1). Werte unter 8 zeigen ein schweres Trauma an. Wichtig ist der Verlauf.

Tabelle 3.1 Glasgow Coma Scale

Zu bewertende Reaktion	Beobachtete Reaktion	Punktzahl
Augen öffnen	spontan	4
	auf Aufforderung	3
	auf Schmerzreiz	2
	kein Augenöffnen	1
Beste sprachliche Antwort	voll orientiert	5
	unvollständig orientiert	4
	verworren	3
	unverständlich	2
	keine	1
Beste motorische Reaktion	adäquat	6
	gezielte Abwehr	5
	ungezielte Abwehr	4
	Beugesynergismen	3
	Strecksynergismen	2
	keine Bewegung	1

Apparative Diagnostik bei Schädel-Hirn-Trauma   III.2

- **Konventionelle Röntgenaufnahmen** von Schädel und Wirbelsäule (Frakturnachweis).
- **Computertomographie** des Schädels.
- **Hirndruckmessung** bei schwerem Trauma bzw. Zeichen der intrakraniellen Drucksteigerung (epidurale, subdurale, intraparenchymale und intraventrikuläre Meßverfahren). Die intraventrikuläre Sonde erlaubt darüber hinaus gegebenenfalls eine intrakranielle Drucksenkung durch Drainage von Liquor.
- **Transkranielle Dopplersonographie:** Erkennung einer drohenden oder manifesten Ischämie.

Präklinische Therapie bei schwerem Schädel-Hirn-Trauma   III.3

- **Ziele:** Sicherung der Vitalfunktionen (Verhinderung des sogenannten Sekundärschadens infolge Hypoxie, Hyperkapnie, Hypotension, Azidose, Ischämie, Hirnschwellung und Hirnödem).
- **Atmung:** Vermeiden von Hypoxie, großzügige Indikationsstellung zur Beatmung. Analgosedierung und Relaxierung zur Vermeidung von Husten und Schmerzreizen. Mäßige Hyperventilation. Keine Ketamingabe ohne Beatmung (Hirndruckanstieg!).
- **Kreislauf:** Blutstillung, Schockbehandlung, v. a. bei Begleitverletzungen, Blutdruck hochnormal halten zur Aufrechterhaltung einer ausreichenden zerebralen Perfusion (Zerebraler Perfusionsdruck = MAP-Hirndruck), Oberkörperhochlagerung 30°, Kopf in Mittellage.

Intensivmedizinische Therapie des manifest erhöhten Hirndrucks   III.4

Das Schädelinnere bildet einen geschlossenen Raum. Dieser Raum wird von 3 Kompartimenten belegt: Gehirn, Blut und Liquor. Nimmt der Inhalt eines dieser Kompartimente zu, oder kommt eine weitere Komponente hinzu (z. B. intrakranielles Hämatom) so droht ein intrakranieller Druckanstieg (Kelly-Monroe-Doktrin). Eine Drucksenkung kann nur durch Verringerung des Volumens der einzelnen Kompartimente erreicht werden.

- **Beatmung:** Intubation, maßvolle Hyperventilation, d. h. $paCO_2$ ca. 30–35 mm Hg zur Vasokonstriktion in gesunden Hirnarealen, adäquate Oxygenierung, d. h. paO_2 80–100 mm Hg. Cave übermäßige Hyperventilation: Gefahr der zerebralen Ischämie.

- **Operative Maßnahmen:** Ausräumung intrakranieller Hämatome, Anlage einer externen Ventrikeldrainage bei Liquoraufstau.
- **Lagerung:** Oberkörperhochlagerung um ca. 20–30°, Kopfstellung in Mittellage zur Sicherung des venösen Abflusses.
- **Kreislauf:** Sicherung eines ausreichenden zerebralen Perfusionsdruckes (ca. 70–80 mm Hg), Gabe von Mannitol (Osmodiurese).
- **Allgemeine Maßnahmen:** Enterale oder parenterale Ernährung, Heparinisierung, Streßulkusprophylaxe. Azidoseausgleich.
- **Senkung des zerebralen Stoffwechsels:** Tiefe Analgosedierung, Normo- bis leichte Hypothermie. Barbiturate hochdosiert nur bei therapierefraktärem Hirndruckanstieg unter engmaschiger Kontrolle von arteriellem Blutdruck und intrakraniellem Druck.

[H 93]
Frage 3.1: Lösung D

Ursachen des Hirndrucks bei schwerem Schädel-Hirn-Trauma:
- perikontusionelles **Ödem** (1)
- **Hypoxie** (2)
- **Hyperkapnie** (3)

Die Therapie eines erhöhten Hirndrucks besteht in der **maßvollen Hyperventilation** (4) mit dem Ziel einer Senkung des intrakraniellen Blutvolumens, sowie einer **adäquaten Oxygenierung** (5), d. h. durch frühzeitige Intubation und Beatmung noch am Unfallort.

[F 94]
Frage 3.2: Lösung A

Zu (A)
Das Computertomogramm (CT) stellt **das bildgebende Verfahren** bei Verdacht auf intrakranielle Drucksteigerung dar, um beispielsweise ein zugrundeliegendes epi- oder subdurales Hämatom zu diagnostizieren.
Zu (B)
Eine lumbale Liquordruckmessung ist nicht üblich, und vermag darüber hinaus nicht die Ursache der Drucksteigerung zu ergründen.
Zu (C)
Die zerebrale Angiographie ist bei V. a. intrakranielle Drucksteigerung infolge Schädel-Hirn-Trauma im allgemeinen nicht indiziert.

Zu (D)
Die Pneumenzephalographie ist heutzutage durch die Computertomographie praktisch völlig verdrängt worden.
Zu (E)
Die Gabe von Mydriatika ist abzulehnen, da bei weiterer Zunahme des Hirndrucks eine **Mydriasis als Alarmzeichen einer möglichen Herniation von Teilen des Gehirns** nicht mehr erkannt wird.

[F 94]
Frage 3.3: Lösung D

Eine mäßige Hyperventilation ($paCO_2$ ca. 30 mm Hg) führt aufgrund einer zerebralen Vasokonstriktion zu einer Abnahme des zerebralen Blutvolumens und damit zu einer Senkung des erhöhten intrakraniellen Drucks. Der Effekt hält jedoch weniger als 24 Stunden an. Eine **exzessive Hyperventilation** ($paCO_2$ <20 mm Hg) ist aufgrund der Ischämiegefahr **kontraindiziert**.

Zerebrovaskuläre Erkrankungen III.5

- **Subarachnoidalblutung (SAB):**
  - **Ursachen:** Häufig rupturierte Aneurysmen der Hirnbasisarterien. Auch traumatische SAB möglich.
  - **Leitsymptome:** Akuter und heftigster Kopfschmerz, Erbrechen, Bewußtseinsstörungen, Pyramidenbahnzeichen, Krampfanfälle, Meningismus. Atemdepression und Kreislaufdysregulation.
  Einteilung nach Hess und Hunt:
  Stadium I: Kopfschmerzen.
  Stadium II: Meningismus.
  Stadium III: Fokales neurologisches Defizit, Somnolenz.
  Stadium IV: Mittelhirnsyndrom.
  Stadium V: Tiefes Koma, Atemstillstand, evtl. Kreislaufdysregulation. Im weiteren Verlauf Gefährdung durch Vasospasmus, Ventrikeltamponade und Rezidivblutung.
  - **Therapie:** Aufrechterhaltung eines normalen Blutdrucks und Sicherung der Atemwege, gfs. Intubation und Beatmung. Sofortige Krankenhauseinweisung mit Notarztwagen zur weiteren Diagnostik (CT/Angiographie). In der Klinik je nach Stadium Aneurysmaclipping, Anlage einer externen Ventrikeldrainage und Gabe von Nimodipin.
- **Hirninfarkt und Hirnblutung:**
  - **Ursachen:** Apoplex: Endzustand einer zerebrovaskulären Ischämie: Zerebrale Mi-

kroangiopathie, Karotisstenose, Vaskulitis, kardiale Embolie. Spontane intrazerebrale Blutung: Zumeist hypertone Massenblutung.
Die Stadieneinteilung berücksichtigt die Dauer der Symptome: TIA <24 Stunden, PRIND <7 Tage.
- **Symptomatik:** Abhängig von der Lokalisation des Infarktes: Karotisstromgebiet: anfangs bewußtseinsklar, Halbseitensymptomatik, evtl. Aphasie. Vertebrobasiläres Stromgebiet: Systematischer Schwindel, Erbrechen, Pupillenstörung, Störung der Augenmotilität. Blutung: Bewußtseinstrübung, Blickwendung der Augen, evtl. Halbseitensymptomatik, Hirndruckzeichen, Gerinnungsstörung.
- **Therapie:** Sauerstoffgabe, Sicherung der Atmwege, gfs. Intubation und Beatmung. Herbeiführung normaler Blutdruckwerte. Heparinisierung und, nach Ausschuß einer intrazerebralen Blutung im Computertomogramm, gegebenenfalls Thrombolyse beim ischämischen Infarkt. Bei raumfordernder Blutung evtl. operative Hämatomausräumung, Mannitol.

4 Stoffwechselkomata

Komaformen bei Diabetes mellitus IV.1

- **Hypoglykämie:**
  - Ursachen: Diätfehler, veränderte körperliche Aktivität, Fehldosierung von Insulin oder oralen Antidiabetika, Wechselwirkung mit anderen Medikamenten.
  - Symptome: s. Tab. 4.1.
  - Therapie: Sicherung der Atemwege, intravenöse Gabe von Glukose (initial z. B. Glukose 50% 20–50ml, dann Glukose 5% langsam nach Labor), weitere Überwachung.
- **Hyperglykämie:**
  - Ursachen: Erstmanifestation eines bis dahin unbekannten Diabetes mellitus, interkurrente Infekte, Unfall, Operation, Schwangerschaft, Fehldosierung von Antidiabetika, Wechselwirkungen mit anderen Pharmaka.

Tabelle 4.1 Differentialdiagnose der diabetischen Stoffwechselentgleisung

Symptom	Koma diabetikum	Hypoglykämischer Schock
Entwicklung	langsam, über Tage	plötzlich, Cave: atypische Hypoglykämie bei langjährigem Verlauf
Hunger	nein	ja
Durst	ja	nein
Muskulatur	hypoton (keine Krämpfe)	eher hyperton, Tremor
Atmung	Kußmaulatmung = regelmäßige, tiefe „große" Atmung bei Vorliegen einer Ketoazidose	oft unregelmäßig
Bulbi	weich	normal
Haut	trocken	feucht
Sonstiges	evtl. Fieber, Bauchschmerzen (Pseudoperitonitis)	evtl. deliranter Zustand Krämpfe, evtl. Bild eines zerebrovaskulären Insults mit neurologischen Defiziten

- **Einteilung:** Man unterscheidet ketoazidotisches und hyperosmolares Koma. Mischformen sind häufig.
- **Symptome:** Beiden Formen gemeinsam ist Polyurie und Polydipsie, Adynamie (verminderte Reflexe), Eintrübung bis zur Bewußtlosigkeit, evtl. begleitende Pseudoperitonitis, Tachykardie, evtl. Hypotonie. Labor: Hyperglykämie, hoher Hämatokrit, evtl. ausgeprägte metabolische Azidose (s. Tab.4.2).
- **Therapie:** Ausgleich des Flüssigkeitsdefizits (ca 1 Liter/h). Das durchschnittliche Flüssigkeitsdefizit liegt bei 6–8 Litern! Unter klinischen Bedingungen: Gabe von Altinsulin (Der Blutzucker sollte dabei nicht schneller als 100 mg%/h gesenkt werden). Evtl. Azidoseausgleich. Korrektur der sich häufig erst nach Insulingabe und Azidoseausgleich demaskierenden Hypokaliämie. Ausgleich der häufigen Hypophosphatämie.

Tabelle 4.2 Differentialdiagnose der Hyperglykämie

Ketoazidotisches Koma	Hyperosmolares Koma
Keine Insulinwirkung mehr, ausgeprägte Ketose (Ketongeruch, Kußmaulatmung)	noch Restinsulinwirkung (Hemmung der Lipolyse)
jüngere, insulinpflichtige Typ-I-Diabetiker	ältere Patienten mit Typ-II-Diabetes
kann innerhalb von Stunden entstehen	Entwicklung häufig über Tage
Blutzucker oft unter 600 mg%	Blutzucker oft über 1000 mg%
Exsikkose	Ausgeprägte Exsikkose

Hepatisches Koma IV.2

- **Ursachen:** Leberzerfallskoma bei fulminanter Virushepatitis, Vergiftung mit Knollenblätterpilzen, Tetrachlorkohlenstoff. Leberausfallskoma als Endzustand einer Zirrhose, bei Shunt-Enzephalopathie, häufig nach Magen-Darm-Blutungen, Infekten, Diätfehlern.
- **Symptomatik:** Foetor hepatikus (süßlich), „flapping" Tremor, Verwirrung, Konzentrationsschwäche, motorische Unruhe, Krämpfe (hepatische Enzephalopathie), evtl. Leberhautzeichen, Aszites, Fieber, Gerinnungsstörungen, Nierenversagen.
- **Therapie:** Sicherung der Atemwege. Evtl. Applikation von Antiepileptika, Zufuhr von Vitamin B_1. Senkung des Ammoniakspiegels durch Hemmung der Darmflora und Ansäuerung des Darminhalts (Lokalantibiotika, Laktulose, Einläufe mit Azetessigsäure). Parenterale Ernährung mit speziellen Lösungen (Glukose als Energieträger, Zufuhr eines erhöhten Anteils an verzweigtkettigen Aminosäuren). Ulkusprophylaxe (z.B. Ranitidin). Bei Gerinnungsstörungen PPSB-Komplex oder Frischplasma. Cave: zu rasche Aszitesausschwemmung. Bei gleichzeitiger Niereninsuffizienz evtl. Hämofiltration, Hämodialyse. Gegebenenfalls Lebertransplantation erwägen (z.B. Paracetamolintoxikation).

Urämisches Koma IV.3

- **Ursachen:** Akutes Nierenversagen oder Dekompensation einer vorbestehenden Niereninsuffizienz.
- **Symptome:** Folgen der Retention harnpflichtiger Substanzen, von Flüssigkeit und Elektrolyten: Foetor uraemikus (urinartig), Bewußtseinstrübung bis hin zum Koma, evtl. Krämpfe, Muskelschwäche, Dyspnoe („fluid lung", Lungenödem), Hypertonie, Tachykardie, evt. Arrythmien (Hyperkaliämie).
- **Therapie:** Notarzt: Sicherstellung der Vitalfunktionen und entsprechendes Monitoring. Keine Flüssigkeitsgabe (Infusion), evtl. Vorlastsenkung. Klinik: Dialyse, Korrektur der Elektrolytentgleisung.

Hyperthyreotes Koma   IV.4

- **Ursachen:** Zumeist Jodexposition bei vorbestehender Hyperthyreose, Infekte, OP der Schilddrüse, seltener Autoimmunprozesse.
- **Symptome:** Tachykardie, tachykarde Rhythmusstörungen, Hyperthermie, Erbrechen, Diarrhoe, Schwitzen, Hypertension, später Hypotension bis zum Schock (relative Nebenniereninsuffizienz), Unruhe, Verwirrtheit, Koma.
- **Therapie:** Sicherung der Atemwege, Sauerstoffgabe, gegebenenfalls Intubation und Beatmung. Thiamazol bis zu 240 mg/Tag. i.v. Hydrokortison 300 mg/Tag i.v. Propranolol nach Wirkung. Gegebenenfalls Sedierung (Diazepam). Temperatursenkung durch physikalische Maßnahmen. Volumensubstitution, parenterale Ernährung. Falls darunter keine Besserung: Plasmapherese oder Hämoperfusion, nötigenfalls Schilddrüsenresektion.

Hypothyreotes Koma (Myxödem)   IV.5

- **Ursachen:** Exazerbation einer Hypothyreose durch Streß, OP, Infekt, Hypothermie.
- **Symptome:** Bradykardie, Hypotonie, Ateminsuffizienz, Hypothermie, Koma.
- **Therapie:** Sicherung der Atemwege, gegebenenfalls Intubation und Beatmung. L-Thyroxin 300–500 µg i.v. Gegebenenfalls passagerer Herzschrittmacher. Langsame Temperaturanhebung. Hydrokortison 100–200 mg/Tag i.v.

Akute Nebenniereninsuffizienz (Addison-Krise)   IV.6

- **Ursachen:** Exazerbation einer vorbestehenden Nebenniereninsuffizienz durch OP, Streß oder Infekt. Operative Nebenniereentfernung. Abruptes Absetzen einer Kortikosteroidmedikation.
- **Symptome:** Hypotonie bis zum Schock. Pseudoperitonismus. Erbrechen, Muskelschwäche, Hypothermie, Oligurie, Somnolenz, Koma.
- **Therapie:** Sicherung der Atemwege, gegebenenfalls Beatmung. Volumensubstitution. Hydrocortison 300–500 mg i.v. Parenterale Ernährung. Gegebenenfalls Aldosteron 1 mg i.v., sowie Katecholamingabe.

[H 93]
Frage 4.1: Lösung E

Keinesfalls darf ohne Kontrolle des Blutzuckers **initial** bei bewußtlosen Diabetikern „blind" **Insulin** injiziert werden, da eine bestehende Hypoglykämie hierdurch noch verstärkt würde. Aber auch bei gesichertem hyperosmolarem hyperglykämischem Koma muß zuallererst eine Sicherung der Vitalfunktionen vorgenommen werden. D.h. zuallererst sind die Atemwege zu sichern, gegebenenfalls muß der Patient intubiert und beatmet werden. Sodann erfolgt die intravenöse Flüssigkeitssubstitution mittels kristalliner Lösungen, da zumeist eine exzessive Hypovolämie besteht.
Zur Insulingabe: Man strebt keine rasche Senkung des Blutzuckers in den Normbereich an, sondern den allmählichen Angleich unter **regelmäßiger Kontrolle** des aktuellen Blutzuckers, der Serumosmolarität, des Säure-Basen-Haushalts und des Serumkaliumspiegels (Kalium-Shift in die Zelle).

[F 94]
Frage 4.2: Lösung A

Zu (A) KUSSMAULATHUNG
Die Azidoseatmung ist typisch für eine metabolische Azidose, z.B. bei Coma uraemicum. Sie dient der respiratorischen Kompensation der metabolischen Azidose.
Zu (B)
Beim hypoglykämischen Koma droht eher ein Atemstillstand infolge Krampfanfalls.
Zu (C)
Barbiturate führen zur Hypoventilation oder zum Atemstillstand.
Zu (D)
Das hypothyreote Koma (Myxödemkoma) ist ebenfalls durch eine Hypoventilation gekennzeichnet.
Zu (E)
Eine akute **leichte** Alkoholintoxikation bewirkt keine wesentliche Veränderung des Atemmusters.

5 Spezielle Notfallsituationen

Versorgung von polytraumatisierten Patienten V.1

- **Definition des Polytraumas:** Verletzung mehrerer Organsysteme oder Extremitäten, wobei wenigstens eine dieser Verletzungen lebensbedrohlich ist (Bsp. Thoraxtrauma und Schädel-Hirn-Trauma).
- **Leitsymptome:** Ateminsuffizienz, Schock.
- **Therapie:**
  - Allgemein: Absicherung der Unfallstelle, Feststellen des Unfallhergangs, v. a. der Anzahl und Schwere der Verletzten, Meldung an die Leitstelle (evtl. Anforderung weiterer Notärzte, Rettungswagen, Hubschrauber, Feuerwehr). Bewerten des Verletzungsmusters, fachgerechte technische Rettung in Zusammenarbeit mit der Feuerwehr. Dokumentation aller Vitalparameter und durchgeführten Maßnahmen auf dem Einsatzprotokoll.
  - Atemwege: Großzügige Indikationsstellung zur Narkoseeinleitung (Schmerz- und Streßausschaltung), Intubation und kontrollierten Beatmung. Legen einer Thoraxdrainage beim (Spannungs)pneumothorax.
  - Kreislauf: Stillung äußerer Blutungen, Reposition grob fehlgestellter Frakturen, adäquater Volumenersatz (großvolumige Venenzugänge).
  Transport: Geeignetes Rettungsmittel, nächstgeeignete Klinik unter laufender Überwachung von Vitalparametern (RR, Puls, Sauerstoffsättigung, EKG, Bewußtseinslage).

Rippenserienfraktur V.2

- **Pathomechanismus:** Paradoxe Atmung (Einsinken der Thoraxwand bei Inspiration, Vorwölbung bei Expiration), Pendelatmung, häufig zusätzlich begleitende Lungenkontusion und Hämatothorax.
- **Symptome und Befunde:** Druckschmerz, Thoraxkompressionsschmerz, paradoxe Atmung, Dyspnoe, Tachykardie, Zyanose.
- **Therapie:** Suffiziente Schmerzbekämpfung, frühzeitige Intubation, Beatmung mit PEEP. Nur bei geringem Umfang der Verletzung und Fehlen von Begleitverletzungen reichen halbsitzende Lagerung auf der verletzten Seite, Sauerstoffgabe und Analgesie aus.

Spannungspneumothorax V.3

- **Pathomechanismus:** Primär Lufteintritt in den Pleuraraum durch ein Lungen- oder Luftwegstrauma bzw. ein offenes Thoraxtrauma. Ventilmechanismus: die inspiratorisch in die Thoraxhöhle gelangte Luft kann exspiratorisch nicht entweichen. Somit ständige Zunahme der Luft im Pleuraraum. Konsekutiv Kompression der Restlunge und Mediastinalverschiebung.
- **Symptome und Befunde:** Dyspnoe, Schmerzen, eingeschränkte Atemexkursion, hypersonorer Klopfschall und abgeschwächtes Atemgeräusch der betroffenen Seite. Unruhe, Dyspnoe, Zyanose, Tachykardie und Hypotension bis zum Herzkreislaufstillstand sowie obere Einflußstauung, Anstieg des zentralen Venendrucks.
- **Therapie:** Oberkörperhochlagerung, sofortige Entlastung durch Punktion an der Rippenoberkante zwischen dem 2./3. und 4./5. ICR in der mittleren Axillarlinie. Anlage einer Thoraxsaugdrainage oder eines Tiegelventils (ermöglicht den Austritt von Luft aus dem Pleuraraum, ohne Luft einzulassen). Sauerstoffgabe bzw. Beatmung.

Vergiftungen V.4

- **Allgemeine Grundsätze zur Therapie von Vergiftungen:**
  Präklinisch zumeist nur symptomatische Therapie möglich und sinnvoll:
  - Sicherung der Vitalfunktionen.
  - Primäre Giftelimination: Provoziertes Erbrechen (Kontraindikationen: Vergiftungen durch Säuren, Laugen, Schaumbildner, Kohlenwasserstoffe. Bewußtseinstrübung), Magenspülung, Giftadsorption durch Medizinalkohle, forcierte Diarrhoe durch Natriumsulfat.
  - Giftasservierung.

– Transport in die Klinik.
– Wichtig: Eigenschutz der Helfer beachten!
- **Ethanol:**
Symptome: Initial Erregungsstadium mit Pupillenerweiterung und gesteigerter Atmung, bei weiterer Überdosierung Toleranzstadium (Schlaf, enge Pupillen), im weiteren Verlauf Koma, Mydriasis, sowie zentrale Atemlähmung. Gefahr der Unterkühlung, Hypoglykämie, Hypovolämie (infolge Polyurie), Azidose und Aspiration.
Therapie: Sicherung der Atemwege, gegebenenfalls Intubation und Beatmung, Schutz vor Unterkühlung. Blutzuckerbestimmung, gegebenenfalls Glukoseinfusion. Azidoseausgleich. Bei Bewußtlosen nach Intubation Magenspülung. Bei schwerster Kreislaufinsuffizienz Dialyse. Cave: Verkennung einer Mischintoxikation, eines zerebralen Traumas, oder einer Epilepsie.
- **Methanol:**
Pathomechanismus: Methanol wird in der Leber zu Formaldehyd und dann weiter zu Ameisensäure abgebaut (maximale Blutspiegel erst nach 2–3 Tagen). Die Toxizität beruht somit hauptsächlich auf der metabolischen Azidose.
Letaldosis: 30–100 ml, entsprechend 0,5–1 Promille.
Symptome: Kopfschmerzen, Unruhe, abdominelle Schmerzen, Sehstörungen, bis zur Erblindung, Krämpfe, Koma.
Therapie: Sicherung der Atemwege, dann Magenspülung. Azidoseausgleich, zur Hemmung des Methanolabbaus Ethanolinfusion bis zu einem Serumspiegel von 1 Promille, gleichzeitig Hämodialyse. Gabe von Folsäure. Schutz vor Lichteinwirkung.
- **Alkylphosphate:**
Alkylphosphate sind irreversible Hemmstoffe der Azetylcholinesterase. Dadurch kumuliert die endogene Substanz Azetylcholin im Körper und führt zu einer cholinergen Krise. Verlauf unbehandelt oftmals tödlich. Giftaufnahme perkutan, peroral und über die Schleimhäute.
Bekannteste Substanz: Parathion (Handelsname E 605).
Symptome: Atemlähmung, Salivation, Bronchospasmus, Brady- oder Tachykardie, Muskelkrämpfe, Erbrechen, Urin- und Stuhlabgang, Unruhe oder Krämpfe.
Therapie: Selbstschutz beachten: Handschuhe, Beatmung nur mittels Atembeutel und Maske, dann Intubation, Beatmung mit 100% Sauerstoff. Absaugen des in großen Mengen anfallenden Bronchialsekrets. Venöser Zugang. Atropinsulfat bis die Salivation abnimmt. Giftelimination nach Intubation mittels Magenspülung und Gabe von Aktivkohle sowie Natriumsulfat. Spezifische Antidota wie Obidoxim, ein sog. Cholinesterasereaktivator, sind in ihrer Bedeutung zweitrangig und bei bestimmten Alkylphosphaten (Dimethoat, Handelsname Roxion) unter Umständen sogar schädlich. Weiterführung der Atropingabe in der Klinik notfalls über Tage hinweg. Ferner Hämoperfusion, die die Elimination des Giftes dramatisch beschleunigt. Bikarbonatgabe nach Laborwerten.
- **Digitalis:**
Symptome: Herzrhythmusstörungen aller Art, gastrointestinale Störungen (Übelkeit, Erbrechen, Diarrhoe), ZNS: Müdigkeit, Muskelschwäche, Kopfschmerzen, Grün-Gelb-Sehen, Verwirrtheit, psychotische Zustände.
Therapie: Magenspülung, Natriumsulfatgabe, bei schweren Intoxikationen Digitalisantikörper, symptomatisch Antiarrhythmika (Phenytoin), evtl. Herzschrittmacher. In der Klinik: Hämoperfusion, Kaliumsubstitution.
Bei Digitoxin: Cholestyramingabe zur Unterbrechung des enterohepatischen Kreislaufs.
- **Drogen:**
Cannabisderivate, Halluzinogene, Amphetaminderivate, Kokain und Opiate. Nicht selten Mischintoxikationen (z.B. Kombination mit Barbituraten, Alkohol).
Symptome: Psychische Störungen (Affektstörungen, Denkstörungen, Wahrnehmungsstörungen, Antriebsstörungen, Bewußtseinsstörungen, im Intervall sog. Nachhallpsychosen oder Entzugssymptomatik). Opiatintoxikation: Hypotonie, Bradykardie, Magen-Darm-Atonie. Sympathomimetisch wirkende Substanzen (Halluzinogene, Weckamine): Mydriasis, Hypertonie, Tachykardie, Schwitzen. Zusätzlich Atemstörungen bis zum Atemstillstand.
Therapie: Sicherung der Vitalfunktionen, provoziertes Erbrechen bei oraler Aufnahme bei Nicht-Bewußtlosen. Gegebenenfalls bei Erregungszuständen Diazepam, Haloperidol, Promethazin. Bei Sympathikusstimulation oder starker Entzugssymptomatik: Propanolol, Clonidin, Clomethiazol.
Bei Opiatintoxikation: Naloxon i.v. nach Wirkung (Atmung, Blutdruck). Bei Heroinlungenödem: Diuretika und Kortikoide (inhalative und intravenöse Gabe).

- **Knollenblätterpilz (Amanita phalloides):**
Giftstoffe: Phalloidin und Amanitin.
Symptomatik: Latenzphase von ca. 6 Stunden. Anschließend gastrointestinale Phase (Erbrechen, Diarrhoe), verursacht durch Phalloidin. Nach 12–48 Stunden tritt infolge der Wirkung des Amanitins eine akute Leberdystrophie mit schwerster Gerinnungsstörung und Ikterus auf. Ferner besteht die Gefahr eines akuten Nierenversagens und Hirnödems.
Giftnachweis: Blaufärbung von Pilzresten durch Zusetzen von 20% Salzsäure, ferner direkter Nachweis von Amanitin (RIA) im Blut oder Urin.
Therapie: In den ersten 24 Stunden: Erbrechen, Gabe von medizinischer Kohle, Auslösen einer forcierten Diarrhoe, auch wenn der Patient bereits in der gastrointestinalen Phase ist. Penicillin G und Silibilin i.v. zur Verhinderung der hepatischen Aufnahme des Giftes. Forcierte Diurese, besser Hämoperfusion oder -filtration. Parenterale Ernährung mit hohem Glukoseanteil. Therapie der Gerinnungsstörung mit Frischplasma, Antithrombin III und Heparin. Neuer Therapieansatz: Frühzeitige Lebertransplantation.
- **Kohlenmonoxid:**
Ursache: Autoabgase (suizidal, aber auch akzidentiell), defekte Heizanlagen, Schwelbrände.
Symptome: Hellrotes Hautkolorit, Übelkeit und Erbrechen, delirantes Erscheinungsbild, Bewußtseinstrübung, Krämpfe, metabolische Azidose, Schock, Atemstillstand.
Therapie: Selbstschutz beachten. Entfernen des Patienten aus der Gefahrenzone, reine Sauerstoffatmung, ggf. Beatmung, gegebenenfalls hyperbare Oxygenierung (beschleunigt die CO-Elimination).
- **Paracetamol:**
Pathomechanismus: Oxidativer Abbau von ca. 5% der eingenommenen Menge zu N-Azetyl-p-Benzoquinonimin. Nach Erschöpfung körpereigener hepatischer Inaktivatoren (Glutathion) bindet der Metabolit an hepatische Zellbestandteile und schädigt diese bis hin zur Lyse. Letaldosis: 10 g.
Symptome: Nach einigen Stunden: Übelkeit und Erbrechen oder aber: Latenzphase von bis zu 24 Stunden und anschließend Erbrechen, abdominelle Schmerzen, besonders im rechten Oberbauch, Zeichen der akuten Leberdystrophie mit Ikterus, Hypoglykämie, schwerster Gerinnungsstörung, metabolischer Azidose und Nierenversagen.
Therapie: Magenspülung, Medizinalkohle, forcierte Diarrhoe.

Spezifisches Antidot: N-Acetyl-Cystein. Intravenöse Glukosezufuhr. Azidoseausgleich. Therapie der Gerinnungsstörung (Antithrombin III, Heparin, Frischplasma). Gegebenenfalls Hämodialyse. Bei schwerster Intoxikation: Lebertransplantation.
- **Pflanzengifte:**
Atropin, Scopolamin in Tollkirsche (Atropa belladonna), Stechapfel (Datura stramonium), Bilsenkraut (Hyoscyamus niger), Alraune (Mandragora officinalis). Symptome: Mydriasis, Akkommodationslähmung, Tachykardie, Blutdruckanstieg, Mundtrockenheit, Fieber, evtl. Atemlähmung. Bei Atropin: zentrale Erregung, bei Scopolamin: zentrale Dämpfung.
Therapie: Magenspülung, Fiebersenkung, ggf. Beatmung. Physostigmin (zentral wirksames Cholinergikum).
- **Reizgase:**
Ursachen: Unfälle in der chemischen Industrie, Brände (Brandgase). Abhängig von ihrer Wasserlöslichkeit wirken Reizgase toxisch auf die Schleimhäute des Respirationstrakts. Reihenfolge nach abnehmender Wasserlöslichkeit, d.h. zunehmender Schädigung der kleinsten Atemwege und Alveolen: Ammoniak, Chlorwasserstoff, Formaldehyd, Isozyanat, Chlorgas, Schwefeloxide, Nitrosegase, Ozon, Phosgen.
Symptome: Reizung der Augen und Schleimhäute, Laryngospasmus und Atemstillstand, toxisches Lungenödem, oft nach einer Latenzphase (bis zu 48 h).
Therapie: Sofortige Entfernung des Patienten aus der Gefahrenzone (Eigenschutz beachten!), Sedierung, Sauerstoffgabe (ggf. Beatmung), Kortikoidspray 2 Hübe alle 3 Minuten bei Lungenödem, evtl. Kortikoide i.v.
- **Thallium:**
Symptome: Atemlähmung, Pneumonie, Lungenödem, Gefäßspasmen, Hypertonie, Obstipation, Anurie, Haarausfall.
Therapie: Magenspülung mit 2% Na-thiosulfat, Antidotum Thallii Heyl (oral). Weiter Elektrolytsubstitution, forcierte Diurese, evtl. Dialyse, forcierte Diarrhoe. Diazepam bei Krämpfen, Atropin bei Koliken.
Spätfolgen der Intoxikation: Polyneuritische Lähmungen, Sehstörungen bis zur Erblindung, Schmerzen, Demenz.
- **Zyanide (Blausäure):**
Ursachen: Vergiftung durch Brandgase, Industrieunfälle, Einnahme von Bittermandeln (vitale Gefährdung: 1 Mandel/kg KG).
Mechanismus: Blockierung der Zytochromoxidase, sog. inneres Ersticken.

Symptomatik: Bittermandelgeruch, Atemnot bei rosigem Aussehen, Übelkeit und Erbrechen, Krämpfe, Atemstillstand. Vergiftung kann innnerhalb weniger Minuten zum Tod führen.
Therapie: Eigenschutz: Bei Reanimation keine Mund-zu-Mund-Beatmung! Proboziertes Erbrechen (nur bei Pat. mit erhaltenem Bewußtsein). Sicherung der Atemwege, Beatmung mit 100% Sauerstoff. Magenspülung. 4-DMAP i.v. (Ziel: Methämoglobinbildung), Natriumthiosulfat i.v. (Ziel: Inaktivierung des Zyanids durch Rhodanidbildung). Azidoseausgleich.

F 94
Frage 5.1: Lösung C

Zu (1)
Bei der Knollenblätterpilzvergiftung wird nach ca. 6–24 h eine gastroenteritische Phase und nach ca. 12–48 h eine hepatorenale Phase (Leber-und Nierenversagen, Gerinnungsstörungen) beobachtet.
Zu (2)
Nach der Pilzmahlzeit tritt typischerweise eine **Latenzphase** von mehreren Stunden Dauer auf.
Zu (3)
Die Hämoperfusion dient der sekundären Toxinelimination. Dieses Verfahren hat die Letalität des Krankheitsbildes in den letzten Jahren gesenkt. Bei besonders schwerer Symptomatik ist eventuell eine Lebertransplantation lebensrettend.

H 94
Frage 5.2: Lösung B

Die Blausäurevergiftung bewirkt eine Hemmung der Atmungskette in der Zelle (Hemmung der Zytochromoxidase): Es resultiert letztendlich ein „inneres Ersticken" bei normalem Sauerstoffgehalt des arteriellen Blutes.
Antidottherapie der Zyanidvergiftung:
- Im 1. Schritt rasche **Umwandlung des Oxyhämoglobins in Methämoglobin.** Dieses bindet die Zyanide, die ihrerseits nicht mehr an die Enzyme der „Atmungskette" im Zellinneren binden können.
- Im 2. Schritt **Umwandlung des Zyanids** in das wasserlösliche, ungiftige **Rhodanid,** welches den Körper über die Nieren verläßt.

Zu (A)
4-DMAP ist ein Methämoglobinbildner und **Mittel der Wahl bei der schweren Zyanidintoxikation.** Dosis: 3–4 mg/kg KG i.v.
Zu (B)
Dimercaprol ist ein sog. Chelatbildner. Sein Einsatzgebiet sind bestimmte Schwermetallvergiftungen, z. B. Intoxikationen durch Gold, Silber, Mangan, Kupfer, sowie anorganisches Quecksilber.
Zu (C)
Natriumthiosulfat bewirkt die beschleunigte Umwandlung von Zyanid in ungiftiges Rhodanid. Bei schwerer Intoxikation soll die Gabe von Natriumthiosulfat erst nach der Gabe von 4-DMAP erfolgen (langsamer Wirkungseintritt).
Zu (D)
Die Beatmung mit reinem Sauerstoff ist bei jeder schweren Intoxikation indiziert.
Gerade bei der Antidottherapie einer Zyanidintoxikation muß versucht werden, einen möglichst hohen Anteil an oxygeniertem Hämoglobin zur Verfügung zu stellen, da ein Teil des Hämoglobins in Form von Methämoglobin vorliegt, welches keinen Sauerstoff binden kann.
Zu (E)
Amylnitrit bewirkt wie 4-DMAP eine Methämoglobinbildung, ist jedoch in seiner Wirkung als zu unsicher zu bezeichnen. In Deutschland ist diese Substanz nicht gebräuchlich.

Therapie chronischer Schmerzen

0 Definition

Definition Schmerz 0.1

Schmerz ist eine unangenehme Sinnes- und Gefühlswahrnehmung, die mit einer wirklichen oder möglichen Gewebeschädigung einhergeht. Schmerzen müssen demnach nicht notwendigerweise eine organische Ursache haben.
Schmerzen, die *weniger als 6 Monate* bestehen, werden definitionsgemäß als **akut** bezeichnet. **Chronisch**e Schmerzen dauern *länger als 6 Monate* an.
Man fand in den letzten Jahren gewisse Risikoprofile von Patienten heraus, die an der Chronifizierung beteiligt sind:
1. früher durchgemachte Krankheitsereignisse,
2. starke körperliche Belastung am Arbeitsplatz,
3. diffuses Schmerzbild,
4. depressiv, ängstliche Persönlichkeit,
5. Vermeidungsverhalten, nicht verbale Ausdrucksformen, Durchhaltestrategien und Ignorieren.

Nomenklatur gängiger Schmerzbegriffe 0.2

1. **Allodynie:**
   Schmerzauslösung durch Reize, die normalerweise keine Schmerzen verursachen.
2. **Dysästhesie:**
   Unangenehme und abnorme Empfindung auf Reize. Die Allodynie ist eine schmerzhafte Dysästhesie.
3. **Analgesie:**
   Keine Schmerzwahrnehmung trotz schmerzhaftem Reiz.
4. **Anaesthesia dolorosa:**
   Schmerzwahrnehmung in einem sonst gefühllosen Gebiet.
5. **Hyper- und Hypopathie:**
   Begriff für überschießende oder mangelhafte Reaktion auf schmerzhafte wie auch nichtschmerzhafte Reize.
6. **Hyper- und Hypalgesie:**
   Begriff für überschießende oder mangelhafte Schmerzempfindung auf schmerzhafte Reize.
7. **Kausalgie:**
   Kausalgie ist gekennzeichnet durch Allodynie, Hyperpathie mit brennendem Schmerzcharakter aufgrund einer Nervenschädigung.

H 93
Frage 0.1: Lösung D

Zu (1)
Die schmerzauslösende Ursache tritt immer stärker in den Hintergrund. Andere schmerzerhaltende Bedingungen („sekundärer Krankheitsgewinn") erhalten den Schmerz.
Zu (2)
Selbstverständlich können fortschreitende Krankheitsprozeße ursächlich eine Schmerzverstärkung und eine Chronifizierung bewirken.
Zu (3)
Ein Zusammenhang zwischen ernährungsbedingter Abnahme der endogenen Opioide im ZNS und Chronifizierung von zunächst akuten Schmerzen ist nicht bekannt.
Zu (4)
Pathologische Arzt-Patient-Interaktion, überwiegend somatisch ausgerichtetes Krankheitsverständnis von Arzt und Patient und ärztliches Handeln in Diagnostik und Therapie können Faktoren bei der Chronifizierung von Schmerzen darstellen.

1 Physiologie und Pathophysiologie

Einteilung nach pathogenetischen Gesichtspunkten I.1

Schmerzreize werden zunächst durch afferente Fasern des peripheren Nervensystems durch die Hinterwurzel in die Hinterhörner des zentralen Nervensystems geleitet. Nach Umschaltung auf das zweite Neuron im Hinterhorn kreuzen Schmerzreize in der Commissura anterior zur Gegenseite hinüber und gelangen hier als **Tractus spinothalamicus** nach kranial in den **Nucleus ventralis posterolateralis des Thalamus.** Vom Thalamus führt das dritte Neuron zum **sensorischen Kortex** in der Postzentralwindung des parietalen Lappens.
Auf der gesamten Wegstrecke kann es zu Störungen kommen, so daß sich die im Folgenden beschriebene Einteilung der Schmerzentstehung nach anatomischen und pathogenetischen Kriterien bewährt hat.

Frage 1.1: Lösung B

Zu (A)
Der Tractus spinocerebellaris posterior gehört mit dem Tractus spinocerebellaris anterior zum Seitenstrang; er leitet propriozeptive Erregungen aus der Columna thoracica derselben Seite und kreuzt in der Medulla oblongata zur Gegenseite zur Kleinhirnrinde.
Zu (B)
Neben Erregungen durch Schmerzrezeptoren leitet das Vorderseitenstrangsystem Temperatur- und grobe Druck- und Berührungsreize zentralwärts.
Zu (C)
Die Pyramidenbahn ist ein absteigendes System und vermittelt Willkürmotorik.
Zu (D)
In der Formatio retikularis der Medulla oblongata und den bulbären Abschnitten der Pons liegen Strukturen, die zusammengefaßt als medulläres bzw. rhombenzephales Kreislaufzentrum bezeichnet werden. Dieses Zentrum ist verantwortlich u.a. für den sogenannten Ruhetonus der Gefäße über sympathische und parasympathische Bahnen.
Zu (E)
Das Centrum ciliospinale ist das vegetative Zentrum im Rückenmark C_8-Th_2. Bei Verletzungen in diesem Bereich tritt das sogenannte Horner-Zeichen auf.

Nozizeptorschmerz   1.2

> Nozizeptoren sind freie Nervenendigungen, die in fast allen Organen vorkommen. Nozizeptoren der Haut sprechen besonders auf mechanische und Hitzereize an. Viszerale Nozizeptoren können z.B. durch Kontrakturen der Hohlorgane oder Ischämien erregt werden. Normalerweise werden nur starke Reize, die z.B. eine Überforderung eines Gelenkes nach sich ziehen, als Schmerz „alarm" umgesetzt, es sei denn es ist zu einer sogenannten Sensibilisierung gekommen. Traumatische, entzündliche oder immunologische Faktoren können Schmerz- und Entzündungsparameter freisetzen wie *Prostaglandine, Histamin, Bradykinin, Interleukin-1 oder Säurekationen.* Hierdurch kann die Reizschwelle der Nozizeptoren absinken, so daß keine oder minimale Reize Schmerzen verursachen können. Diesen Vorgang nennt man **Sensibilisierung**. Bei entzündlichen Veränderungen kann es darüber hinaus zur **Rekrutierung** von unter physiologischen Bedingungen stummen nozizeptiven afferenten Neuronen kommen. Nozizeptoren können Neuropetide wie *Substanz P* oder *Calcitonin Gene Related Peptide* freisetzen, die in der Peripherie zu einer Vasodilatation, Steigerung der Gefäßpermeabilität und zellulären Reaktionen führen. Diese neurosekretorische Reaktion wird auch als **neurogene Entzündung** bezeichnet.
> **Peripher wirksame Analgetika** wirken u.a. über die Beeinflussung o.g. Mediatoren. Am besten untersucht ist die *Hemmung der Prostaglandinsynthese* durch Acetylsalicylsäure. Wahrscheinlich hemmen die peripheren Analgetika auch direkt die neurale Erregungsbildung am Nozizeptor.

Frage 1.2: Lösung C

Zu (A)
Die Substanz P ist u.a. in afferenten Schmerzfasern und im Gehirn enthalten und wird durch Aktivierung der Fasern freigesetzt.
Zu (B)
Prostaglandine „sensitivieren" die Schmerzfasern und bewirken dadurch eine Senkung der Reizschwelle von Nozizeptoren.
Zu (C)
Calcium spielt z.B. bei der Muskelaktivität eine Rolle.
Zu (D)
Bradykinin ist ein schmerzinduzierender Entzündungsmediator.
Zu (E)
Kationen (positiv geladene Teilchen z.B: $H^{\oplus}$) gelten als chemischer Schmerzreiz.

Frage 1.3: Lösung B

Zu (1)
Die Sensibilisierung von Nozizeptoren meint das Absinken der Reizschwelle der Nozizeptoren z.B. durch Entzündungsmediatoren wie die Prostaglandine. Dieser Mechanismus wird vor allem bei der primären Hyperalgesie verantwortlich gemacht. Als primäre Hyperalgesie bezeichnet man die verstärkte Schmerzwahrnehmung auf mechanische oder thermische Reize, die auch normalerweise einen Schmerzreiz darstellen.
Zu (2)
Als sekundäre Hyperalgesie bezeichnet man eine erhöhte Schmerzempfindlichkeit auf normalerweise nicht schmerzhafte mechanische Reize,

aber nicht auf thermische Reize. Dabei spielt eine periphere Sensibilisierung des nozizeptiven Systems keine Rolle. Es kommt zu einer zentralen Sensibilisierung der schmerzleitenden Neurone z.B. im Hinterhorn und einer Unterfunktion der zentralnervösen Hemmungssysteme.

Zu (3)
Eine erhöhte Nervenleitgeschwindigkeit der nozizeptiven Afferenzen ist kein Mechanismus für eine Hyperalgesie. Rein theoretisch würde der Schmerzreiz zwar schneller zentralwärts geleitet. Warum dieser jedoch verstärkt wahrgenommen werden soll, begründet der genannte Mechanismus nicht.

Zu (4)
Schmerzhemmungen aus den Headschen Zonen existieren nicht. Deshalb kann ein Nachlassen auch keine Hyperalgesie bewirken.

Zu (5)
Verstärkte synaptische Übertragungsmechanismen an der motorischen Endplatte spielen bei der Hyperalgesie keine Rolle.
Durch Hemmung der Cholinesterase z.B. durch Succinylcholin wird die Transmittereinwirkung von Acetylcholin verlängert. Dieser verstärkte synaptische Übertragungsmechanismus führt subsynaptisch zu einer Depolarisation und folglich zur sogenannten depolarisierenden Muskelreaxation.

Neuropathischer Schmerz **I.3**

Neuropathische Schmerzen entstehen durch direkte Schädigung des peripheren Nerven. Kompression, Nervendurchtrennung und metabolische Faktoren (Diabetes, Alkohol etc.) sind die wichtigsten schädigenden Faktoren.
Bei länger andauernder Schädigung kommt es zu abnormalen und **ektopen Erregungen** der betroffenen Nervenfasern. Dabei bleibt die Störung nicht am Ort der Schädigung, sondern breitet sich langsam zur Peripherie und zum Rückenmark aus. Bei dieser **axonalen Signalausbreitung** wirken elektrische wie auch nicht elektrische Phänomene mit. Der nicht elektrische axonale Transport arbeitet mit einer Geschwindigkeit zwischen 1 und 400 mm/Tag. So verändert sich die Proteinsynthese und -verteilung innerhalb des Neurons.

Schmerzen durch Fehlsteuerung **I.4**

Nozizeptoren können auch durch Fehlregulation umgebender Gewebe erregt werden wie durch **abnormale Muskelkontraktion, vaskuläre Störungen oder sympathische Fehlsteuerung.** Lokale schmerzhafte **Tonuserhöhungen** nennt man *Myogelosen*, sie sind elektromyographisch (EMG) stumm. Wahrscheinlich werden diese durch lokal chemische Reize ausgelöst und unterliegen keinen neuronalen Befehlen. Andere Verspannungen gehen mit einem deutlich erhöhten EMG Signal einher und sind abhängig von einer zentral nervösen Kontrolle.
Zwischen Muskeltonus und Schmerz kann es zu einem sogenannten **Circulus vitiosus** kommen: *Erregung der alpha- Motoneurone läßt den Muskeltonus ansteigen, wodurch die Nozizeptoren des Muskels, der Sehenenansätze und Gelenke aktiviert werden. Afferente Schmerzfasern können über einen Fremdreflex auf Rückenmarksebene zu einer weiteren Erregungssteigerung oder -fortsetzung des alpha-Motoneurons führen.* Diese Hypothese wird für viele Rückenschmerzen oder Spannungskopfschmerzen verantwortlich gemacht.
Fehlregulation des sympathischen Nervensystems soll bei der sympathischen Reflexdystrophie (M. Sudeck) und bei der Kausalgie (s.o. unter Definition) die entscheidende pathogenetische Rolle spielen. Dabei soll sich durch chronische Erregung afferenter Neurone z.B. nach Trauma die Verarbeitung auf Rückenmarksebene sich ändern und zu einer Fehlregulation des efferenten sympathischen Nervensystems führen, was sich vor allem auf vasomotorischer und sudomotorischer Ebene zeigt.

F 94

Frage 1.4: Lösung C

Brennschmerzen nach Nervenverletzung (1) und die sympathische Reflexdystrophie (Sudeck Atrophie, (4)) sind Beispiele der Fehlfunktion des efferenten Nervensystems. Postoperative Schmerzen (3) oder Trigeminusneuralgie (2) gehören nicht zu den efferenten sympathischen Fehlfunktionen, sondern sind Störungen afferenter Neurone.

Zentraler Schmerz I.5

Die oben beschriebenen zentralen Schmerzkerne und -bahnen haben alle eine somatotope Gliederung. Deshalb können Reizung und Läsion dieser Strukturen zu sensiblen Erscheinungen und unter bestimmten Umständen auch zu Schmerzen führen.
Zu den zentralen Schmerzen zählen:
1. Prozesse im Bereich des Rückenmarks,
2. Prozesse im Bereich des Hirnstamms,
3. Thalamusläsionen,
4. Schmerzen durch die multiple Sklerose,
5. epileptischer Schmerz,
6. Trigeminusneuralgie,
7. Phantomschmerz.
Die letzten beiden Punkte stellen Krankheitsbilder dar, deren Ätiologie nur unvollständig geklärt ist. Sicherlich kommen zu zentralen schmerzauslösenden Faktoren noch periphere Auslöser hinzu.

Deafferentierungsschmerz I.6

Die pathophysiologischen Entstehungsmechanismen des **Deafferentierungsschmerzes** (z. B. *Phantomschmerz*) sind auf mehreren Ebenen zu suchen:
Peripher kommt es nach Durchtrennung zu mechanischen Läsionen und nach Degeneration der Nervenendigungen zu *ektopen Impulsen,* die einschießende Schmerzattacken auslösen können, zu pathologisch *erhöhter Reizempfindlichkeit* der Afferenzen und zu veränderter sympathischer Aktivität führen können.
Auf **spinaler Ebene** kommt es zu einer *Erniedrigung der Reizschwelle* der Hinterhornneurone.
Supraspinal kommt es im Bereich des Thalamus und der kortikalen Projektion zu einer *Änderung der Schmerzperzeption.* Schon nach Wochen können sich diese zentralen Veränderungen verselbständigen, sodaß periphere oder spinale Therapieansätze keinen Einfluß auf den Schmerz mehr haben.

Schmerzverarbeitung I.7

Somato-viszerales Konvergenzmodell:
Die Hinterhornzelle soll zwischen verschiedenen afferenten Impulsen aus Haut, Muskeln und Viszera, die im gleichen Rückenmarkssegment umgeschaltet werden (*Head'sche Zone*), nicht ausreichend unterscheiden können. Dies hat zur Folge, daß z. B. viszerale nozizeptive Reize im Bereich der entsprechenden segmentalen Zuordnung der Haut als schmerzhaft empfunden werden.
Segmentale Hemmungsmechanismen:
Afferente Reize bewirken auf segmentaler Rückenmarksebene nicht nur erregende Vorgänge, sondern auch eine Schmerzhemmung. Diese wird durch Rückenmarksneurone bewirkt. Als inhibitorische Transmitter dienen endogene Opioide, GABA (Gamma-Amino-Buttersäure) und Glyzin.
Supraspinale Schmerzhemmung:
Vom periaquäduktalen Grau des Hirnstamms verlaufen hemmende aufsteigende Neurone zum Thalamus und zum Cortex und hemmende absteigende Bahnen auf segmentaler Ebene. Inhibitorische Transmitter sind endogene Opioide, Serotonin und Noradrenalin.

2 Schmerzdiagnostik

Anamnese und Befund II.1

Die Anamnese unterscheidet sich bei Schmerzpatienten in der Gewichtung folgender Teile:
Sozialer Bereich: Beruf, Arbeitsfähigkeit, *psychischer Anteil*, psychosoziale Begleitumstände.
Die *Schmerzwahrnehmung* soll *örtlich, zeitlich, qualitativ* und *quantitativ* erfaßt werden. Hieraus lassen sich schon wichtige Schlüsse über die Genese des Schmerzes ziehen: degenerativ bedingte Schmerzen haben kaum einen Ruheschmerz, verstärken sich unter Belastung; entzündliche Schmerzen haben häufig einen Ruhe- und Nachtschmerz. Auch bezüglich der Differenzierung von organisch bedingten zu vorwiegend nichtorganisch bedingten Schmerzen lassen sich wichtige Erkenntnisse bereits aus der Anamnese gewinnen.

Schmerzmessung und Dokumentation II.2

Eine befriedigende Methode zur Schmerzmessung gibt es bis heute nicht.
In der klinischen Praxis haben sich die **antwortabhängigen Verfahren** bewährt:
- *Numerische Kategorienskala:* Die Skala ist in zehn Teile aufgeteilt. 0 bedeutet kein

Schmerz, 10 bedeutet maximal vorstellbarer Schmerz.
- **Verbale Kategorienskala:** kein Schmerz-schwacher-starker-sehr starker-extrem starker Schmerz.
- **Visuelle Analogskala:** kein Schmerz-unerträglicher Schmerz; zwischen beiden Extremen markiert der Patient seinen empfundenen Schmerz auf einer nicht skalierten Achse.

Evozierte Potentiale:
Bei den evozierten Potentialen wird *schmerzinduzierte Hirnaktivität* mit Hilfe des Elektroenzephalogramm gemessen.
Zur Dokumentation gibt es etliche Schmerzfragebögen, Schmerztagebücher und standardisierte Untersuchungsverfahren, die sich sowohl als Statusdokumentation bei Behandlungsbeginn eignen, als auch den Verlauf einer Behandlung vom Arzt und/oder Patient dokumentieren können.

3 Methoden der Schmerztherapie

Grundsätze der Therapie chronischer Schmerzen   III.1

Bevor mit einer symptomatischen Schmerztherapie begonnen wird, sollte ausgeschlossen werden, daß mit anderen **kurativen Maßnahmen** die Grunderkrankung behandelt werden kann und somit eine Schmerzreduktion erfolgt.
Sollte ein kurativer Ansatz nicht möglich sein, ist trotzdem die **Schmerzursache** sorgfältig zu **diagnostizieren,** um daraus die bestmögliche symptomatische Schmerztherapie ableiten zu können.
Die Verbesserung der **Lebensqualität** durch ausreichende Schmerztherapie mit möglichst wenig Nebenwirkungen ist oberstes Ziel.
Die **Verabreichung von Schmerzmedikamenten** hat **nach der Uhr** zu erfolgen. Das Dosisintervall richtet sich nach der **individuellen Wirkdauer des Medikaments.**
Kombinationspräparate sollten vermieden werden, um eine **individuelle Titration** jeder Substanz zu ermöglichen.

Jede Therapie chronischer Schmerzen sollte nach dem **Stufenschema der WHO** erfolgen:
Schmerz: **Nicht-Opioid-Analgetika**
weiterhin Schmerzen: Kombination **Nicht-Opioid-Analgetika mit schwach wirksamen Opioiden**
weiterhin Schmerzen: **Nicht-Opioid-Analgetika mit stark wirksamen Opioiden.**
Der erweiterte Stufenplan umfaßt die **Kausaltherapie** und die **neurochirurgischen und regionalanästhetischen Verfahren** als die ersten beiden Therapiestufen vor der medikamentösen Einstellung und hat als letzte Stufe die **parenterale Gabe von Opioiden** (spinal, subkutan oder auch intravenös).
Limitiert ist die Dosiserhöhung auf einer Therapiestufe durch nicht zu tolerierende Nebenwirkungen.
Wirksamkeit (veränderte Schmerzwahrnehmung durch Fortschreiten der Erkrankung, Toleranzentwicklung) und Nebenwirkungen müssen **regelmäßig überprüft** werden.
Die medikamentöse Therapie sollte **vorrangig oral** in Tabletten oder Tropfenform durchgeführt werden. Dies garantiert die maximale Unabhängigkeit vom Arzt.

[H 93]
Frage 3.1: Lösung B

Bei chronischen dauerhaften Schmerzen sollte durch zeitlich geregelte, gleichmäßige Analgetikagabe der Versuch gemacht werden, eine anhaltende Schmerzfreiheit zu erreichen, da es bei Verordnung nach Bedarf zu einer affektiven Verbindung zwischen Schmerzerleben und Medikamenteneinnahme kommen kann, was einer Gewöhnung Vorschub leisten würde. Die zur Schmerzfreiheit erforderlichen Gesamtdosen können durch eine Vorgehensweise nach Plan ebenfalls vermindert werden. Als Nachteil der symptomabhängigen Dosierung sind die stark schwankenden Blutspiegel anzusehen, die bei unzureichender klinischer Wirkung höhere Nebenwirkungen befürchten lassen.
Zu (A)
Es ist sicherlich nicht typisch und deshalb auch nicht notwendig, die Dosis täglich zu steigern.
Zu (B)
Das Zeitintervall richtet sich nach der Wirkdauer des eingesetzten Medikaments.
Zu (C)
Gerade bei Dauerschmerzen sollte eine orale Applikationsform angestrebt werden, da dann eine eigenständige Tabletteneinnahme des Patienten möglich ist.

Zu (D)
Der Zeitpunkt vor dem Einschlafen erscheint besonders sinnvoll, damit der Patient eine möglichst lange beschwerdefreie Schlafphase hat.
Zu (E)
Dauerschmerzen sollen mit einem Therapiekonzept nach Plan behandelt werden, da dadurch eine bessere Schmerzbefreiung mit niedrigeren Dosen im Vergleich zur Therapie nach Bedarf zu erzielen ist.

Analgetika III.2

> Prinzipiell lassen sich Nicht-Opioid-Analgetika von Opioid-Analgetika unterscheiden.

Nicht-Opioid-Analgetika III.3

1. Saure antiphlogistische, antipyretische Analgetika (non-steroidal anti-inflammatory drugs, NSAIDs):

Wirkung:	**Hemmung der Prostaglandinsynthese peripher und zentral (?)**
Indikation:	entzündliche Schmerzzustände und Knochenschmerzen
Absorption:	bei p.o. rasch im oberen Gastrointestinaltrakt
Proteinbindung:	hoch
Metabolisierung:	Leber
Elimination:	**Urin**
Ceiling effect*:	vorhanden
Verteilung:	ungleich, abhängig von Säurecharakter und Proteinbindung, Anreicherung in sauren Geweben (Entzündung, Magenwand, distaler Tubulus der Nieren) s. Nebenwirkung
Nebenwirkung:	**funktionelle Magendarmstörungen, gastrointestinale Blutung,** pseudoallergische Reaktion, **Niereninsuffizienz,** Thrombozytenaggregationshemmung, Reye-Syndrom bei Kindern**

	Dosis mg p.o.	Wirkdauer Stunden
Referenzsubstanz: Acetylsalicylsäure	500–1000	4–6
weitere Substanzen: Indometacin	25–75	6–8
Diclofenac	50–100	4–8
Ibuprofen ret	800	12
Naproxen	250–500	8–12

* Trotz Steigerung der Medikamentendosis kann keine weitere Reduktion der Schmerzen erzielt werden, wohl aber eine Zunahme der Nebenwirkungen.
** Das Reye-Syndrom ist selten und tritt vor allem bei Kindern vor der Pubertät während einer Varizella- oder Influenzavirusinfektion unter Acetylsalicylsäure Einnahme auf. Es kommt zur schweren zerebralen und hepatischen Schädigung. Deshalb ist die Einnahme vor der Pubertät kontraindiziert.

2. Nichtsaure antipyretische Analgetika

	Paracetamol	Metamizol
Wirkung:	Hemmung der Prostaglandinsynthese (?)	
Indikation:	keine antiphlogistische Wirkung	
	Kopfschmerzen, Gliederschmerzen mit Fieber	spastische Schmerzen mit Fieber
Absorption:	erst im Dünndarm	oberer Gastrointestinaltrakt
Proteinbindung:	geringer als 1.	
Metabolisierung:	Leber	
Elimination:	überwiegend Urin	
Ceiling effect*:	vorhanden	
Verteilung:	gleichmäßiger als 1.	
Nebenwirkung:	Leberschädigung, Harnwegstumore, Nierenschädigung	Agranulozytose (frühzeitig erkannt reversibel), Blutdruckabfall und Allergie, bei i.v. Lyellsyndrom**
Dosis mg p.o.:	500–1000	500–1000
Wirkdauer in h:	4–6	4–6
Besonderheiten:	bei Passagestörung des Magens (z.B. bei Migräne) als Suppositorium (s. Absorption)	Agranulozytose 1:1 Mio.

* Trotz Steigerung der Medikamentendosis kann keine weitere Reduktion der Schmerzen erzielt werden, wohl aber eine Zunahme der Nebenwirkungen.
** schwere kutane Reaktion

[H 94]
Frage 3.2: Lösung A

Zu (1)
Acetylsalicylsäure (ASS) gehört zu der Gruppe der sauren antiphlogistischen antipyretischen Nichtopioidanalgetika. Die Hauptwirkung entfaltet ASS durch die Hemmung der Prostaglandinsynthese. Erhöhte Prostaglandinbildung kommt bei Entzündungen aber auch bei infiltrativ wachsenden Tumoren vor, so daß Schmerzen bei Knochenmetastasen eine Hauptindikation dieses Medikaments darstellen.

Zu (2)
ASS als Nicht-Opioid-Analgetikum steht auf der ersten Stufe des medikamentösen WHO-Stufenplans.

Zu (3)
Sollte die erste Stufe des WHO-Stufenplans keine ausreichende Schmerzlinderung bringen, steht bei den nächsten Stufen die Kombination von Nicht-Opioid-Analgetika mit schwach wirksamen (2. Stufe) oder stark wirksamen (3. Stufe) Opioiden zur Verfügung. Somit kann tatsächlich ASS auf jeder WHO-Stufe gegeben werden.

Zu (4)
Gerade die Kombination eines Nicht-Opioid-Analgetikums mit einem Opioid (z. B. Morphin) ist auf der 3. Stufe sinnvoll.

Zu (5)
Es gibt Hinweise, daß saure und nichtsaure Nicht-Opioid-Analgetika auch über Beeinflussung der Prostaglandinsynthese auf Rückenmarks- und Großhirnebene wirken.

Opioide III.4

Prinzipiell unterscheidet man **schwach** von **stark** wirksamen **Opioiden**.

1. Schwach wirksame Opioide
Zur Therapie chronischer Schmerzen eignen sich vor allem retardierte Formen, da die Wirkdauer gegenüber anderen schwach wirksamen Opioiden deutlich länger ist.

		Wirkdauer	Nachteil
Ungeeignet für chronische Schmerztherapie:			
Tramadol	Tramal®	Kurz,	Übelkeit, Erbrechen, toxische Metabolite, Dysphorie, Euphorie ausgeprägt
Pethidin	Dolantin®	zwischen	
Pentazocin	Fortral®	1,5 und	
Tilidin	Valoron®	4 Stunden	
geeignet für chronische Schmerztherapie:			
Dextropropoxyphen	Develin ret®	8–12 h	
Dihydrocodein	DHC ret®	6–12 h	
Tramadol retardiert®	Tramal long®	8–12 h	

2. Stark wirksame Opioide
Ist trotz maximal möglicher Dosierung eines schwach wirksamen Opioids eine zufriedenstellende Schmerzreduktion nicht möglich, muß die Therapie mit einem stark wirksamen Opioids weitergeführt werden.
Auch hier eignen sich vor allem lang wirksame Medikamente.

Buprenorphin	Temgesic®	6–8 h	ceiling Effekt* bei 4–5 mg/d
Morphin	MST®	8–12 h	retardiert

* Trotz Steigerung der Medikamentendosis kann keine weitere Reduktion der Schmerzen erzielt werden, wohl aber eine Zunahme der Nebenwirkungen.

Wirkungsmechanismus
Opioide binden an spezifische Opioidrezeptoren, die sowohl im Zentralnervensystem als auch peripher nachgewiesen wurden. Der μ-Rezeptor vermittelt die **hauptsächliche analgetische** aber auch die *euphorisierende, atemdepressive* und die *parasympathomimetische* Wirkung der Opioide. Substanzen mit **hoher intrinsischer Aktivität** zu diesem Rezeptortyp weisen ein **hohes Abhängigkeitspotential** auf (*Morphin, Fentanyl, Alfentanil und Piritramid*). Die **schwachen Opioide** weisen dagegen eine wesentlich geringere Affinität zum μ-Rezeptor auf. κ-**Rezeptoren** weisen eine **eigene analgetische Wirkung** vor allem auf spinaler Ebene auf und sind für die *sedative* Wirkung verantwortlich. Der σ-**Rezeptor** vermittelt die *Dysphorie*. δ-**Rezeptoren** sind bei der *affektiven Schmerzverarbeitung* beteiligt.
Die klinische Wirkung einzelner Opioide läßt sich durch die unterschiedliche Affinität zu den Rezeptoren erklären.

Verordnung
Alle stark wirksamen Opioide unterliegen der *Betäubungsmittelverschreibungsverordnung (BtmVV)*. Diese setzt zu verschreibende Höchstmengen und Tageshöchstdosierungen fest. 1993 wurde die BtmVV zuletzt novelliert und liberalisiert.

Therapieeinstellung
Prinzipiell sollte in der Therapie chronischer Schmerzen immer die **orale Einstellung** angestrebt werden. Erst wenn dieser Weg z. B. aus anatomischen Gründen oder wegen zu starken Nebenwirkungen (unbeherrschbares Erbrechen) nicht möglich ist, muß eine parenterale Einstellung gewählt werden. Dabei bietet Morphin den großen Vorteil, daß bei rückenmarksnaher Gabe unter Berücksichtigung der Äquivalenzdosen (Dosen mit gleicher analgetischer Wirkung) Nebenwirkungen geringer ausgeprägt sind als bei oraler Einnahme.

Äquivalenzdosen von Morphin
i.m., i.v., s.c. 10 mg
oral 30 mg
epidural 2 mg
intrathekal 0,1 mg
intrazerebroventrikulär 0,0001 mg

Patient controlled analgesia
Die *vom Patienten selbst gesteuerte Analgesie* (Patient controlled analgesia, PCA) hat sich auch bei der Therapie chronischer sowie postoperativer Schmerzen bewährt. Dabei kann der Patient isoliert oder zu einer vorgegebenen basalen Analgetikadosisrate sich selbst bei auftretenden oder verstärkten Schmerzen einen Bolus z. B. durch eine elektronisch gesteuerte Medikamentenpumpe geben. Dabei legt der Arzt bei den üblichen Systemen die *Basalrate/h, die Bolusdosis und das Bolusintervall* (lock out time) fest, sodaß eine Überdosierung durch den Patienten in aller Regel nicht möglich ist.

Nebenwirkungen der Opioide
Die gefürchteste Nebenwirkung ist die **Atemdepression**. Da Schmerzen die Atmung sozusagen als physiologischer Agonist stimulieren, ist die Wahrscheinlichkeit der Atemdepression bei therapeutisch angepaßter Dosis (regelmäßige orale Einnahme) *gering*. Erst durch zusätzliche schmerzreduzierende Maßnahmen (z. B. Plexusblockade etc.) bei unveränderter Opioiddosierung kommt es zur relativen Opioidüberdosierung und dadurch evtl. zur Atemdepression.
In der Anfangsphase kann es zu **zentralnervösen Erscheinungen** wie *Übelkeit, Erbrechen, Müdigkeit* und *Sedierung* kommen. In den ersten Wochen stellt sich in aller Regel eine Toleranz ein.
Periphere Nebenwirkungen wie *Miktionsstörungen* und **Obstipation** weisen leider keine Toleranzentwicklung auf, so daß diese häufig die schwerwiegendsten Probleme bei der Dauertherapie darstellen. Deshalb sollte man bei längerfristiger Anwendung ein **Laxans als Prophylaxe** geben.
Die **psychische Abhängigkeit** (starkes Verlangen nach z. B. Morphin mit Persönlichkeitsänderung) ist bei therapeutischem Gebrauch von **untergeordneter Bedeutung,** da retardierte Opioide die Plasmaspiegel so langsam ansteigen lassen, daß es zu keiner wesentlichen psychotropen Wirkung kommt.
Zu einer **physischen Abhängigkeit** kommt es bei chronischer Anwendung **immer**. Deshalb ist bei Unterbrechung der Therapie mit der Entwicklung von Entzugssymptomen zu rechnen. Bei therapeutisch-analgetischer Anwendung entwickeln sich physische Abhängigkeit und Toleranz sehr viel langsamer als bei mißbräuchlicher Anwendung (Fixer).

[H 93]
Frage 3.3: Lösung B

Beispiele zentral wirksamer Analgetika (Bolus Dosis in mg/kg KG)

	i.v	i.m.	p.o.	Intervall
Morphin	0.05	0.1	0.14	i.v. 2–4 h; p.o. 8 h retardiert
Tramadol	1.5	2.0	1–2	4 h
Pentazocin	0.3	0.5	0.4	3–4 h

[F 94]
Frage 3.4: Lösung A

Zu (A)
Bei therapeutisch-analgetischer Anwendung entwickeln sich physische Abhängigkeit und Toleranz sehr viel langsamer als bei mißbräuchlicher Anwendung (Fixer). Die psychische Abhängigkeit (starkes Verlangen nach z. B. Morphin mit Persönlichkeitsänderung) ist bei therapeutischem Gebrauch von untergeordneter Bedeutung.
Zu (B) und (C)
Diese Aussagen sind richtig.
Zu (D)
Wegen der fast immer auftretenden Obstipation sollte man bei längerfristiger Anwendung ein Laxans als Prophylaxe geben.
Zu (E)
Da Schmerzen die Atmung sozusagen als physiologischer Agonist stimulieren, ist die Wahrscheinlichkeit der Atemdepression bei therapeutisch angepaßter Dosis (regelmäßige orale Einnahme) gering. Erst durch zusätzliche schmerzreduzierende Maßnahmen (z. B. Plexus Blockade etc.) bei unveränderter Opioiddosierung kommt es zur relativen Opioidüberdosierung und dadurch evtl. zur Atemdepression.

Arzneimittel zur adjuvanten Therapie   III.5

Antidepressiva
- **Wirkungsweise:**
  Wahrscheinlich durch die Beeinflussung affektiver Schmerzkomponenten entfalten trizyklische Antidepressiva ihre Wirkung bei chronischen Schmerzen. Dabei wirken schon *niedrigere Dosen* der sonst üblichen antidepressiven Dosierung. Üblicherweise beginnt man die Einnahme zur Nacht.
- **Medikamentenbeispiele:**
  Amitriptylin (Saroten®), Doxepin (Aponal®), Clomipramin (Anafranil®).
- **Indikation:**
  Deafferenzierungsschmerz, Kreuzschmerzen, Spannungs- und Migräneschmerzen, Tumorschmerzen, diabetogene Schmerzen, Postzosterneuralgien.
- **Absolute Kontraindikationen:**
  Glaukom, Prostatahypertrophie, akuter Myokardinfarkt.

Antikonvulsiva
- **Wirkungsweise:**
  Die Unterdrückung abnorm gesteigerter Erregung synaptischer Impulsübertragung und Aktivierung hemmender Neuronenaktivität ist wahrscheinlich die Wirkungsweise beim Einsatz eines Antikonvulsivums als Analgetikum.
- **Medikamentenbeispiele:**
  Carbamazepin (Tegretal®), Clonazepam (Rivotril®).
- **Indikation:**
  Schmerzen einschießenden Charakters (Neuralgien).
- **Absolute Kontraindikationen:**
  Carbamazepin: AV-Block, Therapie mit trizyklischen Antidepressiva; Clonazepam: Glaukom, Myasthenia gravis.

Neuroleptika
- **Wirkungsweise:**
  Eine direkte analgetische Wirkung ist bisher *nicht eindeutig* nachgewiesen; angst- und spannungslösend.
- **Medikamentenbeispiele:**
  Haloperidol (Haldol®), Chlorprothixen (Truxal®), Triflupromazin (Psyquil®).
- **Indikation:**
  durch Opioidanalgetika induziertes *Erbrechen, Angst.*
- **Absolute Kontraindikationen:**
  Glaukom, Alkohol- und Schlafmittelintoxikation, Störungen von Herz- und Leberfunktion, Morbus Parkinson, Durchblutungsstörungen.

alpha 2-Adrenozeptoragonist
- **Wirkungsweise:**
  Alpha 2-Adrenozeptoragonisten hemmen auf Rückenmarksebene über *Immitation* des inhibitorischen Transmitters *Noradrenalin* die Schmerzfortleitung und nozizeptive Afferenzen auf synaptischer Ebene.
- **Medikamentenbeispiel:**
  Clonidin (Catapresan®).
- **Indikation:**
  Deafferentierungsschmerz, neuropathischer Schmerz, Verstärkung der Opioidanalgesie.
- **Absolute Kontraindikationen:**
  Kranker Sinusknoten, höhergradige AV-Blockierung.

Cortison
- **Wirkungsweise:**
  Cortison hat keine direkte analgetische Wirkung, ist entzündungshemmend und ödemabschwellend.
- **Medikamentenbeispiel:**
  Dexamethason (Fortecortin®).
- **Indikation:**
  Nervenkompression, umgebendes Ödem bei Tumoren, Arthritis, erhöhter intrakranieller Druck.
- **Absolute Kontraindikationen:**
  keine.

Lokalanästhesie   III.6

Allgemeines
Als Lokalanästhesie bezeichnet man die lokale Blockade von Nervenleitungen.
Diese kann prinzipiell aus *prognostischen, diagnostischen, prophylaktischen und therapeutischen Gesichtspunkten* durchgeführt werden. Daneben lassen sich **somatische von sympathischen** und **periphere von zentralen** Nervenblockaden unterscheiden.

Prognostische Blockaden:
Bevor bleibende Blockaden durch chirurgische Maßnahmen oder Neurolyse durchgeführt werden, sollte eine prognostische Nervenblockade mit einem kurz wirksamen Lokalanästhetikum durchgeführt werden.

Diagnostische Blockaden:
Sie sollen helfen, zwischen zentralen, sympathischen und peripheren sowie psychogenen Schmerzursachen zu differenzieren. Zu diesem Zweck gebraucht man relativ kurz wirksame Lokalanästhetika unterschiedlicher Konzentrationen.
Denn die Beeinflussung sympathischer, sensibler und motorischer Nerven ist *konzentrationsabhängig*. Zur *motorischen* Blockade be-

darf es der *höchsten Konzentration* (z. B. Lidocain >1%).
Therapeutische Blockaden:
Obwohl von manchen Therapeuten noch häufig eingesetzt, verliert diese Indikation bei der Therapie chronischer Schmerzen immer mehr an Bedeutung.
Auch wenn man hierfür länger wirksame Lokalanästhetika (z. B. Bupivacain) verwendet, ist eine anhaltende Schmerzbefreiung nicht erwiesen.
Prophylaktische Blockaden:
Diese sollen die Ausbildung von chronischen Schmerzzuständen verhindern; z. B. sollen durch die kontinuierliche Leitungsanästhesie Phantomschmerzen bei Amputationen vermieden werden.

Nervenblockade III.7

Bei jeder Blockade muß vorher eine **i.v. Verweilkanüle** gelegt werden und die Möglichkeit für entsprechende notfallmäßige Versorgung bereitstehen. Die **Indikation** zur Blockade leitet sich aus der *anatomischen Versorgung der aufgeführten Nerven* und Ganglien ab. **Komplikationen** treten duch *Gefäßverletzungen, Verletzung der Nerven oder Druckschädigung bei Injektion* auf. Besonders bei Injektionsorten, die durch äußere Kompression nicht erreichbar sind (z. B. Ganglion pterygopalatinum), ist vor dem Eingriff eine **Blutungsneigung auszuschließen.**

Blockaden im Bereich des Kopfes:
Nervus supraorbitalis
Nervus supratrochlearis
Nervus maxillaris
Ganglion pterygopalatinum
Nervus infraorbitalis
Nervus mentalis
Nervus occipitalis major
Nervus occipitalis minor
Blockaden am Kopf werden vor allem in der *Schmerztherapie* durchgeführt bei Neuralgien, postoperativen und posttraumatischen Schmerzen und bei entzündlichen und tumorösen Erkrankungen. Bei Occipitalnervenblockaden besteht die Gefahr der versehentlichen intrathekalen oder intraarteriellen Injektion. In aller Regel bedarf es als Dosierung nicht mehr als **2 ml** eines Lokalanästhetikums, um eine sichere Bockade am Kopf zu erzielen.

Blockaden im Bereich des Halses:

Plexus brachialis	interskalinär	supraskalinär	axillär
Indikation*	*Schulter, Oberarm*	*gesamter Arm*	*Hand, Unterarm*
Ausnahme**	*Oberarminnenseite*	*Schulter*	*Schulter, Oberarmaußenseite*
Komplikationen	intravasal, peridural, subarachnoidal	Pneumothorax, plexusläsion, Hämatom, hohe Spinal-Periduralanästhesie	Hämatom, intravasal

* bei operativen Eingriffen im aufgeführten Bereich oder Schmerzen im angegebenen Ausbreitungsgebiet.
** Die aufgeführten Bereiche werden durch die jeweilige Technik nicht ausreichend anästhesiert.

Die Dosierung liegt zwischen **10 ml** bei Kindern und **bis zu 40 ml** bei Erwachsenen.

Blockaden im Bereich des Stamms:
- thorakale Spinalnerven
- Interkostalnerven
- Nervus suprascapularis
- Nervus cutaneus femoris lateralis
- Nervus ilioinguinalis

Blockaden im Bereich der oberen Extremität im Ellenbogenbereich:
- Nervus ulnaris
- Nervus medianus
- Nervus radialis
- Nervus cutaneus antebrachii lateralis

Handwurzelbereich:
- Nervus ulnaris
- Nervus medianus
- Nervus radialis

Blockaden im Bereich der unteren Extremität im Kniegelenksbereich:
- Nervus fibularis communis
- Nervus tibialis
- Nervus saphenus

Fußgelenksbereich:
- Nervustibialis
- Nervus fibularis profundus
- Nervus fibularis superficialis
- Nervus suralis
- Nervus saphenus

[F 94]
Frage 3.5: Lösung D

Plexusblockaden als regionalanästhetisches Verfahren bewirken in Abhängigkeit des eingesetzten Lokalanästhetikums eine Analgesie (2) von 6 bis 8 Stunden und eine Sympathikusblockade von 8 bis 24 Stunden (1) im Ausbreitungsgebiet des Nervens distal der Blockade. Deshalb sind die Aussagen (3) und (4) falsch. Der N. musculocutaneus müßte zusätzlich infiltriert werden, wollte man eine Analgesie im proximalen Drittel des Oberarms erreichen (4).
Als Therapieversuch bei Phantomschmerzen in der Hand (5) ist u.a. die (kontinuierliche) axilläre Plexusblockade möglich.

Triggerpunktinfiltration III.8

Triggerpunkte können sich **akut** oder **chronisch** entwickeln. **Aktive Triggerpunkte** sind spontan schmerzhafte Sehnen- und Muskelpunkte. **Latente Triggerpunkte** verursachen erst bei Palpation Schmerzen. Eine Indikation zur *Infiltration dieser Punkte mit 1–2 ml niedrig konzentriertem Lokalanästhetikum* besteht zur akuten Schmerzbehandlung, um den Circulus vitiosus des Schmerzes zu unterbrechen. Um eine anhaltende Schmerzreduktion zu erzielen, müssen dieser Intervention andere Therapiemaßnahmen folgen (Stretch and spray, ischämische Kompression mit Dehnungsübungen, Krankengymnastik etc).

Sympathikusblockaden III.9

Allgemeines
Zeichen der **sympathischen Fehlfunktion** sind:
 Hautfarbenveränderung
 Hyperhidrosis
 Temperaturabweichung
 Piloerektion
 Schwellung
Schmerzcharakter: *oberflächlich-brennend*
 in der Tiefe-dumpf
Reaktion auf Provokation: *Allodynie*
 Hyperpathie
 Hyperästhesie
 Dysästhesie
 Hyperalgesie

Ausbreitung: *Quadrantensyndrom*
 Ausstrahlung in Dermatome nach contra oder ipsilateral

Der **sympathische Grenzstrang** erhält seine Afferenzen aus B-Fasern über die Rami communicantes albi. Diese entspringen aus dem Seitenhorn des Rückenmarks im **Thorakalmark (Segmente Th$_1$ bis L$_2$)** und werden nach Verlassen des Rückenmarks über die Vorderwurzeln über cholinerge Synapsen in den Grenzstrangganglien auf periphere Neurone umgeschaltet. Rami communicantes grisei aus C-Fasern verlassen dann den Grenzstrang.
Die wichtigsten sympathischen Blockadetechniken stellen die **Stellatum-, Zöliakus- und lumbale Grenzstrangblockade** dar.
Bei jeder Sympathikusblockade können *Paravertebralblockaden, Peridural- und Spinalanästhesie oder allergische Reaktionen* und bei der Verwendung von *neurolytischen Substanzen die Alkoholneuritis* als Komplikation vorkommen. Entsprechende Notfallmaßnahmen müssen deshalb bei liegender Verweilkanüle bereitliegen.
Kontraindikationen zur sympathischen Blockade sind Patienten mit *gravierenden Gerinnungsstörungen, Antikoagulantieneinnahme mit Quickwert unter 60%, Infektionen im geplanten Punktionsgebiet* und *bekannte Allergien* auf zu verwendende Medikamente.

[F 94]
Frage 3.6: Lösung A

Zu (A)
Vom Plexus coeliacus (sympathisches und parasympathisches Nervengeflecht) gehen Nevenfasern aus:
als Plexus hepaticus zur Leber,
als Plexus lienalis zur Milz,
als Plexus pancreaticus zum Pankreas,
als Plexus gastrici zum Magen,
als Plexus suprarenalis zur Nebenniere und
als Plexus mesentericus zum Duodenum und proximalen Colon (zusammen mit dem Ganglion mesentericum-superior).
Zu (B), (C) und (D)
(B), (C) und (D) sind sympathische Ganglien. Das Ganglion stellatum (B) versorgt Herz, Lunge und Kopf, der thorakale Grenzstrang (C) nur Herz und Lunge, der lumbale Grenzstrang (D)

Beckenorgane, distales Kolon und Nieren als Nn. splanchnici lumbales.

Zu (E)
Aus dem Plexus lumbosacralis gehen vor allem motorische und sensible Nerven für die unteren Extremitäten und das kleine Becken hervor.

[H 94]
Frage 3.7: Lösung E

Zu (1)
Haben die tumorbedingten Schmerzen einen brennenden Charakter ist durch eine Grenzstrangblockade mit einer guten Schmerzbeeinflussung zu rechnen.

Zu (2)
Man nimmt an, daß die sympathische Reflexdystrophie (Morbus Sudeck) durch eine Fehlsteuerung der sympathischen Nervenversorgung verursacht wird. Dies stützt sich u.a. auf die gute Wirksamkeit der Grenzstrangblockaden als therapeutisches Verfahren.

Zu (3)
Da die Sympathikusblockade eine Weitstellung der arteriellen Versorgung bewirkt, wird diese bei Durchblutungsstörungen auch der oberen Extremität z.B. beim Morbus Raynaud eingesetzt.

Zu (4)
Werden Sympathikusblockaden innerhalb der ersten drei Wochen am besten noch im floriden Stadium des Herpes zoster eingestzt, können postzosterische Neuralgien fast gänzlich verhindert werden. Auch die systemische und lokale virostatische Behandlung in der akuten Phase mindert das Auftreten von postzosterischen Neuralgien.

Stellatumblockade   **III.10**

Anatomische Grundlagen: Die Ganglien cervicale superius, cervicale medium und cervicothoracicum = stellatum versorgen sympathisch mit efferenten Fasern Herz, Lunge, Arm und Kopf.
Das **Ganglion stellatum** liegt **in Höhe** von C_7/Th_1, das Ganglion cervicale medium liegt etwa in Höhe von C_5 und das Ganglion cervicale superius projiziert sich auf C_2. Im Halsbereich erreichen den Grenzstrang keine Rami communicantes albi mehr. Der Grenzstrang wird dort aus den oberen thorakalen Rami communicantes albi versorgt. Die präganglionären B-Fasern zu den Ganglien cervicale superius und medium passieren das Ganglion stellatum.
Das in der Regel aus der *Verschmelzung des obersten thorakalen mit dem untersten zervika-* *len Grenzstrangganglion* resultierende Ganglion stellatum liegt ventral der Querfortsätze des siebten Hals- und ersten Brustwirbels und ventrolateral des M. longus colli.

Die **Stellatumblockade** ist ein Verfahren, das u.a. bei **Durchblutungsstörungen der oberen Extremität, der sympathischen Reflexdystrophie und beim Quadrantensyndrom** routinemäßig eingesetzt wird.

Die **Kontrollmöglichkeiten** einer erfolgreichen Stellatumblockade sind vielfältig: *Effekt auf das behandelte Krankheitsbild, Auftreten eines Horner-Syndroms, Schweißtests, Durchblutungsmessungen oder Messungen der Hauttemperatur.* Die klinische Erfahrung zeigt jedoch, daß die Stellatumblockade Beschwerden bessern kann, ohne daß dies über o.g. Verfahren überprüfbar ist.

Bezüglich der **Dosierung und Konzentration** der Medikamente zur pharmakologischen Stellatumblockade gibt es erhebliche Unterschiede, auch wenn sich **Bupivacain 0,25% zwischen 10 und 15 ml** als häufig benutzt und gut wirksam erwiesen hat. Alternativen zu Lokalanästhetika sind Opioide und invasive elektrische Stimulationsverfahren.

Die **Komplikationsrate** ist insgesamt äußerst gering. Es können bei der Stellatumblockade **spezifisch** *hohe Spinalanästhesie, hohe Periduralanästhesie, Pneumothorax und Perforation des Ösophagus* auftreten.

Zur **Vermeidung von Komplikationen** empfiehlt sich *wiederholte Aspiration* in mehreren Ebenen auch während der Injektion, *langsame Injektionsgeschwindigkeit* sowie Gabe einer geringen Menge an Lokalanästhetikum als *Testdosis*.

[H 94]
Frage 3.8: Lösung D

Das Hornersche Zeichen (Ptosis (1), Enophthalmus (2) und Miosis) ist Zeichen der Sympathikusunterbrechung beispielsweise im Bereich des Ganglion stellatum, da dort auch Fasern von den Ganglion superius und mediale hindurchziehen. Mydriasis (Pupillenweite) (3) ist bei Sympathikusstimulation zu sehen. Vom Ganglion stellatum ziehen sympathische efferente Fasern zum Arm einschließlich der Hand, zum Kopf, Hals und zur oberen Hälfte des Thorax. Die Stellatumblockade ist bei der sympathischen Reflexdystrophie der Hand Therapie der Wahl. Auch wenn eine unmittelbare Schmerzlinderung (4) selten ist, kommt es im Verlauf einer Blockadeserie zur Schmerzreduktion.

Thorakale Grenzstrangblockade III.11

Da thorakale Blockaden sehr komplikationsträchtig sind und deshalb wenig durchgeführt werden, soll hier nicht weiter darauf eingegangen werden.

Zöliakusblockade III.12

Anatomische Grundlage: Der Plexus coeliacus liegt vor der Aorta in Höhe des **12. Thorakal- und 1. Lendenwirbels.** Sehr variabel umschließt er den Truncus coeliacus und die von ihm abgehenden Gefäße. Als einziger der sympathischen Ganglien werden hier nicht nur efferente sondern auch afferente vizerale Fasern umgeschaltet.
Technisch wird ein **vorderer** von einem **hinteren Zugang** unterschieden. Häufiger wird der hintere Zugang gewählt, obwohl in der Literatur der vordere Zugang weniger Komplikationen aufweist.
Als **Indikationen** gelten vor allem der Tumorschmerz bei **Pankreaskarzinomen.** Die **chronische Pankreatitis** kann ebenfalls eine Blockade notwendig machen.
Spezifische Komplikationen des **vorderen** Zugangs stellen *Peritonitis und Gefäßperforation*, des **hinteren** Zugangs *zusätzlich Pneumo- bzw. Chylothorax* und sehr selten die *Querschnittslähmung* dar.

Lumbale Grenzstrangblockade III.13

Anatomische Grundlage: Der Grenzstrang verläuft beidseits an der lateralen Vorderkante der Wirbelkörper. Das 12. thorakale und das erste lumbale Ganglion sind häufig miteinander verschmolzen.
Technik: Der Patient wird meist seitlich gelagert mit der zu punktierenden Seite nach oben. Die Punktionsstelle liegt etwa 5 cm seitlich der lumbalen Dornfortsätze. Meist wird in Höhe L_1 bis L_3 blockiert. Die Kontrolle der richtigen Lage der 15 cm langen Nadel durch wasserlösliches Kontrastmittel unter Bildwandler ist obligat.
Die **Indikationen** sind *Störungen der unteren Extremitäten*, vorzugsweise die *arterielle Durchblutungsstörung besonders in frühen Stadien, der Phantomschmerz, sympathische Reflexdystrophie, Kausalgie, Kältetraumata,* *postphlebitisches Ödem* oder *die Wundheilungsstörungen.* Bei richtiger Lage werden meist **10 ml Bupivacain 0,25%** injiziert.
Spezifische Komplikationen stellen *Perforationen von Aorta, Darm, Nieren und Harnleiter* dar.

Chemische und thermische Neurolyse III.14

Während die Blockadetechniken mit Lokalanästhetika immer nur eine vorübergehende Unterbrechung der Nervenleitung darstellen, hat die Verwendung von Neurolytika wie auch die Kryotherapie einen längerfristigen Effekt durch seine **Nervenzerstörung.** Jedoch sollte vor einer Neurolyse eine Nervenblockade mit Lokalanästhetika als Testblockade durchgeführt werden, um den therapeutischen Nutzen abschätzen zu können.
Chemische Neurolyse
An peripheren gemischten Nerven sollten die chemischen Neurolytika wegen der **Gefahr von Deafferentierungsschmerzen** und **der Ausbildung von Neuriten** sowie **der nicht selektiven Unterbrechung** (z.B. auch der alpha-Motoneurone) nur in Ausnahmefällen Anwendung finden.
Bei nicht malignen Schmerzen ist die Anwendung von neurolytischen Substanzen ebenfalls zurückhaltend.
Die **Hauptindikation** besteht bei *malignombedingten Schmerzen* bei Patienten mit begrenzter Lebenserwartung. Besonders bei der Anwendung am sympathischen Nervensystem sind oben genannte Komplikationen nicht zu erwarten. Eine klassische Indikation ist demnach die **Zöliakusneurolyse beim Pankreaskarzinom.**
Als Substanzen werden verwendet: **Ethanol 50-96%ig, Phenol**, selten Chlorocresol und Ammoniumsulfat. Die Wahl des Neurolytikums ist abhängig von der Erfahrung des Therapeuten. Bei der chemischen Neurolyse des Plexus coeliacus muß wegen der notwendigen großen Volumina und der toxischen Wirkung des Phenols **Ethanol** verwendet werden.
Thermische Neurolyse
In Abhängigkeit der **Temperatur** (−20 bis −70 Grad Celsius) und der **Einwirkzeit** werden Nervenfaserteile geschädigt. Die *myelinisierten Fasern* werden bei *niedrigeren Temperaturen geschädigt als die unmyelinisierten Anteile.*
Die **Hauptindikationen** stellen die *Trigeminusneuralgie* und der *Postthorakotomie-Schmerz* dar. Die Wirkung bei wiederholter Anwendung kann **bis zu einem Jahr** andauern.

Als **Nebenwirkungen** sind die *allergische Reaktion* durch Histaminausschüttung und ein bis zu *72 Stunden* anhaltender dumpfer *Dauerschmerz* bekannt.
Deshalb gilt eine bekannte *Kälteallergie* als **Kontraindikation**.

Intravenöse Regionalanästhesie III.15

Dieses Verfahren wird hauptsächlich bei der **sympathischen Reflexdystrophie** und beim **M. Raynaud** angewendet.
In eine durch ein Tourniquet abgeschnürte Extremität wird **Guanethidin** injiziert.
Kurzfristig kann eine Schmerzverstärkung auftreten, die z.B. durch das Lokalanästhetikum **Prilocain** bei den nächsten Sitzungen kuppiert werden kann.

Neurochirurgische Therapie III.16

Man unterscheidet prinzipiell zwei Verfahren:
- Die **Dekompressionsverfahren** erhalten die Schmerzfasern, indem sie die Kompression operativ beseitigen.
- Die **destruierenden** Verfahren unterbrechen die Schmerzleitung.

Dekompressionsverfahren
Operation nach Jannetta
Unter Annahme, daß die Trigeminusneuralgie durch eine arterielle Kompression der Trigeminuswurzel ausgelöst wird, wird die mikrochirurgische vaskuläre Dekompression nach Jannetta durchgeführt. Dabei wird das komprimierende Gefäß (in der Regel die elongierte A. cerebelli superior) von der Nervenwurzel im Kleinhirnbrückenwinkel gelöst und durch ein Interponat von der Wurzel weg nach rostral verlagert.

Bandscheibenoperation
Auch hier wird eine Dekompression der Nervenwurzel herbeigeführt. Da verschiedenste Operationstechniken angewendet werden, soll an dieser Stelle darauf nicht näher eingegangen werden. Die Indikation zur Operation wird bei länger bestehenden Schmerzen äußerst zurückhaltend gestellt und hängt vor allem von zusätzlich auftretenden motorischen Ausfällen ab.

Trepanation
Trepanation ist das Anbohren des Schädels, um eine Druckentlastung des Gehirns zu schaffen. Diese muß notfallmäßig bei akuten intrazerebralem Druckanstieg z.B. durch ein sub- oder epidurales Hämatom durchgeführt werden.

Destruierende Verfahren
Kontrollierte Thermokoagulation
Dabei werden Nervenfasern durch Radiofrequenzläsionen unterbrochen. Dabei soll die Koagulationstemperatur gemessen mittels Thermofühler zwischen 65° und 70° Celsius liegen. Mit dieser temperaturkontrollierten Hochfrequenztechnik konnte der Verlust aller sensiblen Afferenzen deutlich reduziert werden und somit die Komplikationsrate von Seiten der Anaesthesia dolorosa gesenkt werden.
Die Thermokoagulation wird z.B. zur Schmerzunterbrechung beim Ganglion Gasseri durchgeführt.
Die Indikation besteht bei der Tic douloureux der idiopathischen Trigeminusneuralgie oder Multiplen Sklerose.

Rhizotomie
Man unterscheidet die **komplette, offene Rhizotomie,** bei der die Durchtrennung der Hinterwurzel eine Unterbrechung aller afferenten Schmerz-, Berührungs- und Temperaturreize bewirkt, von einer **selektiven offenen Rhizotomie,** bei der nur die ventral gelegenen Schmerzfasern koaguliert werden sollen.
Werden mehrere Hinterwurzeln der unteren Extremität komplett durchtrennt, kommt es zu einer funktionellen Parese, da auch die Stell- und Haltereflexe durch Unterbrechung der Afferenzen gestört werden. Bei der Durchtrennung von zervikalen, thorakalen oder oberen lumbalen Hinterwurzeln entstehen nur geringe funktionelle Defizite.
Deshalb werden diese Verfahren besonders bei malignen Schmerzen der Thorax- und Bauchwand eingesetzt.
Eine Alternative besteht in der **perkutan** durchgeführten Rhizotomie, bei der die schmerzleitenden C-Fasern der Hinterwurzel durch thermische Koagulation ebenfalls selektiv unterbrochen werden.

Chordotomie
Eine Läsion des Tractus spinothalamicus im vorderen Quadranten des Rückenmarks bewirkt eine kontralaterale Analgesie und Aufhebung der Temperaturwahrnehmung. Dieses Verfahren kann offen oder perkutan durchgeführt werden.
Die Chordotomie ist nur bei schwersten opiatresistenten Schmerzzuständen indiziert.

[H 93]
Frage 3.9: Lösung B

Zu (A) und (D)
Notfallsituation!!! Ein rasches operatives Handeln zur Dekompression durch Trepanation und Absaugen des Hämatoms ist notwendig.
Zu (B)
„Klassische" Migräne ist der Operation nicht zugänglich.
Zu (C)
Z. B. wird bei der Operation nach Janetta eine mikrochirurgische vaskuläre Dekompression durchgeführt. Dabei wird das komprimierende Gefäß (in der Regel die elongierte A. cerebelli superior) von der Nervenwurzel im Kleinhirnbrückenwinkel gelöst und durch ein Interponat von der Wurzel weg nach rostral verlagert.
Zu (E)
Neben der Operation ist bei Hirntumoren an eine Radiatio zu denken.

Transkutane elektrische Nervenstimulation (TENS) III.17

In den Bereich der physikalischen Medizin zählt die Elektrotherapie. Hierbei unterscheidet man sogenannten Niederfrequenz- (0–1 kHz) vom Mittelfrequenzbereich (1 kHz–300 kHz). Die TENS gehört zu der Elektrotherapie im **Niederfrequenzbereich**.
Vorstellung zur Wirkungsweise
Hemmende Neurone **auf spinaler Ebene** werden aktiviert. *Serotonin, Noradrenalin* und *endogene Opioide* spielen dabei eine wichtige Rolle.
Indikation
Vorzugsweise wird TENS in der Schmerztherapie eingesetzt. Hierbei sind Therapieversuche durch die leichte Anwendbarkeit und die geringe Nebenwirkungen bei vielen Schmerzsyndromen angezeigt. *Neurogene Schmerzen* scheinen besonders zu Beginn einer TENS Behandlung gut anzusprechen. Osteoporotisch bedingte Schmerzen sprechen nicht an. Die Erfolgsrate liegt für alle behandelbaren Schmerzsyndrome zwischen 30 und 60%.
Durchführung
Über Hautelektroden wird ein Gleichstrom appliziert. Neben der Elekrodenlage lassen sich Applikationsfrequenz, Intensität Impulsdauer und Form des Impulses modifizieren. Es gibt für die Heimbehandlung batteriebetriebene Taschengeräte. Das Herausfinden der optimalen Technik bedarf großer Erfahrung des Behandlers und viel Zeit bei der Einweisung des Patienten.

Psychologische Therapieformen III.18

Chronische Schmerzen werden als psychophysisches Gesamtereignis aufgefaßt. Psychische Faktoren können Ursache oder Folge chronischer Schmerzen darstellen.
Als psychologische Risikofaktoren zur Chronifizierung von Schmerzen werden heute **Vermeidungsverhalten** bei sozialen und körperlichen Aktivitäten, trotz stärkster Schmerzen Überforderung als **Durchhaltestrategie, nonverbale Ausdrucksverhalten** durch Mimik, Gestik, Stimmlage oder Körperhaltung und **Ablenkungsstrategien** durch Ignorieren angesehen.
Der Circulus vitiosus mit zunehmender Konzentration auf Schmerzen, erfolglosen Behandlungsversuchen, Verlieren von sozialen Kontakten und Entstehung beruflicher und familiärer Probleme führt häufig zur Depression, die die Schmerzwahrnehmung wiederum verstärken kann.
Deshalb können psychologische Behandlungsmethoden den Prozeß der Schmerzverarbeitung beeinflussen.
Indikationen
Angst, Depression, oben genannte Risikofaktoren, mangelhafte Streßverarbeitung und Schmerzverarbeitung, ausgeprägte vegetative Begleitbeschwerden, sozialer Rückzug, Inaktivität, Medikamentenmißbrauch, ungelöste psychosoziale Konfliktsituationen und Schmerzen ohne hinreichende somatische Ursache.
Therapie
Entspannungsverfahren
Darunter zählen u.a. das Autogene Training und die progressive Muskelrelaxation nach Jacobson.
Biofeedback
Die Patienten bekommen unmittelbare Rückmeldung durch akustische oder optische Signale von Muskelspannung, Herzfrequenz, Hauttemperatur u.v.m. Durch unmittelbar folgende Entspannung kann die „Spannung" herunterreguliert werden.
Operante Verfahren
Durch operante Verfahren sollen schmerzbezogene Verhalten , durch Erlernen und Einüben von nicht schmerzbezogenen, gesunden Verhaltensweisen verändert werden. Dabei wird positives Verhalten verstärkt und langsam eine Steigerung der Aktivität herbeigeführt.
Kognitiv-verhaltenstherapeutische Verfahren
Grundlage dieses Therapieansatzes bei chronischen Schmerzpatienten ist, daß kognitive Variablen wie Einstellung, Selbstverbalisierung und negative Erwartungshaltung zu Hilflosigkeit, Depression und Angst führen.

Bei dieser Therapieform stehen Selbstbeobachtung, Ablenkungsstrategien, Information des Patienten, Erlernen von Entspannungsverfahren, Abbau von Schmerzverhalten und Aufbau von schmerzinkompetenten Verhaltensmustern im Vordergrund.

4 Besondere chronische Schmerzsyndrome

Malignomschmerzen IV.1

Grundsätzlich lassen sich **4 Typen von Schmerzen** unterscheiden:
1. *Schmerzen durch den Tumor*,
2. *Schmerzen durch die Therapie*,
3. *tumorassozierte Schmerzen*,
4. *tumorunabhängige Schmerzen*.

Es können **akute oder chronische** Schmerzen sein und sowohl zu Beginn („**Erstsymptom**") als auch **während der Tumorerkrankung** auftreten.

Ätiologie
Als Ursachen kommen in Frage:
1. *Nervenkompression, Knochenmetastasen und primäre Knochentumore, Neveninfiltration, Verlegung von Gefäßen, Lymphbahnen und Hohlorganen, Infiltration von Organen, intrakranielle Drucksteigerung.*
2. *Operation, Radiatio, Chemotherapie.*
3. *Dekubitus, paraneoplastische Syndrome, infektbedingt.*
4. *Spannungskopfschmerz, Arthritis.*

Symptomatische Therapie
Unter den oben genannten medikamentösen, neurochirurgischen und anästhesiologischen Therapieverfahren haben die medikamentöse Therapie nach festem Zeitplan und die psychotherapeutischen Verfahren den größten Stellenwert in der Therapie des Malignomschmerzes. Jedoch sollte immer vor einer chronischen medikamentösen Dauertherapie überlegt werden, ob neurochirurgische oder regionalanästhetische Verfahren zu einer dauerhaften Schmerzbewältigung beitragen können. Die Schmerzwahrnehmung unterliegt **psychischen Faktoren**.
Beim Tumorpatienten sind das im wesentlichen:
- *Angst vor dem Tod, Schmerz und dem Verlust der Selbstkontrolle,*
- *Depression aufgrund des möglichen sozialen Abstiegs, der Hilflosigkeit und des Funktionsverlustes,*
- *Ärger über die ineffektive Tumor- und Schmerztherapie, Tumorprogression und Ursache.*

Deshalb ist eine **psychologische Mitbehandlung** der Patienten mit malignen Schmerzen sinnvoll.

Palliative Therapiemöglichkeiten
Strahlentherapie
Indikation: *Tragende und nichttragende Knochen-, Hirnmetastasen, Lungen- und Mediastinaltumore.* Mamma-, Bronchial- und Prostatakarzinom verursachen besonders häufig schmerzhafte Knochenmetastasen.
Chemo- und operative Therapie
Sollte ein kurativer Ansatz nicht möglich sein, kann trotzdem der Einsatz operativer Verfahren z.B. zur Verkleinerung des Tumors und dadurch Dekompression von Nerven aus schmerztherapeutischer Sicht sinnvoll sein.
Supportive Maßnahmen
Zu den supportiven Maßnahmen zählen:
Adäquate Pflege zur Vermeidung von Schonhaltung, Kontrakturen und Dekubitus
Adäquate Ernährung (*Kalorien, Mineralien, Vitamine*) zur Vermeidung von Tumorkachexie und anderen Mangelerscheinungen unter Berücksichtigung von Pharynx- und Ösophagusobstruktion (PEG: perkutane endoskopische Gastrostomie, Lasertherapie, lokale Bestrahlung; Hickman- oder Broviac Katheter zur parenteralen Ernährung über einen zentralvenösen Katheter).
Prophylaktische Maßnahmen zur Vermeidung von Nebenwirkungen der Therapie oder Begleitsymptome des Malignoms. Der **Appetitlosigkeit** begegnet man z.B. mit Ritualisierung der Nahrungsaufnahme und Anbieten von „Lieblingsspeisen". Auftreten von **Singultus** kann durch Rachenstimulation durch kalte Getränke oder Neuroleptika behandelt werden. **Obstipation** kann durch ausreichende Mobilisation, Flüssigkeitszufuhr, faserreiche Ernährung oder Gabe von Laxantien vermieden werden. Bei anhaltender **Diarrhoe** ist der Einsatz von Anticholinergika oder Opioiden gerechtfertigt.

[H 93]
Frage 4.1: Lösung A

Z.B. bei den häufig geklagten Rückenschmerzen ist differenzialdiagnostisch immer an einen malignen Prozeß zu denken.

[H 94]
Frage 4.2: Lösung C

Zu (1)
Die Strahlentherapie ist gerade bei durch Schmerzen ausgelöste Metastasen angezeigt. Die primäre Ansprechrate der Schmerzlinderung beträgt beim Mammakarzinom fast 90%.
Zu (2)
Die Versorgung einer pathologischen Fraktur, auch wenn diese häufig technisch schwierig ist, trägt wesentlich zur Schmerzreduktion bei, die durch die Fraktur bedingt ist.
Zu (3)
Die Verkleinerung der Tumormasse (hier als Beispiel die subkutane Mastektomie genannt) stellt durch Dekompression von Nerven eine kausale Schmerztherapie dar.

Chronische Nacken- und Rückenschmerzen IV.2

Ätiologie
Die Diagnose der chronischen Rückenschmerzen bleibt in 60–80% unklar. Wahrscheinlich sind muskulo-skelettale Veränderungen die häufigste Ursache.
Man kann sie von der Symptomatik her in **radikuläre und nicht radikuläre (pseudoradikuläre)** unterteilen, wobei die Unterscheidung manchmal schwierig ist. Prinzipiell können **diskogene** (*Prolaps, Sequester, hinteres Längsband, Anulus fibrosus-Degeneration*), **knöcherne** (*spinale Stenose, Spondylolisthesis, enger Rezessus lateralis*), **Zwischenwirbelgelenk-** und **extravertebrale Veränderungen** (*lumbosakrale Bänder, Muskulatur, Iliosakralgelenk, fibrotische postoperative Verwachsungen*) Rückenschmerzen bedingen.
Darüber hinaus sind Erkrankungen aus dem Gebiet der **Gynäkologie, Neurologie, Urologie sowie vaskuläre Erkrankungen** zu berücksichtigen.

Diagnostik
Die Diagnostik kann sehr umfangreich sein:
- *Neurologische, orthopädische, gynäkologische, urologische und internitische Untersuchung,*
- *Röntgen nativ mit Funktionsaufnahmen,*
- *Computertomographie,*
- *Myelographie,*
- *Diskographie-CT,*
- *Knochenszintigraphie,*
- *Kernspintomographie,*
- *Nervenleitgeschwindigkeitsmessung,*
- *Elektromyelographie,*
- *evozierte Potentiale,*
- *Thermographie,*
- *diagnostische Nervenblockaden.*

Therapie
Man unterscheidet die **Therapie der akuten** von denen **der chronischen Rückenschmerzen**. Letztere differenziert man in die Behandlung *chronischer radikulärer und nicht radikulärer Schmerzen:*
chronisch radikuläre Schmerzen:
- **medikamentös:** *Nichtsteroidale Analgetika, Opioide auch spinal, Antiepileptika, Antidepressiva.*
- **nicht medikamentös:** *Transkutane elektrische Nervenstimulation, Dorsum Collum Stimulation, perkutane Rhizotomie.*
- **psychosoziale Maßnahmen:** *Arbeitsplatzanpassung, Streßbewältigung.*

chronisch nicht radikuläre Schmerzen:
- **medikamentös:** *Nichtsteroidale Analgetika, Antidepressiva*
- **nicht medikamentös:** *Transkutane elektrische Nervenstimulation, Muskuläres Training.*
- **psychosoziale Maßnahmen (s.o.).**
- **evtl. Spondylodese.**
- **Psychotherapie.**

Die **Prognose** ist bei **chronischen Rückenschmerzen eher schlecht im Gegensatz** zur Behandlung der akuten Rückenschmerzen.

[H 93]
Frage 4.3: Lösung: A

Zu (1)
Die Seite der Lähmungserscheinung hat nichts mit der Händigkeit zu tun, sondern nur mit der Lokalisation der Schädigung.
Zu (2)
Ventrale Rückenmarkswurzeln beinhalten vor allem efferente motorische Nervenfasern. Die afferenten Schmerzfasern werden dem Rückenmark durch die dorsale Rückenmarkswurzel zugeführt.
Zu (3)
Headsche Zonen stimmen mit dem Ausbreitungsgebiet der Schmerzfasern von Spinalnerven überein. Durch Kompression der hinteren Wurzel ist das 1. afferente Neuron im Rückenmark betroffen. Da übergeordnete zentrale Kerngebiete gelernt haben, daß Schmerzen zumeist von der Körperoberfläche kommen, wird auch das betreffende Hautsegment (Dermatom) als schmerzhaft empfunden.
Zu (4)
Zunächst tritt bei einem Bandscheibenvorfall eine schlaffe Lähmung auf. Sollte die Schädigung längere Zeit anhalten wie z.B. beim traumatisch bedingten Querschnitt, so tritt eine Spastik auf.

Schulter-Arm-Syndrom IV.3

Unter dem Begriff des Schulter-Arm-Syndroms subsummiert man unterschiedliche Krankheitsbilder, die muskulo-skelettalen, funktionellen, degenerativen, traumatischen, entzündlichen, malignen oder vaskulären Ursprung haben können.
Definition (1), Schmerzsymptomatik (2), Diagnostik (3) und Therapie (4) ausgewählter Beispiele:
Karpaltunnelsyndrom
1. Durch eine mechanische Kompression des Nervus medianus im Karpaltunnel hervorgerufene Atrophie der Daumenballenmuskulatur, Sensibilitätsstörungen der Handinnenseite und der Finger 1–3–(4) und Schwellung und Steifigkeitsgefühl der Hand.
2. Besonders nächtliche primär distale nach proximal ausstrahlende Schmerzen.
3. Nervenleitgeschwindigkeitsmessung.
4. Operative Dekompression.

Sympathische Reflexdystrophie:
Siehe dort
Frozen Shoulder
1. Bewegungseinschränkung im Schultergelenk, häufig einhergehend mit einer Schultergelenksarthrose.
2. Proximaler Oberarm und Schulter allmählich einsetzender, diffuser Schmerz.
3. Röntgen Schultergelenk, Ausschlußdiagnose.
4. Antiphlogistika auch lokal, physikalische Maßnahmen, TENS, Akupunktur.

Periarthritis humeroscapularis
1. Schmerzhaft gehemmte Bewegung als Folge von degenerativer Tendomyopathie des M. supraspinatus und benachbarter Muskeln.
2. besonders bei Bewegung gegen Widerstand Schmerzen im Oberarm teilweise nach distal ausstrahlend.
3. Ausschlußdiagnose (Röntgen, neurologische Untersuchung unauffällig).
4. Antiphlogistika auch lokal, Akupunktur, TENS, Krankengymnastik.

Pancoast-Tumor
1. Peripher lokalisierte Form (Lungenspitze) des Bronchialkarzinoms mit häufig rasch progredienter Symptomatik des Horner-Syndroms (Miosis, Ptosis, Enophthalmus).
2. Intensive meist den ganzen Arm betreffende Schmerzen.
3. Neurologische Ausfälle, CT oder NMR Thorax.

4. Schlechte Prognose, primär operativ häufig nicht möglich, medikamentös s. Malignomschmerzen.

Radikulärer Schmerz
1. Durch Schädigung der Nervenwurzel durch Diskopathie oder knöcherner Stenose kommt es zu Schmerzen und/oder Sensibilitätsausfällen im Bereich des segmentalen Innervationsgebietes. Motorische Ausfälle bis hin zur Myatrophie entstehen gemäß der radikulären Muskelinnervationsverhältnisse.
2. Verstärkung durch Bewegung des Kopfes bzw. Halses mit evtl. Hustenschmerz in radikulärer Projektion, wobei die algetisch gestörte Zone meist größer ist als die sensible Störung.
3. Neurologischer Befund, CT oder/und NMR der Halswirbelsäule.
4. Operativ bei motorischen Ausfällen, sonst Antiphlogistika, Akupunktur, TENS, physikalische Maßnahmen, evtl. Chirotherapie.

Migräne IV.4

Definition und Klinik
Die Migräne tritt familiär gehäuft auf und verursacht anfallsartig auftretende, dumpf pulsierende Kopfschmerzen von einer *Dauer* zwischen *4 und 72 Stunden.* Es treten kopfschmerzfreie Intervalle zwischen den Attacken auf. *Begleitsymptome* sind *Übelkeit, Erbrechen, Licht-* und *Lärmempfindlichkeit* und *Sehstörungen.* Attacken sollen **nicht mehr als acht Mal im Monat** auftreten. **Frauen** sind **dreimal häufiger** betroffen als **Männer.** Die **Lokalisation ist fast immer einseitig,** wobei die **Seitenlokalisation wechseln** kann. **Prodromalsymptome** sind *depressive Verstimmung* und *Hyperaktivität.*
Von den Prodromalsymptomen grenzt man die **Aurasymptome** ab **(Flimmerskotome, homonyme Hemianopsie bis zur Halbseitensymptomatik),** die vor oder während der Kopfschmerzen auftreten können. Aufgrund dieser Symptome unterscheidet man **Migräne mit Aura** (früher: klassische oder migraine accompagnée) von **Migräne ohne Aura** (früher einfache Migräne).
Ätiologie
Vermutlich handelt es sich bei der Migräne um eine Kombination aus **peripher und zentral gestörter Gefäßreaktion:**

- exzessive Dilatation der extrazerebralen Gefäße durch Freisetzung vasoaktiver Neuropeptide;
- zentrale 5-Hydroxytryptophan Störung, Modulation inhibitorischer Interneurone.

Auslöser
Z. B. Streß, Nahrungsmittel, Alkohol, Lärm, Licht, Gerüche, Hormone.

Diagnostik
Die **typische Anamnese** hat entscheidende diagnostische Bedeutung. Eine internistische, neurologische Untersuchung einschließlich eines EEGs sollte folgen.
Die **Indikation zum NMR oder/und CT des Schädels** besteht erst in folgenden Fällen:
- *persistierendes, fokal neurologisches Defizit,*
- *Herdbefund im EEG,*
- *Kopfschmerzen immer einseitig,*
- *kontralaterale neurologische Ausfälle,*
- *V. a. Angiom,*
- *V. a. epileptische Anfälle,*
- *Symptomwandel.*

Therapie
Man unterscheidet eine **akute-** von einer **prophylaktischen** Therapie.

Akuttherapie
Hier hat sich die Kombination eines **Antiemetikums** mit einem **Nicht-Opioid-Analgetikum** als Monosubstanz bewährt. Als Therapie der ersten Wahl zur Eigentherapie gilt die Einnahme von 20 mg *Metoclopramid* und danach von 1000 mg *Acetylsalicylsäure* als Brausetablette. Alternativen stehen in Form von Domperidon und Naproxen, Metamizol oder Paracetamol zur Verfügung.
Die i.v. Gabe von Acetylsalicylsäure als Kurzinfusion oder Sumatriptan (Imigran®) s.c. stehen dem Arzt notfallmäßig zur Verfügung.
Ergotaminpräparate sollten **nur mit äußerster Zurückhaltung** wegen der möglichen **Nebenwirkungen** wie *Dauerkopfschmerzen, Übelkeit, Kältegefühl der Extremitäten bis zum Vollbild des Ergotismus* eingesetzt werden.

Prophylaktische Therapie
Die **Indikation** zur *Langzeitprophylaxe über 3 bis 6 Monate* besteht bei:
- *zumindest 2 Attacken/Monat in den letzten 3 Monaten*
- *einer Migräneattacke/Monat, die länger als 4 Tage dauert,*
- *Unverträglichkeit der Medikamente zur Akutbehandlung,*
- *Attacken, die häufig zur Arbeitsunfähigkeit führen,*
- *häufigen komplizierten Attacken (mit neurologischen Ausfällen über mehrere Stunden).*

β-Rezeptorenantagonisten sind **Mittel der ersten Wahl**. Hierfür eignen sich **Propranolol und Metoprolol**. Nicht alle β-Blocker sind zur Prophylaxe gleichermaßen geeignet. Alternativen zur prophylaktischen Therapie stellen Naproxen, Pizotifen (Serotoninantagonist) und Cyclandelat (Kalziumantagonist) dar.

F 94
Frage 4.4: Lösung E

Zu (1)
U. a. wird der beschriebene Mechanismus für die Entstehung der Migräne verantwortlich gemacht.
Zu (2)
Z. B. intrakranielle Tumore, Metastasen oder Blutungen.
Zu (3)
Klassisches Beispiel sind die Spannungskopfschmerzen.

F 94
Frage 4.5: Lösung B

Die Langzeitprophylaxe über 3 bis 9 Monate ist bei folgenden Indikationen gegeben:
mindest 2 Attacken/Monat in den letzten 3 Monaten (A), eine Migräneattacke/Monat, die länger als 4 Tage dauert, Unverträglichkeit der Medikamente zur Akutbehandlung, Attacken, die häufig zur Arbeitsunfähigkeit führen, bei häufigen komplizierten Attacken (mit neurologischen Ausfällen über mehrere Stunden = Migräne mit Aura).
β-Rezeptorenantagonisten sind Mittel der ersten Wahl. Hierfür eignen sich Propranolol und Metoprolol. Begleitsymptome des Migräneanfalls (C, D, E) sind keine zwingende Indikation zur Prophylaxe.

H 94
Frage 4.6: Lösung D

Zu (1)
Die Akutbehandlung der Migräne sollte mit Acetylsalicylsäure oder Paracetamol oral oder intravenös durchgeführt werden. Ergotamin ist ebenfalls beim Akutanfall indiziert, sollte aber wegen der generalisierten Gefäßkonstriktion zurückhaltend eingesetzt werden.
Zu (2)
Zur Prophylaxe der Migräne eigenen sich als Therapie der ersten Wahl die beta-Adrenozeptorenantagonisten kurzgenannt auch beta-Blocker Metoprolol und Propranolol.

Zu (3)
Da Streß ein Auslöser eines Migräneanfalls darstellen kann, ist ein Verhaltenstraining zur besseren Streßbewältigung sinnvoll. Besonders bei der geschilderten Patientin mit Wochenendmigräne scheint dieser Therapieansatz notwendig.
Zu (4)
Opioide haben in der Migränetherapie keinen Stellenwert, da die Nebenwirkungen zu ausgeprägt sind, und da sinnvollere Medikamente mit einem geringeren Nebenwirkungsspektrum als Akuttherapeutikum und zur Prophylaxe zur Verfügung stehen.
Zu (5)
Ob eine Eisbeutelbehandlung am Kopf einen Migräneanfall verhindern kann, ist nicht belegt.

Spannungskopfschmerzen IV.5

Definition und Klinik
Überwiegend bilateral occipital und *subokzipital* gelegener Kopfschmerz ohne oder *ohne wesentliche vegetative Begleitsymptomatik*, bezeichnet man als Spannungskopfschmerz. Tritt der Kopfschmerz an **weniger als 180 Tagen** im Jahr oder weniger als 15 Tage im Monat auf, so spricht man von **episodischen** chronischen **Spannungskopfschmerzen** im Gegensatz zu **chronischen** häufiger auftretenden **Kopfschmerzen**.
Der Schmerz wird als dumpf drückend mit dem Gefühl der *schweren Haube* beschrieben und beginnt im Gegensatz zur Migräne fast nie nachts.
Zu Beginn der Erkrankung sind fast immer Zusammenhänge mit *Streß- und Belastungssituationen, Wochenende und Urlaub* zu erkennen.
Ätiologie
Es wird angenommen, daß ein *„funktionelles Versagen des antinozizeptiven Systems"* vorliegt. Dabei spielen die Neurotransmitter Noradrenalin, Serotonin und Dopamin eine Rolle. Genauere Vorstellung zur Pathogenese sind nicht bekannt.
Diagnostik
Eine spezifische apparative Diagnostik existiert nicht. Die Diagnose ergibt sich aus der **Anamnese** und der *Ausschlußdiagnostik*.
Therapie
Akuttherapie
Auch hier sind **Acetylsalicylsäure** oder **Paracetamol** die Medikamente der Wahl neben *Ibuprofen* und *Naproxen*.
Prophylaxe
Die Wirksamkeit **trizyklischer Antidepressiva**, langsam einschleichend, kann frühestens **nach 6 Wochen beurteilt** werden. Bei Effektivität sollte diese mindestens 6 Monate eingehalten werden und danach über 4 bis 6 Wochen wieder ausgeschlichen werden. Trainingsmethoden zur Streßbewältigung wie die **progressive Muskelrelaxation nach Jacobson** sind notwendige prophylaktische Begleitmaßnahmen.

F 94
Frage 4.7: Lösung D

Zur Akutbehandlung des Spannungskopfschmerzes eignen sich:
1. *periphere Analgetika* wie Acetylsalicylsäure (1) oder Paracetamol (2).
2. *nicht steroidale Antiphlogistika* wie Ibuprofen oder Naproxen.

Die Deutsche Migräne- und Kopfschmerzgesellschaft empfiehlt zur Prophylaxe des chronischen Spannungskopfschmerzes (innnerhalb von 3 Monaten an mehr als 10 Tagen/Monat Schmerzen von mindestens 12 Stunden Dauer):
1. *trizyklische Antidepressiva vom Amitryptilintyp*
2. *Imipramin*
3. *Doxepin*

Ergotamin (3), auch in Kombination mit Acetylsalicylsäure, setzt man bei der Akutbehandlung des Migräneanfalls ein. Flunarizin (4) ist neben Beta-Blocker für die Migräneprophylaxe geeignet.

Medikamentös induzierter Kopfschmerz IV.6

Definition
Die *tägliche Analgetika*-Einnahme kann zu medikamenteninduzierten Kopfschmerzen führen, die die *ursprüngliche Kopfschmerzsymptomatik* überlagert.
Klinik
Dumpf drückende, teilweise pulsierende Schmerzen charakterisieren diesen **Dauerkopfschmerz.** *Vegetative Symptome* sind *nicht so ausgeprägt* wie bei der Migräne, allerdings kann er auch nachts auftreten.
Ätiologie
Besonders problematisch sind **Ergotamin- und Mischpräparate.**
Diagnostik
Auch bei dieser Form stellt die **(Medikamenten-)Anamnese** den Schlüssel zur Diagnose dar.
Therapie
Eine **gute Arzt-Patienten Beziehung** und eine **Aufklärung** über die Zusammenhänge zwi-

schen Medikamenteneinnahme und Kopfschmerzen sind Grundpfeiler der Therapie.
Das **Absetzen** erfolgt **abrupt**. *Nach 8 bis 10 Tagen tritt eine deutliche Schmerzreduktion* ein. Das **Entzugsintervall** kann man medikamentös z.B. mit *Naproxen* und *Metoclopramid* überbrücken. Von Anfang an gehört eine *verhaltenstherapeutische Mitbehandlung* und das *Erlernen von Streß- und Schmerzbewältigung* zum Therapiekonzept.

Trigeminusneuralgie IV.7

Definition und Klinik
Die Trigeminusneuralgie ist charakterisiert als ein **einseitig auftretender, attackenartig elektrisierender, chronischer Gesichtsschmerz**. Er wird ausschließlich im **Ausbreitungsgebiet des Trigeminus (V. Hirnnerv)** wahrgenommen und besitzt dort sogenannte *Triggerareale* und *Auslöser (z.B. Kauen, taktile Reize etc.)*.
Als **Tic douloureux** bezeichnet man die *ticartige Verkrampfung der mimischen Muskulatur*, die durch den einschießenden Schmerz verursacht wird.
Infolge ungenügender Therapie kann es zu Gewichtsverlust und Mangelerscheinungen durch Vermeiden von Essen kommen.

Ätiologie
Man unterscheidet **symptomatische** von **idiopathischen** oder **essentiellen** Trigeminusneuralgien. Die **Ursache der symptomatischen Neuralgie** liegt fast immer in der sensiblen Trigeminuswurzel:
- *Tumore,*
- *Prozeße am Kleinhirnbrückenwinkel,*
- *Multiple Sklerose,*
- *Aneurysmen,*
- *systemische Vaskulitiden,*
- *knöcherne Veränderungen,*
- *Kollagenosen,*
- *Stoffwechselerkrankungen.*

Für die Genese der **idiopathischen Trigeminusneuralgie** gibt es mehrere Hypothesen, die sich vor allem aus den verschiedenen Therapieansätzen ableiten:
1. *Versagen zentral inhibitorischer Funktionen,*
2. *Pathologischer Gefäß-Nerven Kontakt: eine Gefäßanomalie komprimiert die sensible Trigeminuswurzel,*
3. *Erkrankung im trigeminovaskulären System.*

Diagnose
Sind **klassische Symptome** vorhanden ohne sensible oder motorische Ausfälle, ist die Diagnose gesichert.

Therapie
Aus den oben unter Ätiologie genannten Hypothesen lassen sich die folgenden Therapiemodelle erklären:
1. ***Carbamazepin* zur Hemmung überaktiver Neurone (oder *Phenytoin*, *Baclofen*).**
2. **Mikrovaskuläre Dekompression der Trigeminuswurzel nach Taarnhoj und Jannetta mit Muskelinterponat.**
3. **Ganglionäre lokale Opioidanalgesie am Ganglion cervicale superior als Serieninjektionen.**

Lokale Nervenblockaden an Triggerareale oder an betroffenen Ästen und operative Rhizotomie sind wegen mangelnder Wirksamkeit oder zu großer Komplikationen nicht angezeigt. Exhairese (=Nervenextraktion) von peripheren Trigeminusästen ist obsolet. Kryoläsion und Radiofrequenzläsion peripherer Äste sind alternative Verfahren ohne wesentliche Neurombildung oder Narben, die ein ähnlich langes beschwerdefreies Intervall von einigen Monaten haben. Aufgrund dieser nur vorübergehenden Erfolge sollten diese nicht wesentlich invasiven, ambulant durchführbaren Verfahren nur bei Schwerstkranken mit schlechter Prognose durchgeführt werden.

H 94
Frage 4.8: Lösung B

Zu (1)
Der einschießende Schmerz ist typisch für die Trigeminusneuralgie. Dauerschmerzen kommen z.B. bei der Kiefergelenksarthrose oder beim atypischen Gesichtsschmerz vor.
Zu (2)
Taktile Reize in Triggerarealen wie Kauen, Zähneputzen oder Berührung bis hin zum Windhauch werden von Patienten gemieden. Es kann dabei bis zu ernährungsbedingten Mangelerscheinungen und Kachexie kommen.
Zu (3)
Die Trigeminusneuralgie tritt fast immer einseitig im Versorgungsgebiet der Trigeminusäste auf. Dabei sind die Äste 2 und 3 am häufigsten betroffen.
Zu (4)
Bei der Trigeminusneuralgie tritt nur eine Störung der sensiblen Anteile auf.
Zu (5)
Schmerzen mit einschießendem Charakter können mit dem Antikonvulsivum Carbamazepin behandelt werden.

Stumpfschmerzen IV.8

Definition
Man unterscheidet **akute und chronische Schmerzen im Bereich des Stumpfes.**
Ätiologie
Der **akute** Schmerz tritt *unmittelbar postoperativ als Wundschmerz* auf oder ist *durch Abszesse, Phlegmone und Hämatome* bedingt. Der **chronische** Stumpfschmerz kommt beispielsweise bei *mangelhafter Durchblutung* des Stumpfes oder aufgrund von *Kallusbildung* oder *Entzündung* vor (nozizeptiver Schmerz). Davon zu differenzieren ist ein durch die Nervenverletzung bedingter neuropathischer Schmerz. Stumpfschmerzen treten zu 60% nach Amputation auf.
Therapie
Der nozizeptive Schmerz muß **kausal** angegangen werden z. B. **Antibiotikagabe bei Infektion, Stumpfrevision.** Die Behandlung des neuropathischen Schmerzes entspricht der Therapie des Phantomschmerzes.

F 94
Frage 4.9: Lösung A

Stumpfschmerzen sind im Gegensatz zu Phantomschmerzen durch Stumpfrevision aus angegebenem Grund angehbar. Weitere Gründe können Tumore, Abszeße, schmerzauslösende Narben u. a. sein.

Phantomschmerzen IV.9

Definition
Als **Phantombeschwerden** (Schmerz und Sensation) faßt man *schmerzhafte wie nicht schmerzhafte Wahrnehmungen* zusammen. **Phantomschmerzen** sind *schmerzhafte Wahrnehmungen in einem nicht oder nicht mehr existierenden oder deafferentierten Körperteil* bei einem geistig „intakten" Menschen. Sie treten konstant oder intermittierend von unterschiedlicher Stärke häufig mit *brennend pochendem Charakter* auf.
Bis zu 85% der Patienten nach Beinamputation leiden in der Folge an Phantomschmerzen.
Ätiologie
Für die Entstehung von Phantomempfindungen werden mehrere Theorien oder eine Kombination aus diesen diskutiert:

1. *der periphere Nerv von Nervenwurzel bis zum Erfolgsorgan,*
2. *Verarbeitungsphänomene auf spinaler Ebene,*
3. *„Speicherung" der Gliedmaße im Gehirn („Engramm").*

Therapie
Von den Modellen der Ursache des Phantomschmerzes lassen sich die verschiedenen Therapieverfahren ableiten:
1. *Periphere Nervenstimulation; transkutane Nervenstimulation;*
2. *Thermokoagulation auf spinaler Ebene; Dorsum Collum Stimulation; Calcitonin i.v.; Opioide;*
3. *Stereotaktische tiefe Hirnstimulation, trizyklische Antidepressiva, Opioide, Antikonvulsiva und psychotherapeutische Verfahren.*

Zur Verhinderung des Entstehens (**Prophylaxe**) von Phantomschmerzen wird heutzutage die *Regionalanästhesie* auch in Kombination mit Vollnarkose gewählt. Durch die Unterbrechung der Nervenleitung zwischen Amputationgebiet und zentralem Nervensystem soll die Manifestation eines zentralen Engramms verhindert werden.

H 93
Frage 4.10: Lösung D

Zu (A)
Benzodiazepine haben vor allem sedierende und relaxierende Wirkung und besitzen keine prophylaktische Wirkung.
Zu (B) und (C)
Antikonvulsiva = Antiepileptika.
Bei neuropathischen Schmerzen setzt man Antikonvulsiva z. B. in Form von Carbamazepin in einschleichender Dosierung ein. Antikonvulsiva besitzen jedoch keine prophylaktische Wirkung. Sie werden u.a. zur Therapie der einschießenden Attacken des Phantomschmerzes benutzt.
Zu (D)
Phantomschmerzen sind trughafte Wahrnehmung von amputierten und somit nicht mehr vorhandenen Gliedmaßen. Bei den Narkoseverfahren zur Amputation hat man die Beobachtung gemacht, daß unter Regionalanästhesie seltener in der Folgezeit Phantomschmerzen auftreten.
Zu (E)
Opioide als zentral wirksame Analgetika werden nur zur Therapie eingesetzt.

[H 94]
Frage 4.11: Lösung D

Zu (1)
Regionale Lokalanästhesieverfahren sind als Prophylaxe während der Amputation als auch als Therapie des Phantomschmerzes geeignet. Diese haben den größten Erfolg innerhalb der ersten sechs Wochen nach Auftreten von Phantomschmerzen. Man erklärt sich dies damit, daß das zentrale Engramm durch die Leitungsunterbrechung verhindert wird.
Zu (2)
Nicht-Opioid-Analgetika sind für die Therapie von Phantomschmerzen ungeeignet. Hingegen werden sie bei Stumpfschmerzen eingesetzt. In der Spätphase gebraucht man zentral angreifende Opioide zur Schmerzbeeinflussung.
Zu (3)
Trizyklische Antidepressiva sind erst in der späteren Phase von Phantomschmerzen sinnvoll.
Zu (4)
Weist der Schmerz einen brennenden Charakter auf, so können auch Sympathikusblockaden indiziert sein.
Zu (5)
Benzodiazepine haben in der Behandlung wegen oder trotz ihrer zentral sedierenden Wirkung in der Frühphase keine therapeutische Indikation.
Zu (6)
Calcitonin (Karil®) setzt man mit gutem Erfolg in der Frühphase wie auch in dem späteren Verlauf ein. Prinzipiell gilt für alle Verfahren, daß die Therapie mit der Prophylaxe beginnt und postoperativ sobald wie möglich begonnen werden muß.

Sympathische Reflexdystrophie   IV.10

Synonyme
Kausalgie, posttraumatische Dystrophie, *Sudecksche Dystrophie*.
Definition
Nach einem schädigenden Agens entwickelt sich meist akut im distalen Bereich einer betroffenen Extremität eine **sensible, motorische und autonome Störung** unterschiedlicher Ausprägung. Diese **Trias** umfaßt einen **schlecht lokalisierbaren, brennenden wie auch stechenden Spontanschmerz**, Hyp- oder Hyperästhesie, Hyp- oder Hyperalgesie, **Ödem der distalen Extremität** mit glänzender rötlich livider Haut und **eingeschränkter Beweglichkeit**.
Auslöser
Als die häufigsten Auslöser gelten: **Frakturen, Nervenverletzungen, Operationen.**

Ätiologie
Die Ursache ist endgültig noch nicht geklärt. **Wahrscheinlich** ist zumindest anfänglich eine **Dysregulation des sympathischen noradrenergen Systems** mitverantwortlich.
Diagnostik
Die **Anamnese** und die **sorgfältige klinische Prüfung** *(Inspektion: Farbe, Palpation: Ödem und Schmerzverstärkung, Hauttemperatur)* sind die Eckpfeiler zur Diagnose. **Apparative Tests** können objektivierbare Zusatzinformationen liefern: **seitenvergleichende Hauttemperaturmessungen, Sympathikusblockade, 3-Phasen Skelettszintigraphie.** Die *Röntgenaufnahme* kann erst *im fortgeschrittenen Stadium* eine *Osteoporose* nachweisen und ist deshalb zur Diagnostik im Frühstadium nicht richtungsweisend und nicht sinnvoll.
Therapie
Die Therapie der Wahl **in frühem Stadium** ist die *Blockade sympathischer Innervation* als Blockadeserie. Bei unzureichender Wirkung kann man eine *kontinuierliche Regionalanästhesie* über 10 bis 14 Tage einsetzen. Unumgänglich sind **krankengymnastische Übungsbehandlung** und **physikalische Maßnahmen. TENS und intravenöse Calcitoningabe** über mehrere Wochen können den Schmerz aber weniger die übrigen Symptome bessern.
Bei bereits durchgemachter Reflexdystrophie sollte eine Extremitätenoperation in kontinuierlicher Regionalanästhesie durchgeführt werden.
Prognose
Bei **früher** Diagnose und gezielter Therapie ist die Prognose **gut.** Bei **verzögerter Diagnose** kommt es in **über 50% zur Arbeitsunfähigkeit.**

[H 93]
Frage 4.12: Lösung E

Der Kliniker bezeichnet die sympathische Reflexdystrophie je nach Ausprägung auch als Kausalgie, Sudecksches Syndrom oder auch als posttraumatisches Schmerzsyndrom. Eine Blockade der sympathischen Innervation der betroffenen Extremität führt häufig zur Besserung der vegetativen (1) und trophischen (2 und 3) Veränderungen. Es wird angenommen, daß efferente adrenerge sympathische Nervenfasern an der Erzeugung der chronischen Schmerzen (Hyperpathie) (4) beteiligt sind.

Frage 4.13: Lösung C

Zu (1) und (2)
Bei der sympathischen Reflexdystrophie und der postzosterischen Schmerzen ist belegt, daß der Therapieerfolg mit dem Beginn adäquater Therapien korreliert. Dies gilt zum Beispiel auch bei der Therapie des Phantomschmerzes.

Zu (3) und (4)
Die Migräne und idiopathische Trigeminusneuralgie sind bis heute therapeutisch schwer angehbar und nicht heilbar. Der Therapiebeginn ist jedoch nicht so entscheidend für den Erfolg, obwohl auch da Chronifizierungsprozesse eintreten. Diese erschweren dann zusätzlich die Therapie.

Postherpetische Neuralgie IV.11

Definition
Man unterscheidet **Schmerzen in der Akutphase** einer Zosterinfektion, die fast immer obligat als Frühsymptom auftreten, von denen, die über die infektbedingten Hautefloreszenzen hinaus persistieren (**postherpetische** oder postzosterische **Neuralgien**).

Ätiologie und Symptome
Nach einer akuten Kontakt- oder Tröpfcheninfektion mit dem **Varizella-zoster Virus** oder Exazerbation bei nur Teilimmunisierten kommt es in bis zu 65% der Fälle nach Abheilung der segmental begrenzten Efloreszenzen im selben Bereich zu einem brennenden Dauerschmerz mit einschießenden Schmerzattacken. Die Infektion beschränkt sich überwiegend auf Spinalganglien und Haut. Die Ursache ist pathophysiologisch ungeklärt.

Diagnostik
Die Diagnose wird **meist klinisch** durch die typisch segmentale, halbseitige Anordnung der Bläschen und der Schmerzcharakteristik gestellt. **Serologische** Titeranstiege oder der **mikroskopische** Nachweis von Riesenzellen auf dem Bläschengrund (Tzanck-Test) sind nur in Zweifelsfällen notwendig.

Therapie
Grundsätzlich ist eine Therapie **so früh wie möglich** zu beginnen. Wenig wirksam bei der Schmerztherapie sind orale Analgetika. Einschießende Schmerzen können mit *Carbamazepin* angegangen werden. Bei lange bestehenden Beschwerden können *Antidepressiva* versucht werden. Beginnt man die Therapie mit **Sympathikusblockaden** innerhalb von 6 Wochen, sind die Erfolgsaussichten der Schmerzbefreiung sehr gut. Die Behandlung mit **transkutaner elektrischer Stimulation** erweist sich als gut wirksam bei länger bestehenden Schmerzen.

Schmerzen bei chronischer Ischämie IV.12

Definition
Ischämisch bedingte Schmerzen treten bei **Minderversorgung** von **Sauerstoff und Nährstoffen** auf. Am häufigsten sind die koronare Herzerkrankung und die periphere arterielle Verschlußkrankheit. Voraussetzung für die Schmerzwahrnehmung ist ein intaktes nozizeptives System.

Ätiologie
Die Arteriosklerose, Vaskulitiden, der Morbus Raynaud und seine Differentialdiagnosen sind die wichtigsten Ursachen des Ischämieschmerzes.

Therapie
Natürlich muß immer zunächst eine **kausale** Therapie angestrebt werden: *Ausschaltung von Risikofaktoren, Gehtraining, revaskularisierende und angioplastische Maßnahmen.*
Sympathikusblockaden sind dann sinnvoll, wenn prinzipiell durch Weitstellung der Gefäße eine Verbesserung der Situation zu erwarten ist. Neurolyse des lumbalen Grenzstranges oder Elektrostimulation oder chirurgisch endoskopische Sympathektomien sind zur Langzeittherapie therapieresistenter Schmerzen geeignet. Systemische oder epidurale Opioidgabe wird als Palliativtherapie eingesetzt.

Frage 4.14: Lösung A

Zu (A)
Beim Ischämieschmerz sind rekonstruierende Maßnahmen vordringlich. In den frühen Stadien ist jedoch die Sympathikolyse ein alternatives therapeutisches Werkzeug.

Zu (B)
Zöliakusneurolyse führt man z. B. beim Pankreaskarzinomschmerz durch.

Zu (C)
Kryoanalgesie ist bei peripher ausgelösten Schmerzen sinnvoll.

Zu (D)
Exhairese (= Nervenextraktion) von peripheren Trigeminusästen ist obsolet (deshalb wurde diese Frage wohl nicht gewertet). Kryoläsion und Radiofrequenzläsion peripherer Äste sind alternative Verfahren ohne wesentliche Neurombildung oder Narben, die ein ähnlich langes beschwerdefreies Intervall von einigen Monaten haben. Aufgrund dieser nur vorübergehenden Erfoge sollten diese nicht wesentlich invasiven, ambulant durchführbaren Verfahren nur bei Schwerstkranken mit schlechter Prognose durchgeführt werden.

F 94
Frage 4.15: Lösung ***

Siehe Kommentar zu Lerntext IV.7, Trigeminusneuralgie.

Zu (A)
Beim Ischämieschmerz sind rekonstruierende Maßnahmen vordringlich. In den frühen Stadien ist jedoch die Sympathikolyse ein alternatives therapeutisches Werkzeug.
Zu (B)
Zöliakusneurolyse führt man z.B. bei Pankreaskarzinomschmerz durch.
Zu (C)
Kryoanalgesie ist bei peripher ausgelösten Schmerzen sinnvoll.
Zu (D)
Exhairese (= Nervenextraktion) von peripheren Trigeminusästen ist obsolet (deshalb wurde diese Frage wohl nicht gewertet). Kryoläsion und Radiofrequenzläsion peripherer Äste sind alternative Verfahren ohne wesentliche Neurombildung oder Narben, die ein ähnlich langes beschwerdefreies Intervall von einigen Monaten haben. Aufgrund dieses nur vorübergehenden Erfolges sollten diese nicht wesentlich invasiven, ambulant durchführbaren Verfahren nur bei Schwerstkranken mit schlechter Prognose durchgeführt werden.

*** Diese Aufgabe wurde aus der Wertung genommen.

Zahn-, Mund- und Kiefererkrankungen

1 Entwicklungen des Mund-Rachen-Bereichs

Odontogenese (Zahnentwicklung) I.1

Die Odontogenese ist ein embryonaler Prozeß, der mit der 5.–6. Woche nach der Ovulation beginnt und mit Durchbruch der Weisheitszähne im 20.–30. Jahr abgeschlossen ist.
Das Stomadeum (= primitive Mundhöhle) ist mit Epithel ausgekleidet. An charakteristischen Stellen kommt es zu Verdichtung der Epithelzellen, zu einer Proliferation in die Tiefe. Die Epithelzellen differenzieren sich zu odontogenen Epithel. Durch das Tiefenwachstum entsteht die generelle Zahnleiste, am anderen Ende entwickeln sich die Zahnknospen. Daraus entstehen Zahnkappen und dann die Zahnglocke. So entstehen die Milchzähne.
Die Zahnglocke = Schmelzorgan ist epithelialen Ursprungs. Die äußere Begrenzung der Zahnglocke ist das äußere Schmelzepithel. Dies ist ein einschichtiges Epithel. Es geht am unteren Rand der Glocke (mitosereiche Wachstumszone) in das innere Schmelzepithel über, welches aus einem säulenartigen Epithel besteht. Sowohl in der Ausbuchtung der Glocke als auch um die gesamte Glocke herum befindet sich Bindegewebe (Mesenchym). Durch das Wachstum der Glocke verdichtet sich das darumliegende Bindegewebe. Es folgt die Bildung eines bindegewebigen Zahnsäckchens. Das Bindegewebe in der Ausbuchtung heißt Zahnpapille und entwickelt sich zur Pulpa.
Diese Zahnpapille gibt den Impuls für die Differenzierungsvorgänge, d. h. sie bestimmt, welche Art von Zahn gebildet werden soll. Diese undifferenzierten Bindegewebszellen induzieren die Umwandlung von innerem Schmelzepithel in Präameloblasten. Dadurch werden die Zellen der Zahnpapille zur Differenzierung angeregt. Sie werden zu Präodontoblasten und bilden das Prädentin. Dadurch werden die Präameloblasten angeregt, sich zu Ameloblasten zu differenzieren und Schmelz zu bilden.
In der 15. Embryonalwoche beginnt die Proliferation des äußeren und inneren Schmelzepithels in die Tiefe. Dadurch entsteht die Gußform für die spätere Wurzel. Jeder dieser Schläuche bildet eine eigenständige Wurzel und wird Hertwigsche Epithelleiste genannt. Der Übergang von innerem und äußerem Schmelzepithel entspricht der späteren Schmelz-Zement-Grenze. Durch fortschreitende Dentinbildung wird der Pulpenraum immer mehr eingeengt. Die generelle Zahnleiste hat sich fast völlig aufgelöst, die sich unter dem Mundhöhlenepithel angesammelt hat.
An der Innenwand der Hertwigschen Epithelleiste differenzieren sich Mesenchymzellen zu Odontoblasten und bilden das Wurzeldentin, damit löst sich die Epithelscheide auf. Durch die so entstandenen Spalten gelangen Zellen des Zahnsäckchens auf das Wurzeldentin. Diese Zellen differenzieren sich zu Zementoblasten, die Zement bilden.
Lösen sich die Zellen der Hertwigschen Epithelscheide nicht völlig auf, so können sogenannte Malessezsche Epithelreste übrigbleiben, die Ursprung von **Radikulären Zysten** sein können.
Aus den Zellen des Zahnsäckchens entstehen 2 Arten von Zellen, die einerseits den Alveolarknochen (Osteoblasten), andrerseits das Desmodont (Fibroblasten) bilden.
Die Zahnpulpa entsteht aus den Resten der Zahnpapille, die nach der Dentinbildung noch übrig sind.
Das Zahnsäckchen bildet Zementoblasten, Wurzelhaut und Alveolarperiost. Die Eruption des Zahnes beginnt, sobald die Zahnkrone mineralisiert ist.

Zahndurchbruch im Milchgebiß I.2

Der Durchbruch der Milchzähne beginnt zwischen dem sechsten und neunten Monat mit den unteren mittleren Schneidezähnen und ist in der Regel im Alter von zweieinhalb Jahren abgeschlossen. Dabei liegt der Zahnungsbeginn bei den Mädchen etwas früher als bei Jungs.
Der Abschluß des Wurzelwachstums kommt bei regulärem Zahndurchbruch erst nach Erreichen der Okklusionsebene zustande (zwischen dem 18. bis 36. Lebensmonat).
Bereits im 4. Lebensjahr beginnt die Reorption der Milchzahnwurzeln.

Durchbruchszeiten der Milchzähne:

mittlerer Schneidezahn: 6.– 8. Monat
seitlicher Schneidezahn: 6.–12. Monat
Eckzahn: 16.–20. Monat
erster Milchmolar: 12.–16. Monat
zweiter Milchmolar: 20.–30. Monat

Zahndurchbruch im Wechselgebiß I.3

Durchbruchszeiten der bleibenden Zähne
mittlerer Schneidezahn: 7.– 8. Jahr
seitlicher Schneidezahn: 8.– 9. Jahr
Eckzahn: 11.–13. Jahr
1. Prämolar: 9.–11. Jahr
2. Prämolar: 11.–13. Jahr
1. Molar: 6.– 7. Jahr
2. Molar: 12.–16. Jahr
3. Molar: ab dem 17. Jahr

Der 1. Molar wird auch als Sechsjahresmolar bezeichnet, da er als erster der bleibenden Zähne im Alter von ca. 6 Jahren durchbricht.

Entwicklungsstörungen der Zähne I.4

- **Mikrodontie** (Tüten- oder Zapfenzahn)
  generalisiert oder nur lokalisiert, 90% im Oberkiefer
  betroffene Zähne sind meist die seitlichen Schneidezähne, die Weisheitszähne und die 2. Prämolaren
- **Makrodontie**
  relativ selten
  generalisiert oder lokalisiert
- **Gemination** (Doppelzahnbildung)
  entstanden entweder durch unvollständige Trennung eines Zahnkeimes oder durch Verschmelzung zweier Zahnkeime.
  Der betroffene Zahn weist einen Sulcus als Trennungsmarke auf oder hat getrennte Kronen mit einer gemeinsamen Wurzel.
- **Fusion**
  Zusammenwachsen von zwei nebeneinander stehenden Nachbarzähnen
- **Dilaceration**
  Wurzelabknickung, vorwiegend nach distal, Sichelzahnbildung
  Ursachen: Trauma während der Wachstumsphase z.B. Stoß auf Milchzähne.
- **Dens invaginatus** oder auch Dens in dente
  Einzahnmißbildung, entsteht durch tiefe Einstülpung des inneren Schmelzepithels, insbesondere am Foramen caecum der Schneidzähne.
  Der Zahnschmelz wird bei der Mißbildung vom Dentin umhüllt.
- **Hypodontie** / partielle Anodontie
  fehlende Zahnanlagen, meist obere seitliche Schneidezähne oder auch fehlende Weisheitszähne im OK und UK.
- **Hyperdontie**
  überzählige Zahnanlage, oftmals retiniert

- **Amelogenesis imperfecta**/Schmelzhyperplasie
  der Zahnschmelz ist irregulär ausgebildet mit Hypocalcifizierung, es ist eine rein ektodermale Odontopathie, das heißt Wurzel und Pulpa sind völlig intakt.
  Auftreten auch bei Erkrankung der Mutter an Röteln und Scharlach.
- **Dentinogenesis imperfekta**
  mesodermale Zahnmißbildung, bei der die Dentinstruktur irregulär ausgebildet ist, die Zahnkronen erscheinen matt, opalisierend; normaler Schmelz platzt vom mißbildeten Dentin ab, der Dentinkern wird abgekaut, ist praktisch schmerzunempfindlich.

Verfärbungen der Zähne (Dyschromien) I.5

Farbton	Verfärbungsgrund	Charakter
Kreidigweiß	Schmelzhypomineralisation	opake Schmelzflecken
	Turner Zahn	solitärer opaker Schmelzfleck als Folge örtlicher Schädigung des Zahnkeimes der II. Dentition
	leichte Form der Dentalfluorose (mottled enamel)	opake Schmelzflecken oder parallel ziehende Streifen bei glatter glänzender Oberfläche
	Initialstadium der Schmelzkaries	kreidigweiß, rauhe, stumpfe Schmelzoberfläche
Gelb bis braun	Zahnkaries	helle Flecken zeugen für eine schnelle Karies (Karies acuta), dunkle für eine langsame Karies (Karies nigra)
	Turner Zahn	als Folge stärkerer Zahnkeimschädigung
	Vitalitätsverlust der Pulpa	neben gelbgrau bis gelbbraun kommen auch gräuliche und bläuliche Farben vor

	Dentalfluorose	bei toxischer Fluorkonzentration im Trinkwasser finden sich an Zähnen der II. Dentition Schmelzhypoplasien, die mit gelblich-bräunlichen Flecken einhergehen
	Tetrazyklin	iatrogene Schäden; während der Mineralisationsphase der Zähne beider Dentitionen kommt es zu gelblichen, später bräunlichen Verfärbungen, infolge oxydativer Vorgänge
Rötlich bis Violett	Internes Pulpengranulom	im Kronenbereich schimmert das Granulom mit rot-blauer Farbe durch

[H 88]
Frage 1.1: Lösung D

LUES CONNATA

Charakteristisch ist die Trias:
1) Rindentaubheit
2) Keratitis parenchymatosa und
3) Tonnenform der Zähne

Für die Zähne gilt: Betroffen sind meist obere mittlere permanente Zähne. Sie besitzen die Tonnenform mit halbmondförmigen Aussparungen in der Mitte der Schneidekanten. Auch die 1. Molaren der II. Dentition können mit betroffen sein (Fournier-Zähne).
Die intrauterine Infektion der Syphilis erfolgt erst kurz vor der Geburt. Deshalb sind nicht die Milchzähne betroffen, sondern nur die bleibenden Zähne.

[F 89]
Frage 1.2: Lösung B

Wenn während der Schwangerschaft Tetrazyklin appliziert wurde, kann es zu iatrogenen Schäden während der Mineralisationsphase der Zähne kommen. Es entstehen dann streifenförmige Gelbfärbungen unterschiedlicher Breite entsprechend der Dauer der Medikation.
Tetrazyklin bildet mit Kalzium einen Komplex. Während der Mineralisationsphase wird es dann in die Zahnhartsubstanz eingelagert. Durch oxydative Reaktionen und Lichteinwirkungen kann es zu gelblich-bräunlichen Verfärbungen der Zähne kommen.
Deshalb ist eine Verabreichung von Tetrazyklin während der gesamten Schwangerschaft und darüber hinaus bis zum 12. Lebensjahr des Kindes zu vermeiden.

[F 89]
Frage 1.3: Lösung D

Folgen eines Vitamin-D-Mangels sind ausgeprägte Hypoplasien des Schmelzes. Diese Fehlentwicklung, die zum Symptomkomplex der Rachitis gehört, bewirkt aufgrund der Unregelmäßigkeiten an der Schmelzoberfläche eine vermehrte Retention von Speiseresten mit Plaquebildung. Dadurch ist das Kariesrisiko erhöht.
Deshalb werden Säuglingen und Kleinkindern D-Fluoretten gegeben, die Fluor zur Kariesprophylaxe und Vitamin D zur Rachitisprophylaxe enthalten.

[F 89]
Frage 1.4: Lösung A

Zu (1)
Siehe Frage 83 aus dem Examen Herbst 88.
Zu (2)
Eine **Sinusitis maxillaris** ist eine Entzündung der Kieferhöhle. Sie tritt entweder als akute eitrige Sinusitis auf, oder es entwickelt sich eine chronische Entzündung mit polypöser Schleimhautverdickung.
Mit Zahnhypoplasie hat die Kieferhöhlenentzündung nichts zu tun.
Zu (3)
Diabetes mellitus-Patienten leiden neben der Hyperglykämie auch an gestörter Leukozytenfunktion. Im mittleren Alter (30–50 Jahren) können schwere parodontale Schäden auftreten, aber niemals Schmelzsprünge der Molaren.

[F 90]
Frage 1.5: Lösung D

Zu (D)
Bei einer Nekrose stirbt die Pulpa ab. Dabei wird Hämoglobin zu Hämatoin und Hämosiderin abgebaut. Diese dringen in die Dentintubuli ein und verfärben den Zahn ins dunkelgrau-gelbliche. Auch die Kronentransluzenz geht dabei verloren.
Zu (A)
Auf die Tonnenform der Zähne bei Lues connata tarda ist schon in früheren Examina eingegangen worden.
Zu (B)
Auch die Schmelzhypoplasie bei Vitamin D-Mangel bei Rachitis ist schon besprochen worden.
Zu (C)
Tetracyklin verursacht gelbliche Verfärbungen an den Zähnen.

[F 91]
Frage 1.6: Lösung C

Allgemein kann man sagen, daß die Wurzelbildung bei Milchzähnen nach 16–26 Monaten und bei bleibenden Zähnen zwischen 1,7–3,5 Jahren nach Zahndurchbruch abgeschlossen ist.

Abnutzungserscheinungen/regressive Veränderung   **I.6**

- **Attrition**
  physiologische Abnutzung der okklusalen und approximalen Flächen durch Zahnkontakte beim Schlucken, Sprechen. Ein Ausgleich wird durch physiologische Zahnwanderung nach mesial bzw. nach okklusal erreicht.
- **Abrasion**
  unphysiologische Attrition
- **Resorption der Zahnwurzel**
  extern: infolge lokaler oder genereller Verletzung des Desmodonts durch Stoß auf den Zahn, durch ein apikales Granulom kann es dann zum Abbau der Wurzel kommen
  intern: ausgehend von der Zahnpulpa, die über den Blutkreislauf mit Bakterien infiziert wurde. Es entsteht eine Periodontitis luxurians idiopathica, die die Wurzel von innen heraus auflöst.

2 Anatomische Grundlagen

[F 91]
Frage 2.1: Lösung A

Das internationale Zahnschema wurde 1970 von der Féderation Dentaire International (FDI) eingeführt. Hier werden nicht nur die einzelnen Zähne fortlaufend numeriert, sondern auch die einzelnen Gebißquadranten.
Man folgt dem Uhrzeigersinn: Der rechte obere Quadrant erhält die Ziffer 1, der linke obere die Nummer 2, der linke untere Quadrant die Ziffer 3 und rechts unten kommt die 4.
Bei den Milchzähnen fängt man bei rechts oben mit der 5, links oben mit der 6, links unten mit der 7 und rechts unten mit der 8 an.
Die beiden Schneidezähne erhalten die Nummer 1 und 2, der Eckzahn erhält die 3, die Prämolaren bekommen die 4 und die 5 und die Molaren die 6, 7 und die 8.

18 17 16 15 14 13 12 11	21 22 23 24 25 26 27 28
55 54 53 52 51	61 62 63 64 65
85 84 83 82 81	71 72 73 74 75
48 47 46 45 44 43 42 41	31 32 33 34 35 36 37 38

[F 93]
Frage 2.2: Lösung E

Zwei- und mehrwurzelig sind nur die Molaren im Unterkiefer. Alle anderen Zähne besitzen eine Wurzel.

[H 93]
Frage 2.3: Lösung B

Zu (1)
Bei der Dentinkaries handelt es sich um eine Auflösung der Zahnhartsubstanz, die sich im Röntgenbildung als eine Transluzenz (Aufhellung) darstellt.
Zu (2)
Als Folge einer Hyperämie kann sich eine **Pulpitis acuta** mit lokalen bis totalem Ödem der Pulpa mit Austritt von Abwehrzellen entwickeln. Es beginnt der allgemeine Entzündungsverlauf mit den fünf Kardinalsymptomen jeder Entzündung: Dolor, Rubor, Calor, Tumor und Functio laesa. Die Entzündung kann sich vom Pulpenhorn über die Kronenpulpa bis hin zur Wurzelpulpa ausbilden.
Als Symptome treten u.a. auf: Heiß-, Kaltemp-

findlichkeit, Spontanschmerz, Ausstrahlung des Schmerzes.
Therapie: Indiziert ist die Vitalexstirpation oder auch Wurzelbehandlung, bei der das Nervengewebe vollständig exstirpiert, der Wurzelkanal bakterienfrei aufbereitet und mit Guttapercha-Stiften bakteriendicht verschlossen wird.
Bei beiden Krankheitsbildern ist mit Hilfe des Röntgenbildes keine Diagnose möglich, da keine Veränderung der Zahnhartsubstanz erfolgt.

Zu (3)
Bei der **Parodontitis apicalis** schreitet die Entzündung über das Foramen apikale der Zahnwurzel fort und führt zu einer periapikalen Einschmelzung, die auch als apikale Ostitis bezeichnet wird. Die röntgenologische Darstellung der periapikalen Parodontitis wird möglich durch eine Entkalkung. Die so entstandene Aufhellung ist bedingt durch eine geringere Absorption des Röntgenlichtes im Gebiet des Granulationsgewebes um die Wurzelspitze.

Zu (4)
Die Hyperämie der Pulpa ist ein Reizzustand der Pulpa und als einzige der Entzündungsformen noch reversibel. Die Abwehrleistung der Pulpa entsteht durch vermehrten Blutzufluß, wobei die zuführenden Gefäße aktiv dilatiert werden. Als Folge davon ist der venöse Abfluß durch das starre Foramen apikale verringert. Die Folge ist eine vermehrte Füllung der Venen mit Erythrozyten. Die Leukozyten wandern ins Interstitium und nehmen an der Entzündungsabwehr teil.
Als Symptome sind Heiß- und Kaltempfindlichkeit und kurzer Schmerz zu nennen.
Ursache: Caries profunda, undichte Füllungen u.a.
Therapie: Füllungstherapie und vollständiges Exkavieren der Karies.

[H 94]
Frage 2.4: Lösung D

Zweiwurzelig sind in der Regel nur die Molaren im Unterkiefer.
Frontzähne, Eckzähne und Prämolaren sind immer einwurzelig. Bei Prämolaren kann aber infolge der Zahnentwicklung eine Einziehung apikal vorhanden sein, so daß man in Ausnahmefällen von 2 Wurzeln sprechen kann.

3 Erkrankungen der Zahnhartsubstanz und der Pulpa

Kariologie III.1

Karies und damit die Kariesläsion ist eine Art von Entkalkung der Zahnhartsubstanz durch destruktive lytische Prozesse. Diese Entkalkung entsteht durch Stoffwechselprozesse von Bakterien der Zahnplaque.
Kariogene Mikroorganismen können
– die Zahnoberfläche bewachsen,
– aus Zucker Säure produzieren,
– aus Zucker Polysaccharide synthetisieren und
– gegenüber Säurekonzentrationen tolerant sein.
Die Kariestheorie von Miller 1889! besitzt heute noch Gültigkeit und beschreibt, daß die von Bakterien erzeugte Säure das Mineral aus der Zahnhartsubstanz herauslöst.
In einem 2. Schritt kommt es dann zu einer Auflösung der organischen Substanzen.
Die Verarbeitung von Kohlenhydraten erfolgt in weniger als 2 Minuten, bis ein minerallösender pH-Wert (unter pH von 5,4) in den Belägen mit anaeroben Milieu entsteht.
Entscheidend sind die 4 obligaten Faktoren in der Mundhöhle als Voraussetzung für die Entstehung kariöser Läsionen:
1. Mikroorganismen (speziell Säurebildner)
2. Wirtsorganismus (bzw. dessen Zähne mit säurelöslicher Zahnhartsubstanz)
3. Substrat für die Mikroorganismen, vor allem Zucker
4. Zeit (relativ lange Entkalkungszeit)
Fehlt auch nur eine dieser Faktoren, entsteht keine Karies.

Zu (1)
Grundlage für die Kariesentstehung ist das Vorhandensein einer mikrobiellen Plaque. Plaque sind bakteriell besiedelte Zahnbeläge, die auf dem Boden des sekundären Schmelzoberhäutchen (sSOH) entstehen.
Als Bakterien kommen in Frage:
– Streptokokkus mutans
– Streptokokkus sanguis
– Streptokokkus salivarius
– Lactobazillus acidophilus
– Lactobazillus casei
– Actinomycetus viscosus
Der Bakterienstoffwechsel ist zu 3 Reaktionen fähig:

1. Nährstoffe werden durch katabole Vorgänge zu kleineren Molekülen abgebaut.
2. Diese Moleküle werden verstoffwechselt ⇒ Intermediärstoffwechsel
3. Dieser Stoffwechsel mündet in den Aufbau von polymeren Molekülen, damit ist das Überleben der Bakterien gesichert.

Bezogen auf die Kohlenhydrate umfaßt dieses Dreischritt-System die Hydrolysierung und Aufnahme der Kohlenhydrate, die intra- und extrazelluläre Umwandlung in niedermolekulare Produkte (Pyruvat, Lactat, Ethanol CO_2 und H_2O) und die Synthese von intra- und extrazellulären Speicherpolysacchariden, Zellwandbestandteilen, Enzymen, Endotoxine und Exotoxine der Bakterien.

Der Kohlenhydratabbau beginnt mit der Aufspaltung der langen Zuckerketten durch ausgeschleuste Bakterienenzyme oder auch durch Speichelamylase. Nur kleinmolekulare Zucker können die Zellwand und Zytoplasmamembran der Bakterienzelle passieren.

Die Bakterien verarbeiten die intrazellulären Kohlenhydrate im Intermediärstoffwechsel. Dabei wird Glukose zu Pyruvat und 2 ATP abgebaut, unter anaeroben Bedingungen wird dann das Pyruvat zu Laktat verstoffwechselt, unter aeroben Bedingungen erfolgt ein weiterer Umbau im Zitronenzyklus und der Atmungskette (siehe auch Lehrbücher der Biochemie).

Zu (2)
Karies entsteht vor allem an den sogenannten Prädilektionsstellen:
– *Fissuren und Grübchen*
– *Approximalbereiche*
– *Zahnhälse*
– *Wurzeloberflächen*

Es sind dies vor allem Retentionsstellen für haftende Bakterien, die für die mechanische Selbstreinigung schwer zugänglich sind und Retentionsstellen, in denen sich große Volumina an Kohlenhydraten verfangen können.

Die Ausbreitung der Karies erfolgt im Schmelz entlang der Schmelzprismen, im Dentin unterminierend oder entlang der Dentinkanälchen.

Eine Schmelzkaries macht sich durch kreidige opaque Veränderungen (sogenannte "white spots") bemerkbar. Es sind echte Demineralisationsstellen; sie bestehen aus Oktakalziumphosphat.

Zu (3)
Bei Überschuß an Zucker produzieren viele Bakterienarten intrazelluläre Polysaccharide (IPS) als Speicherstoffe, die bei Bedarf wieder umgesetzt werden können. Die Produktion von extrazellulären Polysacchariden (EPS) schafft lokale Lebensbedingungen für bestimmte Bakterien, die über pathogene Eigenschaften verfügen.

Der Aufbau der EPS erfolgt durch Glucosyl- und Fructosyltransferase. Dabei dient Saccharose als Akzeptor. Je nach Enzym und beteiligten Disacchariden entsteht ein Glucan oder ein Fructan. Fructane werden schneller abgebaut und haben für die Karies eine untergeordnete Rolle.

Glucane sind ein Produkt von Streptokokkus mutans-Zellen. Sie machen 70% des extrazellulären Poysaccharids aus. Sie besitzen keine Funktion bei der Haftung der Bakterien an der Zahnoberfläche, stärken aber die Plaquematrix.

Im Prinzip können alle Mono- und Disaccharide von Plaquebakterien aufgenommen und glykolytisch zu Säuren abgebaut werden.

Die Entstehung der Karies ist eng mit dem Absinken des lokalen pH-Wertes unter 5,4 verbunden. Eine große Zahl der Bakterien befindet sich dabei aber nicht mehr im funktionellen pH-Optimum. Funktion der Säurebildung und weitere Unterteilung der kariogenen Prozesse obliegt den „säuretoleranten" Säurebildnern. Dies sind bestimmte Bakterienarten, deren pH-Optimum den kritischen pH-Wert von 5,4 unterschreiten. Zu Beginn sind es Streptokokkus sanguis und Actinomyces viscosus.

Später finden sich noch Streptokokkus mutans, Lactobacillus casei und Candida albicans.

Zu (4)
Jede Zuckeraufnahme ruft einen etwa ½-stündigen pH-Abfall an der plaquebedeckten Zahnoberfläche hervor; die Summe der Zeiten, in denen Schmelz entkalkt wird, wächst mit der Häufigkeit der Nahrungsaufnahme. Nicht die absolute Menge des zugeführten Zuckers ist für die Kariogenität entscheidend, sondern die Häufigkeit der Zuckeraufnahme. Das heißt:

Lieber einmal eine Tafel Schokolade innerhalb 15 Minuten essen, als über einen langen Zeitraum (3–4 Stunden) immer ein Stückchen Schokolade.

Man unterscheidet verschiedene Zuckerarten:
– **reine Zucker:** hierzu gehören Monosaccharide (Glukose, Fruktose), Disaccharide (Sacchorse, Maltose), Polysaccharide (Stärke)
– **Zuckerersatzstoffe/Süßstoffe:** (Cyclamat, Saccharin, Aspartam)
– **Zuckeraustauschstoffe:** (Xylit, Mannit, Sorbit, Mallit, Lactit)

Die Gruppe der reinen Zucker besitzt Energiewert, die beiden letzten Gruppen tragen zur Energiegewinnung nicht bei.
Durch bestimmte Speicheltests kann man das individuelle Kariesrisiko bestimmen.
In der heutigen Kariesprophylaxe kann man zwar keine Aussage über eine gesicherte Korrelation, aber auf eine Kariesanfälligkeit machen.
Mit Hilfe einer bestimmten Menge Speichel kann man sich durch die Speichelfließrate, der Bestimmung der Streptokokkus mutans- und der Laktobazillenanzahl sowie der Pufferkapazität des Speichels ein Bild darüber machen, ob ein Individuum kariesanfällig ist oder nicht.

Plaque
Definition: Plaque ist eine amorphe, granulierte Ablagerung, die sich auf Zahnflächen und Zahnoberflächen ansammelt.
Aufbau: Glykoproteine (werden aus Speichel gebildet ⇒ sekundäres Schmelzepithel), extrazelluläre Polysaccharide (Plaquematrix); in den oberflächlichen Plaqueschichten befinden sich aerobe Bakterien; in den tiefen Plaqueschichten befinden sich anaerobe Bakterien; abgeschilferte Blutzellen, Leukozyten und Makrophagen.
Entstehung:
1. Niederschlag eines dünnen Glykoproteinpellicle aus dem Speichel (Speichelmuzine). Dies entspricht dem sekundären Schmelzoberhäutchen (**sSOH**). Es wird innerhalb von Sekunden bis Minuten gebildet, ist zwischen 0,05–0,8 μm dick und bakterienfrei.
2. Anschließend erfolgt die Haftung einzelner Bakterien (Kokken; vorwiegend Aerobier). Auf diesem Belag, der als Haftvermittler dient, wandern Aktinomyzeten und Streptokokken sanguis. Der Vorgang dauert einige Stunden.
3. Es bildet sich eine Bakterienschicht von ca. 20 Lagen Kokken. Dies ist zwar noch keine pathogene Plaque, aber potentiell pathogene Arten (Streptokokkus sanguis, Streptokokkus mutis, Aktinomyces viscosus, auch Anaerobier) sammeln sich an.
4. Es kommt zu einem Zuwachs von immer mehr Bakterien, Ansammlungen bakterieller Stoffwechselprodukte, Anwachsen von Bakterienkolonien.
Dauer etwa 2 Tage.
5. Zunahme von Anaerobiern (Fusobakterien, Veilloszellen, Aktinomyzeten).
Dauer 4–5 Tage.
6. Auftreten von Spirillen, Spirochäten.
Dauer ab 7 Tagen.
7. Abnahme der Streptokokken, Anstieg der Stäbchen; nach ca. 29 Tagen ist die Plaque ausgereift.
Zusammensetzung:
$2,5 \times 10^{11}$ Bakterien/Gramm
Gram +:
Kokken 40%   Stäbchen 40% >80%
Gram −:
Kokken 10%   Stäbchen 10% >20%

Karieseinteilung
Makroskopisch wird die Karies nach Lokalisation, Art und Ausmaß der Ausbreitung und Zeitpunkt des Auftretens eingeteilt.

Lokalisation:
- **Fissuren- und Grübchenkaries:** entsteht in den Fissuren, wird heutzutage in der Prophylaxe durch Fissurenversiegelung mit Kunststoff weitgehend zurückgedrängt.
- **Approximalkaries:** entsteht zwischen den Zähnen. Dieser Bereich wird leider durch die Zahnbürste beim Zähneputzen ausgespart und sollte immer mit Zahnseide gereinigt werden.
- **Interapproximalkaries:** meist ab dem 40. Lebensjahr, entsteht unterhalb des Kontaktpunktes der Zähne.
- **Zahnhalskaries:** Auch hier sind meist ältere Patienten betroffen. Bei ungenügender Mundhygiene und Zurückziehen des Gingivalsaumes.
- **Bäckerkaries:** besondere Form der Glattflächenkaries, die durch einen besonders hohen Kohlenhydratanteil in der Staubluft einer Bäckerei bedingt ist.
- **Milchzahnkaries**
- **Wurzelkaries:** meist bei freiliegenden Zahnhälsen auftretend.

Ausmaß der Ausbreitung:
- Karies superficialis: liegt noch im Zahnschmelz.
- Karies media: im schmelznahen Dentin vorkommend.
- Karies profunda: kommt im pulpennahen Dentin vor.
- Karies penetrans: reicht bis in die Pulpa.

Erkrankungen der Pulpa: Pulpitis – Pulpennekrose   III.2

Bei der Entzündung der Pulpa muß man einige Besonderheiten beachten, die den Ablauf der Erkrankung beeinflussen:
- Die Pulpa ist in ein starrwandiges System eingeschlossen und kann sich daher bei erhöhter Durchblutung nicht ausdehnen.

- Die Pulpa hat keine Lymphgefäße.
- Die Pulpa besitzt keinen Kollateralkreislauf.

Ätiologie
Man unterscheidet zwischen 4 Ursachenkomplexen:
- Kariöse Infektion
  Durch anaerobe Bakterien wird der pH-Wert im Dentin- und Pulpagewebe gesenkt. Dadurch entsteht eine Übersäuerung.
- Thermische Reize
  Beim Beschleifen und Bohren von Zähnen entsteht eine Hitzentwicklung, wenn nicht ausreichend gekühlt wird.
  Durch Metallfüllungen (z.B. Amalgam) ohne Pulpenschutz werden thermische Reize direkt auf die Pulpa übertragen.
- Chemische Reize
  Durch undichte Füllungen oder toxische Füllungsmaterialien (z.B. bestimmte Kunststoffmaterialien) wird die Pulpa gereizt.
- Mechanische Reize
  Ein Schlag oder Trauma auf den Zahn führt zur Irritation der Pulpa mit anschließender Hyperämie und eventueller späterer Pulpitis.

Verlauf
Bei einer Entzündung der Pulpa entsteht im Pulpenkavum eine Druckerhöhung durch Erweiterung der zuführenden Gefäße. Dies wird *als aktive Hyperämie* bezeichnet.
Anschließend werden die Venen im Bereich des Foramen apikale verengt. Dies ist die *passive Hyperämie*.
Seröse Blutbestandteile treten ins Interstitium ein. Bei der hämatogenen Infiltration wandern zelluläre Bestandteile aus dem Blut ins Gewebe. Dies kann als aktiver oder passiver Prozeß erfolgen.
Anschließend werden Bindegewebszellen des RES mobilisiert (histiogene Reaktion) und Leukozyten lokal eingeschmolzen (purulente Reaktion). Es kommt schließlich zur Nekrose der Pulpa und zur Gangrän.
Das Endstadium ist die Ausbreitung der Entzündung über des Apex hinaus, was als apikale Ostitis oder Parodontitis apikalis bezeichnet wird. Dabei kann es zu einem Abszeß oder einem Phlegmon kommen.

Symptome: Beschwerden und Befunde
Hilfsmittel zur Diagnostik
Anamnese: Art des Schmerzes
Klinischer Befund: große Füllungen, große Karies, Tiefe der Zahnfleischtasche,
Perkussionsprobe: vertikale Klopfempfindlichkeit spricht für Pulpitis,
horizontale Klopfempfindlichkeit für eine Parodontitis.
Sensibilitätstest: sog. Provo-Test, bei dem CO_2 bei $-25°C$ auf den Zahn aufgebracht wird.

Auch wird mit Gleichstrom die Sensibilität getestet.
Röntgenaufnahmen, bei denen tiefe Karies oder apikale Veränderungen festgestellt werden.
Als allerletzter Diagnoseschritt wird die sogenannte Probetrepanation durchgeführt.
Diagnose der akuten Zustände (die chronischen werden meist zufällig im Röntgenbild erkannt)
Hyperämie:
- Empfindlichkeit auf süß/sauer und heiß/kalt,
- Schmerz überdauert den Reiz nicht,
- betroffener Zahn ist lokalisierbar,
- die Vitalitätsprobe ist positiv.

Pulpitis serosa:
- Empfindlichkeit auf süß/sauer und heiß/kalt,
- Schmerz überdauert den Reiz ⇒ ziehender Schmerz,
- Spontanschmerz meist nachts beim Liegen,
- betroffener Zahn nicht immer lokalisierbar,
- die Vitalitätsprobe ist meist positiv.

Es wird unterschieden zwischen
- *partiell*: heiß/kalt Schmerz, Zahn lokalisierbar,
- *total*: Dauerschmerz auf Reiz ⇒ ausstrahlend, Zahn lokalisierbar,
- *radikulär*: Dauerschmerz auf Reiz, ausstrahlender Spontanschmerz.

Pulpitis purulenta:
- pulssynchron klopfender Schmerz,
- lokalisierbarer klopfempfindlicher Zahn,
- Kälte wirkt schmerzlindernd,
- Vitalitätsprobe je nach Ausdehnung,
- (mehrwurzelige Zähne) positiv oder negativ.

Pulpitis chronica aperta:
- *ulcerosa*: Pulpa liegt offen zur Mundhöhle als Ulkus, nur leichter Kaltschmerz
  polyposa (granulomatosa): Gewebswucherung in Form eines Pulpenpolypes,
- meist bei Milchzähnen oder 6-Jahresmolaren,
- meist schmerzfrei.

Pulpitis chronica clausa:
- meist symptomlos, Zufallsdiagnose,
- Vitalitätsprobe ist negativ, eventuell apikale Ostitis.

Gangrän:
- Vitalitätsprobe ist negativ, d.h. die Pulpa ist abgestorben,
- Perkussionsprobe ist positiv, der Zahn ist scheinbar verlängert durch bakterielle Vergasung,
- der Zahn ist lokalisierbar, unerträgliche starke, spontane Dauerschmerzen,
- Kälte wirkt nicht lindernd.

[H 88]
Frage 3.1: Lösung C

Bei Milchzähnen und 6-Jahr-Molaren bricht das Pulpendach oftmals breitflächig ein und gibt die Pulpa frei. Die scharfen Kanten der Kavität stellen einen Wachstumsreiz für das freiliegende Pulpengewebe dar und führen zur Ausbildung einer Gewebewucherung in Form eines Pulpenpolypes.
Zu (A)
Beim Abkauen, bzw. durch starke Abrasionen im Alter zieht sich die Pulpa infolge der Reizung immer weiter zurück, wird aber in der Regel nicht eröffnet.
Zu (B)
Die Pulpenhyperämie ist ein Reizzustand der Pulpa und als einzige der Entzündungsformen reversibel. Sie ist gekennzeichnet durch Empfindlichkeit auf heiß/kalt bzw. süß/sauer; der Zahn ist lokalisierbar und die Vitalitätsprobe ist positiv.
Als Ursache kommen eine Caries profunda, undichte Füllungen, Störkontakte oder empfindliche Zahnhälse in Frage.
Zu (C)
Bei einer Pulpitis chronica clausa sagt schon der Name, daß es sich um eine geschlossene Form handelt. Diese Erkrankung ist meist symptomlos, so daß die Erkennung zufällig bei einer negativen Vitalitätsprobe oder einer Röntgenübersicht (apikale Ostitis) erkennbar ist.
Zu (E)
Der purulente Prozeß kann im Sinne eines Abszesses oder als Phlegmon verlaufen. Als Symptome können aufgezählt werden:
– pulssynchron klopfender Schmerz,
– lokalisierbar, klopfempfindlicher Schmerz,
– Zahn erscheint dem Patienten viel zu hoch.
Als Therapie kommt nur die Vitalexstipation in Frage, bei der eine Wurzelbehandlung durchgeführt wird.

[H 88]
Frage 3.2: Lösung A

Diese Frage ist recht einfach zu beantworten.
Definition: Plaque ist eine amorphe, granulierte Ablagerung, die sich auf Zahnflächen und Zahnfüllungen ansammelt, sie ist nicht abspülbar und zellhaltig (Bakterien in Polysaccharid und Glykogenmatrix).
Zu (C)
Konkremente sind Zahnsteinablagerungen, die sich unter dem Zahnfleisch, also subgingival verbergen.
Zu (D)
Zahnstein ist mineralisierte Plaque.

[H 89]
Frage 3.3: Lösung A

Diese Frage ist sehr schwierig zu beantworten, da die Definitionen unvollständig sind.
Nach einer **Hyperämie,** die als Reizzustand der Pulpa bezeichnet wird, folgt bald eine akute Pulpitis mit einem lokalem bis totalem Ödem der Pulpa und dem Austritt von Abwehrzellen.
Man unterscheidet zwischen einer **Pulpitis acuta serosa partialis,** wo nur das Pulpenhorn betroffen ist. Hier treten Schmerzzustände auf *heiß und kalt* auf.
Weiterhin gibt es die **Pulpitis acuta serosa totalis:** Diese umfaßt die gesamte Kronenpulpa. Sie ist charakterisiert durch kontinuierliche und *irradiierende* Schmerzen.
Bei der Pulpitis acuta serosa radicularis ist die gesamte Wurzelpulpa betroffen und hier tritt ein Dauerschmerz auf, der auch ausstrahlt.
Irreführend ist diese Fragestellung, da bei einer Pulpitis chronica aperta ulcerosa die Pulpa an einer Stelle frei liegt und durch ein Ulkus begrenzt ist. Sie zeigt geringe Schmerzreaktion auf Wärme und Kälte. Die Pulpitis chronica wird unterschieden in eine geschlossene (Pulpitis chronica clausa) und eine offene Form (Pulpitis chronica aperta).
Relevant ist die offene Form, die häufig bei Milchzähnen auftritt. Die Pulpitis chronica aperta granulomatosa (Pulpenpolyp) ist hingegen schmerzlos.

[H 89]
Frage 3.4: Lösung D

Bei einer Parodontitis apicalis chronica treten spontan sehr heftige, nicht lokalisierbare Schmerzen auf, die in das Auge und Wange ausstrahlen. Der Zahn ist sehr perkussionsempfindlich. Hier hat sich ein Infiltrat in der Wurzelhaut gebildet.
Bei einer Parodontitis apicalis acuta kann der Patient den schuldigen Zahn direkt angeben, da er scheinbar verlängert ist. Der Eiter an der Wurzelspitze sucht den Weg nach außen, deshalb entsteht auch ein klopfender Dauerschmerz. Die Röntgenaufnahme kann eine sichere Diagnose geben, denn bei einer Parodontitis apicalis acuta, die auch als *apicale Ostitis* bezeichnet wird, ist an der Wurzelspitze eine Verschattung (Eiterherd) zu erkennen.

[F 90]
Frage 3.5: Lösung B

Bei einer Parodontitis apicalis acuta kann der Patient den schuldigen Zahn angeben.
In der Wurzelhaut befindet sich ein Infiltrat, das bei Berühren oder Beklopfen zu erheblichen Schmerzen führen kann. Jedes Berühren des Zahnes, selbst beim Sprechen und Berührung mit der Zunge verursacht starke Schmerzen.
Zu (A)
Bei einer Pulpitis purulenta acuta zerfallen die aus den Gefäßen auswandernden Leukozyten. Es entsteht Eiter. Man unterscheidet zwischen einer partiellen (nur Pulpenhorn) totalen (Kronenpulpa) und radicularis (gesamte Wurzelpulpa) Form.
Folgende Symptome sind zu beobachten:
– pulssychroner, klopfender Schmerz
– lokalisierbar
– Vitalitätsprobe kann positiv oder negativ sein.
Zu (D)
Eine radikuläre Zyste entsteht an der Wurzelspitze in einem apikalem Granulom.
Odontogene Zysten entwickeln sich vom Zahnleistenepithel heraus. Radikuläre Zysten entstehen an der Wurzel eines pulpentoten Zahnes mit periapikaler Entzündung. Durch den entzündlichen Reiz kommt es zu einem Wachstum der in der Wurzelhaut bei der Zahnentwicklung zurückgebliebenen *Malasszeschen Epithelreste*.
Radikuläre Zysten sind symptomlos und werden meist zufällig im Röntgenbild erkannt.

[F 90]
Frage 3.6: Lösung C

Untere Frontzähne sind lingual besonders für Zahnstein gefährdet, da sich hier die Ausführungsgänge der Glandulae sublingualis und der Glandulae submandibulares befinden. Deren Speichel ist hochviskös.
Die Parotis endet mit ihrem Ausführungsgang in den Mundvorhof gegenüber dem oberen 2. Molaren. Somit wir Zahnstein bevorzugt an den oberen Molaren gebildet.

[F 91]
Frage 3.7: Lösung A

Dies ist selbst für einen Zahnmediziner eine schwierige Frage.
Eine Klopfempfindlichkeit in axialer, also in vertikaler Richtung spricht für eine Parodontitis apicalis chronica.
Eine vertikale Klopfempfindlichkeit kommt bei einer Parodontitis marginalis profunda vor, da durch die erhöhte Zahnbeweglichkeit das gesamte Parodontium in Mitleidenschaft gezogen wird.

[H 91]
Frage 3.8: Lösung C

Zu den Prädilektionsstellen der Karies zählen die Fissuren, die Approximalbereiche, die Zahnhälse und die Zahnwurzel.
Bäcker sind einem erhöhten Anteil von kariogenen Nährmitteln in der Luft ausgesetzt, dadurch kommt es zu einer stärkeren Benetzung der Glattflächen (Bäckerkaries).

[H 91]
Frage 3.9: Lösung D

Hier kommt nur Aussage (D) in Frage, da bei wurzelgefüllten Zähnen die gesamte Pulpa entfernt worden ist und der Zahn dadurch keine Vitalität mehr zeigen kann.
Bei allen anderen Krankheitsformen kann immer noch eine Vitalität oder Restvitalität vorhanden sein.

[F 92]
Frage 3.10: Lösung C

Zu (A)
Direkt unter Zahnstein kann sich keine Karies bilden.
Zu (B)
Diese Aussage ist etwas heikel. Zahnstein kann bei stark durch Parodontose geschädigten Zähnen sehr wohl zu einer Stabilität beitragen. Erst nach dem Zahnsteinentfernen bemerkt man die Lockerung der Zähne. Aber dies ist mehr die Ausnahme.
Zu (D)
Zahnstein ist so fest mineralisiert, daß man ihn nur noch mittels Ultraschall oder speziell geschärften Handinstrumenten entfernen kann.
Zu (E)
Durch Fluoridabgabe wird nur der Zahnschmelz „gehärtet", bzw. remineralisiert, aber keinesfalls wird dadurch die Zahnsteinbildung verhindert.

[H 92]
Frage 3.11: Lösung D

Dies ist eine Wiederholungsfrage (siehe Herbstexamina 1991).

Frage 3.12: Lösung C

Eine chronische Entzündung der Pulpa führt in ihrer weitergehenden Form zu einer Sklerose. Auch eine rarefizierende (resorptive) Form kommt vor. Dabei können drei Formen unterschieden werden:
- schwielige Verdickung
- apikales Granulom
- nach Epitheleinwanderung kann eine Zyste entstehen.

Die 2. Aussage ist falsch, da man sonst bei jedem Kauen Zahnschmerzen haben müßte.

Frage 3.13: Lösung D

Zu (1)
Durch Beklopfen eines Zahnes kann auch ein pulpentoter Zahn festgestellt werden (siehe auch chronische Parodontitis oder apikale Ostitis).
Zu (2) und (3)
Als Methoden der Sensibilitätsprüfung kann man auf thermische und elektrische Verfahren zurückgreifen.
Die thermischen Prüfungen werden meist mit einem CO_2-Kältespray durchgeführt.
Die elektrischen Prüfungen werden mit faradayischem Strom durchgeführt; dabei wird die Stromstärke so gedrosselt, daß die Reizschwelle der Wurzelhaut bei pulpatoten Zähnen nicht erreicht wird.

Frage 3.14: Lösung D

Man muß bei Süßungsmitteln zwischen denjenigen mit Energiewert (nutritiv) und denjenigen ohne Energiewert (nicht nutritiv) unterscheiden.
Bei den nutritiven Süßungsmitteln unterscheidet man nochmals zwischen den eigentlichen Zukkern (niedermolekulare Kohlenhydrate) und den **Zuckeraustauschstoffen.** Zu den ersteren gehören Saccharose, Glucose, Fructose, Maltose und Lactose. Zu den Zuckeraustauschstoffen gehören Sorbit, Xylit, Mannit, Lactit u.a.
Zu den nicht nutritiven Süßungsmitteln, den **Zuckerersatzstoffen,** zählen künstliche Süßstoffe wie Saccharin, Cyclamat und Aspartam, die nicht kariogen sind, da sie keinen Energiewert besitzen. Sie haben aber einen wesentlich höheren Süßungsgrad (bis zum 300fachen im Vergleich zu natürlichen Zuckern).
Allgemein nochmal zur Karies:
Karies ist ein Verlust von Zahnhartsubstanz durch destruktive lytische Prozesse. Bis heute ist die Kariestheorie von Miller 1889! gültig. Sie ging davon aus, daß die von Bakterien erzeugten Säuren das Mineral aus der Zahnhartsubstanz herauslösen. In einem zweiten Schritt kommt es dann zu einer Auflösung der organischen Substanz. Man kann vier obligate Faktoren in der Mundhöhle als Voraussetzung für die Entstehung kariöser Läsionen bestimmen:
- Mikroorganismen (speziell Säurebildner)
- Wirtsorganismus (bzw. dessen Zähne)
- Substrat für die Mikroorganismen (Zucker in der Nahrung)
- Zeit (relativ lange Entkalkungszeit und vergleichsweise kurze Zeit für Remineralisation der Hartsubstanz).

Fehlt auch nur eine dieser 4 obligaten Voraussetzungen, so entsteht keine Karies.
Zu den wichtigsten Kariesbakterien zählen die Streptokokken (Streptococcus mutans, mitis, sanguis und salivarius) und die Laktobazillen. Heutzutage kann man in der Zahnarztpraxis mit Hilfe von Speicheltests über die Streptococcus mutans- und die Lactobazillen-Anzahl das Kariesrisiko bestimmen.
Für die Substratbildung der Mikroorganismen gilt: Grundstoff für die Entstehung der den Schmelz zerstörenden Säure ist der Zucker. Dabei sind niedermolekulare Kohlenhydrate wie Monosaccharide (Glucose und Fructose) und Disaccharide (Maltose und Saccharose) leichter zu verstoffwechseln als Polysaccharide wie z.B. Stärke. Die Kohlenhydrate werden unter anaeroben Bedingungen in einem Gärungsprozeß abgebaut und es entstehen Milch-, Essig- und Buttersäure, die im Austausch von H^+-Ionen und Ca^{++}-Ionen zur Demineralisation des Schmelzes beitragen.

Frage 3.15: Lösung E

Zu den 4 obligaten Faktoren der Kariesentstehung zählen neben dem Organismus die Zeit, Mikroorganismen und der Kontakt der Nahrung mit den Zähnen (Substrat).
Bei den Substraten unterscheidet man verschiedene Formen der Benetzung mit Speichel, Nahrungsbestandteilen, Bakterien und Salzen:
- **Primäres Schmelzoberhäutchen:** Vereinigung von innerem und äußeren Schmelzepithel; beim Zahndurchbruch vorhanden
- **Sekundäres Schmelzoberhäutchen:** dünner, farbloser Film, der innerhalb weniger Minuten nach Speiseaufnahme gebildet wird; zellfrei, unverkalkt, aus Glykoproteinen und Zellwandproteinen
- **Materia alba:** abspülbar, zellhaltig, unverkalkt
- **Food debris:** frische Nahrungsreste, Mikroorganismen

- **Plaque:** nicht abspülbar, unverkalkt, histologisch strukturiert, fest haftend durch extrazelluläre Polysaccharide
- **Zahnstein:** mineralisierte Plaque aus Calciumphosphaten, verkalkt, zellulär, supragingival
- **Konkremente:** subgingivale organische Matrix mit Calciumphosphatkristallen.

Insofern ist Aussage (E) richtig.
Alle anderen Aussagen sind falsch.
Zu (A)
Hier sei nur an das „**Baby-bottle-Syndrom**" gedacht.
Zu (B), (C) und (D)
Man unterscheidet verschiedene Lokalisationen der Karies:
- Fissuren- und Grübchenkaries auf der Kaufläche
- Approximalkaries in den Zahnzwischenräumen, deswegen immer Zahnseide benutzen!
- Zahnhalskaries (meist ab dem 40. Lebensjahr) bei ungenügender Mundhygiene und Retraktion des Gingivalsaumes.
- Wurzelkaries: besonders bei freiliegenden Zahnhälsen.

Frage 3.16: Lösung E

Die Trepanation der Pulpa wird meist bei der Notfalltherapie angewendet.
Jede Pulpitis führt später zu einer Nekrose oder Gangrän (infizierte Nekrose) der Pulpa.
Die Vitalitätsprobe (mit Kältespray) ist negativ, aber die Perkussionsprobe des Zahnes ist positiv.
Bei einer Gangrän und gleichzeitig geschlossenem Pulpenkavum treten aufgrund einer sekundären akuten periapikalen Parodontitis unerträgliche Dauerschmerzen auf. Dem Patienten erscheint der Zahn scheinbar verlängert, da das Pulpenkavum mit von anaeroben Bakterien produzierten Gasen angefüllt ist.
Durch die Trepanation ist der Druck sofort reduziert, danach läßt man den Zahn ca. 1 Woche offen, bis alle Gase entwichen sind und die schmerzhafte Entzündung in eine chronische, symptomfreie, periapikale Parodontitis übergegangen selt ist.
Zu (1) und (2)
Bei einer Karies profunda ist der Zahn meist vital. Wird beim Exkavieren der Karies die Pulpa punktuell eröffnet, so kann man mit einer Paste auf Kalziumhydroxydbasis den Defekt abdecken, damit sich eine Schicht Tertiärdentin bilden kann.
Ist die Eröffnung der Pulpa größer, so empfiehlt sich eine Vitalexstirpation der Pulpa mit anschließender Wurzelkanalaufbereitung und -abfüllung. Auch bei der Pulpitis acuta serosa ist der Zahn noch vital. Auch hier wird eine Vitalexstirpation durchgeführt.

H 94
Frage 3.17: Lösung E

Hier sei nochmal an die Prädilektionsstellen der Karies erinnert. Dazu zählen die Fissuren, Grübchen, die Approximalbereiche, Zahnhals, Zahnwurzel und abstehende Füllungsränder. Überall befinden sich Retentionsstellen für Speisereste, in die sich die kariogenen Mikroorganismen sofort einfinden.
Die freien Kronenflächen der Molaren sind keine Retentionsstellen und in der Regel durch normale Mundhygiene leicht zu reinigen. Allerdings kann sich auch hier eine Karies ausbilden, wenn durch den Säureangriff der Zahnschmelz zu sehr demineralisiert wird. Dieser Vorgang dauert aber wesentlich länger als bei den übrigen Prädilektionsstellen. Beispiele sind die Bäckerkaries, Milchzahnkaries bei Gabe von Zuckertees (Baby bottle Syndrom) und Xerostomie (mangelnde Bildung von Speichel).

4 Erkrankungen des Zahnbetts

Marginale Parodontopathien IV.1

Unter dem Begriff Zahnhalteapparat = Parodontium werden folgende Haut- und Weichgewebe zusammengefaßt:
1. Wurzelzement
2. Alveolarknochen
3. Desmodont (Wurzelhaut)
4. gingivales Gewebe (marginales Parodont)
Diese Gewebe bilden eine entwicklungsgeschichtliche, strukturelle und funktionelle Einheit und erfüllen mehrere Funktionen:
- Sie verankern den einzelnen Zahn in seiner knöchernen Alveole.
- Sie fassen die Zähne eines Kiefers zu einer Zahnreihe zusammen.
- Sie decken das Bindegewebe gegen die Mundhöhle ab.
- Sie halten die Kontinuität der epithelialen Auskleidung der Mundhöhle und um den Zahnhals aufrecht.

Gingivales Gewebe
1. Marginale freie Gingiva:
Dies ist ein schmaler, klinisch glatt erscheinender Saum, der wellenförmig den Zahnhälsen folgt. Die Höhe beträgt zwischen 0,8 und 2,5 mm. Die Oberfläche ist nicht gestippelt. Sie bildet den Kontakt zum Zahn aus, d. h. sie korrespondiert mit der epithelialen Befestigung der Gingiva am Zahnschmelz.

2. Attached Gingiva (feste/befestigte Gingiva):
Sie korrespondiert fest durch ihre Fasern mit dem Alveolarknochen oder mit dem Zement. Sie ist daher nicht verschieblich. Die Oberfläche erscheint durch punktförmige Einsenkungen gestippelt und sie stellt die eigentliche mastikatorische Gingiva dar.

3. Alveoläre Mukosa:
Sie ist eine bewegliche und verschiebliche Gingiva und auch nicht keratinisiert.
Sie wird unterteilt in:
- *Linea girlandiformis:* Trennungslinie zwischen atttached Gingiva und beweglicher (alveolärer Gingiva)
- *gingivale Furche:* Dies ist eine Trennlinie zwischen attached Gingiva und freier marginaler Gingiva.

Die histologischen Bausteine der Gingiva sind Epithel und Bindegewebe. Das Epithel muß gemäß seiner Funktion in orales Epithel und Saumepithel unterteilt werden.
Das orale Epithel deckt das Bindegewebe gegen die Mundhöhle ab. An der Oberfläche der befestigten Gingiva ist das Epithel verhornt. Dies dient als Schutzfunktion gegenüber äußeren Einflüssen.
Das innere Saumepithel verbindet die Gingiva mit der Zahnoberfläche.
Es ist jener Epithelanteil, der vom gingivalen Sulkus apikalwärts entlang der Schmelzoberfläche bis zur Schmelz-Zementgrenze verläuft und die zervikale Schmelzoberfläche ringförmig umschließt. Das Saumepithel unterliegt einer ständigen Erneuerung, die Umsatzrate beträgt nur 4–6 Tage. Das bedeutet, daß sich bei Entzündungen des Zahnfleisches (Parodontose), nach einer sogenannten Parodontosebehandlung, bei der die Wurzeloberflächen gereinigt und geglättet und das entzündliche Gewebe entfernt werden, eine schnelle Abheilung einstellt.
Der Gingivalsulkus ist eine rillenartige Vertiefung und wird begrenzt von der Schmelzoberfläche, von der Kuppe der freien Gingiva und von der Oberfläche des nicht verhornten Saumepithels. Aus dem Gingivalsulkus fließt ständig das Zahnfleischexsudat = Sulkus-Fluid. Es besteht aus abgeschilferten Saumepithelzellen, polymorphkernigen Leukozyten, Monozyten, Lymphozyten, Elektrolyten, Aminosäuren und Plasmaproteinen.
Bei klinisch gesunder Gingiva wird Sulkus-Fluid in sehr geringen Mengen gefunden. Das liegt daran, daß auch bei gesunder Gingiva ein ständiger Abwehrkampf gegen eindringende Bakterien stattfindet. Mit zunehmender Gingivaentzündung steigt die Menge des Sulkus-Fluids an, so daß es dann als entzündliches Exsudat bezeichnet werden kann. Die Messung der Sulkus-Fluid-Menge pro Zeiteinheit = Sulkus-fluid-flow-rate hat für die Bestimmung des Entzündungsgrades eine große Bedeutung. Auf der einen Seite kann das Sulkus-Fluid eine mechanische Spülung des Zahnfleischsulkus, bzw. der Zahnfleischtasche und damit eine antimikrobielle Wirkung bewirken. Auf der anderen Seite ist das Sulkus-Fluid für die an der Zahnoberfläche auf der Höhe des Gingivalsaumes liegenden Plaquebakterien ein hochwertiges Substrat.

Alveolarknochen
Die Alveolarfortsätze sind zahntragende Strukturen.
Struktur des Alveolarknochens:
1. Außen befindet sich eine Kortikalis, diese ist von Periost überzogen.
2. Innen befindet sich eine feste Knochenplatte (dem Zahn aufliegend) hier ist kein Periost vorhanden, dafür das Desmodont, die Wurzelhaut.
3. Spongiosa zwischen 1. und 2. = weiche Masse mit Markräumen, diese sind mit Fettmark gefüllt. Daneben findet man noch rotes, blutbildendes Mark z. B. im Tuberbereich.

Zusammensetzung des Alveolarknochens:
45% anorganisches Material, davon 60% aus Hydroxylapatit, 40% amorphes Ca-Phosphat
30% organisches Material, davon 90% Kollagen
25% Wasser

Desmodont
oder Wurzelhaut, bzw. Periodontium, bildet eine funktionelle Einheit mit Zement und Alveolarknochen. Man findet einen *intermediären Plexus,* d.h. die Kollagenfasern des Alveolarknochens und des Wurzelzements sind in der Mitte verfilzt. Diese Kollagenfasern setzen sich in den Knochen und das Zement fort. Sie werden Sharpeysche Fasern genannt und sind ein Anteil des Desmodonts. Es handelt sich hier um Kollagen vom Typ I, wie es auch in der Haut vorhanden ist. Außer den Fasern befinden sich noch Zellen, Nerven und Gefäße im Desmodontalraum.
Strukturelemente des Desmodonts:
Zellen: Fibroblasten
       Osteoblasten
       Zementoblasten
       Lymphozyten
Fasern: Kollagen
       Oxytalanfasern
weiterhin Gefäße und Nerven.
Funktion des Desmodonts:
1. Halte und Stützfunktion ⇒ Verankerung des Zahnes in der Alveole,
hierzu zählen das Attachment der Zähne an den Knochen.

Bedingt durch die Anordnung der Fasern werden Druckkräfte in Zugkräfte umgewandelt.
Schutz der Gefäße und Nerven und Schutz der Wurzeloberfläche vor Ankylose und Resorption.
2. Formative Funktion
3. Ernährungsfunktion
4. sensorische Funktion ⇒ Propriorezeptoren

A. Ätiologie und Pathogenese marginaler Parodontopathien
Man unterscheidet drei Ursachenkomplexe:
1. Mikrobiell ausgeschiedene Toxine verursachen eine Reaktion des marginalen Parodonts.
2. Funktionelle Störungen
3. Endogene Störungen

Gingivitis und Parodontitis basieren auf entzündlichen Reaktionen des marginalen Parodonts. Diese Gewebereaktionen werden durch supra- und subgingival lokalisierte mikrobielle Plaque ausgelöst. Funktionsstörungen und allgemeine Stoffwechselerkrankungen können den Krankheitsverlauf beeinflussen.
So kann sich die Parodontose unter bestimmten Streßfaktoren extrem beschleunigen.
Supragingivale Zahnplaque ist ein weicher, dicht verfilzter, zäher, gelblich-grauer bakterieller Zahnbelag, der auf der Zahnoberfläche (approximal und marginal) kleben kann.
1. Phase: Zuerst lagert sich aus der Mundflüssigkeit innerhalb von Minuten eine Mukopolysaccharidschicht ab. Sie reift in einigen Tagen zu einer 0,1–0,8 µm dicken (10–20 Zellagen) Pellicle auf der Schmelzoberfläche.
2. Phase: Nach ca. 2 Tagen siedeln darauf vorwiegend grampositive Kokken (Streptokokken und Actinomyceten), welche aus Saccharose klebrige, extrazelluläre Polysaccharide (Glukane, Dextrane und Fruktane) bilden. Es hat sich eine Primärflora gebildet.
3. Phase: Ansiedlung von gramnegativen Kokken, vorwiegend grampositive und gramnegative Stäbchen. Durch die Ansiedlung von Filamenten und fusiformen Bakterien entsteht die eigentliche pathogene Plaque.
4. Phase:: Die Plaque reift aus, es treten Spirillen und Spirochäten auf, die Dicke der Plaque beträgt 0,5 mm und ist mit bloßem Auge erkennbar, sie besitzt jetzt 300 Zellagen, darauf sind locker gramnegative Bakterien aufgelagert. Der sulkuläre Plaqueanteil ist vornehmlich von Spirochäten überwuchert.
Normale Sulkusflora: die bei gesunder Gingiva vorwiegend supragingivale Plaque besteht vor allem aus gramnegativen, fakultativ anaeroben Kokken und Stäbchen. Die Plaque ist bei sauberen Mundverhältnissen oft nur bis zu 20 Bakterienschichten dick.

Qualitative Zusammensetzung:
Kokken: ⇒ Streptokokkus mutans, sanguis
Stäbchen: ⇒ Actinomyces viscosus, naeslundi, israeli
Bakterien tragen zur parodontalen Destruktion bei, indem sie das Gewebe durch Toxine, Enzyme oder metabolische Produkte direkt schädigen. Sie können auch indirekt zu Schäden führen, indem sie die Abwehrreaktion des Gewebes gegen Fremdeinflüsse überfordern oder überdurchschnittlich stimulieren.
Plaque und ihre Produkte bewirken eine Freisetzung von bestimmten Enzymen (insbesondere Kollagenasen), Endotoxin aus gramnegativen Mikroorganismen, Lipoteichonsäure aus grampositiven Bakterien, Leukotoxin, Metaboliten (Ammoniak), sowie eine Aktivierung der spezifischen und unspezifischen Abwehr.

B. Verlauf und Formen

Einteilung:
1 Entzündliche Formen
1.1 Gingivitis
1.1.1 Akute Gingivitis
1.1.2 Akute nekrotisierende ulzeröse Gingivitis (ANUG)
1.1.3 Chronische Gingivitis
1.2 Marginale Parodontitis
1.2.1 Parodontitis marginalis superficialis
1.2.2 Parodontitis marginalis profunda

2 Gingivoparodontale Manifestationen systemischer Erkrankungen

3 Hyperplastische Formen
3.1 Fibröse Gingivahyperplasie
3.1.1 Idiopathisch fibröse Gingivahyperplasie
3.1.2 Medikamentös bedingte fibröse Gingivahyperplasie
3.2 Epuliden

4 Traumatogene Formen
4.1 Verletzungen der Gingiva
4.2 Desmodontales Trauma

5 Involutive Formen
5.1 Parodontale Rezessionen
5.1.1 Singuläre parodontale Rezessionen
5.1.2 Generalisierte parodontale Rezessionen
5.2 Alveolatrophie

Zu 1: Entzündliche Formen

Gingivitis:
Definition: Akute oder chronische Entzündung der Gingiva.
Symptome: Rötung, Schwellung, Blutung nach Sulkussondierung, erhöhte Exsudation des Sulkusfluids, erhöhte Sondierungstiefe ohne Attachmentverlust (Pseudotaschen)

Formen:

Akute Gingivitis:
Akute Entzündung der Gingiva mit Rötung, Schwellung und Exsudation.
Ursache: mechanische oder thermische Verletzung und/oder bakterielle Beläge, kann in eine chronische Gingivitis übergehn.
Therapie: Entfernung der Beläge und eventuell Gingivektomie.

Akute nekrotisierende ulzeröse Gingivitis (ANUG):
Meist schlagartig beginnend.
Symptome: sehr schmerzhafte Entzündung der interdentalen, später auch übrigen Gingiva mit Nekrosen und Ulzerationen. Verbunden mit Foetor ex ore, Lymphknotenbeteiligung, Allgemeinzustand ist verschlechtert, erhöhte Körpertemperatur.
Sie entsteht meist auf dem Boden einer akuten oder chronischen Gingivitis und ist charakterisiert durch einen schubweisen Verlauf. Ein Übergang in eine Stomatitis oder ulzeröse Gingivoparodontitis ist möglich.
Ursache: grob vernachlässigte Mundhygiene, Plaque, vermehrt Fusobakterien und Spirochäten, ätiologischer Cofaktor kann Streß sein, Immunschwäche (AIDS) mit Umkippen des Mundmilieus.
Therapie: vorsichtige Belagentfernung in kurzen Abständen (unter lokaler Betäubung). Mundspülung mit 3% Wasserstoffperoxid oder desinfizierenden Mundspüllösungen, keine Zahnsteinentfernung, da zu schmerzhaft. Bei reduzierten Allgemeinzustand wird Antibiotikum verabreicht.

Chronische Gingivitis:
Gingivitiden, die einen langfristigen klinischen Verlauf haben, aber unterschiedliche Symptome (variable Entzündungszeichen, hyperplastische Wucherungen) aufweisen. Die Entzündung bleibt auf die Gingiva beschränkt und löst keinen Knochenabbau aus.
Durch anatomische prädisponierende Faktoren und durch Umstellung und Dysregulation im Hormonhaushalt kann die Symptomatik verstärkt werden (Pubertätsgingivitis oder Schwangerschaftsgingivitis).

Marginale Parodontitis:

Definition: entzündliche, durch bakterielle Beläge verursachte Erkrankung aller Anteile des marginalen Parodontiums, d.h. der Gingiva, Desmodont, Wurzelzement und Alveolarknochen mit fortschreitendem Verlust von Stützgewebe.
Die Erkrankung kann sich an einzelnen, mehreren oder allen Zähnen abspielen, sie verläuft schubweise.

Symptome: Blutung, Rötung, Schwellung, Zahnfleischtaschen mit Attachmentverlust, Knochenabbau. Spätsymptome sind erhöhte Zahnbeweglichkeit, Zahnwanderung, Parodontalabszesse.

Formen:

Parodontitis marginalis superficialis (PMS):
Entzündliche Erkrankung aller Anteile des Parodonts mit Attachmentverlust (röntgenologischer Knochenabbau) bis etwa $\frac{1}{3}$ der Wurzellänge. Diese reicht von der Schmelz-Zement-Grenze bis zum Apex.
Geringe bis leichte Zahnlockerung, manchmal klinisch und röntgenologisch sichtbare Konkremente, aus Zahnfleischtasche und Sulkus Entleerung von Pus, Taschentiefe 3–4 mm.

Parodontitis marginalis profunda (PMP):
Entzündliche Erkrankung aller Anteile des Parodontiums mit Attachmentverlust **von mehr als** $\frac{1}{3}$ der Wurzellänge. Blutung, Rötung, Schwellung, starke Zahnlockerung, Knochenabbau im mittleren und unteren Wurzeldrittel, Taschenbildung von mehr als 5 mm, deutliche Sekretion aus Taschen, klinisch und röntgenologisch feststellbare Konkremente.

Spezielle Verlaufsformen:
– *lokalisierte juvenile Parodontitis (LJP)*
  Falls keine Behandlung erfolgt, droht frühzeitiger Zahnverlust. Man findet eine Zunahme von gramnegativen anaeroben Stäbchen.
– *langsam verlaufende Erwachsenenparodontitis (AP)*
  Zahnverlust erst viel später, oder überhaupt nicht.
– *schnell verlaufende Parodontitis (rapidly progressive parodontitis (RPP))*
  Akute Zunahme von gramnegativen anaeroben Stäbchen.

Zu 2: Gingivoparodontale Manifestationen systemischer Erkrankungen

Bei einer großen Zahl von Allgemeinerkrankungen (Infektionskrankheiten, Hämatogene Erkrankungen, Stoffwechsel-, Hauterkrankungen etc.) kann es auch zu krankhaften Veränderungen an der Gingiva oder am Parodontium kommen.
• Stoffwechselerkrankungen:
  – Diabetes Typ 1
  – Hyperthyreodismus (Basedow)
  – Ernährungsstörungen (Kwashiokor) und/oder
  – Avitaminosen
• hämatologischen Erkrankungen:
  – Agranulozytose
  – Leukämie

- systemische Erkrankungen mit dermatologischen Bezug:
  - Lichen planus und Lichen erosivus
  - benignes Schleimhautpemphigoid
  - Pemphigus vulgaris
- gingivoparodontale Manifestationen viraler Erkrankungen:
  - Herpes zoster
  - primäre und sekundäre Gingivostomatidis
- gingivoparodontale genetisch bedingte Syndrome:
  - Papillon Lefèvre-Syndrom
  - Morbus Down

Zu 3: Hyperplastische Formen

Fibröse Gingivahyperplasie
Definition: generalisierte oder auf Zahngruppe beschränkte derbe, fibröse Verdickung der Ginigiva. Häufig in Tuber und Gaumenbereich der Molaren. Die fibrös verdickte Gingiva ist primär entzündungsfrei, durch Ausbildung von Pseudotaschen kommt es häufig sekundär zu entzündlichen Veränderungen.
Symptome: gewucherte Gingiva ist derb, fest, blasse Farbe, mit gestippelter granulierter Oberfläche, primär keine Blutungen bei Berührung oder Sondierung.
Durch Gewebsvermehrung sind die Sondierungstiefen des Zahnfleisches vergrößert, obwohl kein Attachmentverlust eingetreten ist
⇒ Pseudotaschen.
Infolge erheblicher Behinderung der Mundhygiene kommt es fast immer zu sekundär entzündlichen Veränderungen.

Formen:

Idiopathische fibröse Gingivahyperplasie:
In jedem Lebensalter vorkommend, generalisiert oder begrenzt auf Molaren und Tuberbereich des Oberkiefers.
- idiopathisch und hereditär fibromatöse Gingiva (vererbt)
  ⇒ Melkesson-Rosenthal-Syndrom. Trias: Cheilitis granulomatosa, Fazialisparese, Lingua plicata (Therapie: Glucocortioidgabe).

Medikamentös bedingte fibröse Gingivahyperplasie:
- Diphenylhydantoin ⇒ Epilepsie
- Cyclosporin A/Sandinum ⇒ Immunsupression z. B. bei Organtransplantationen
- Nifidipin/Adalat

Epuliden:
Lokalisierte knotenförmige Wucherung der Gingiva im Bereich eines oder weniger benachtbarter Parodontien mit unterschiedlichen klinischem Bild ⇒ peripheres Riesenzellgranulom, Granuloma pyogenicum, Epulis fibrosa.

Zu 4: Traumatogene Formen

Verletzungen der Gingiva:
Mechanische Insulte an der Gingiva (z. B. Stillmann-Spalten, durch falsche Putztechnik).
Desmodontales Trauma:
Traumatische, abakteriell entzündliche Destruktion des tiefen parodontalen Stützgewebes.
Symptome: frühzeitige Lockerung des Zahnes durch okklusale Kräfte, verbreiterter P-Spalt (Parodontal-Spalt), Kribrosierung der Lamina interna im Röntgenbild.

Zu 5: Involutive Formen

Parodontale Rezessionen:
Auf die orale und/oder faziale Wurzeloberfläche eines Zahnes begrenzte, klinisch entzündungsfreie Rückbildung des Parodontiums.
Symptome: freiliegende Wurzeloberfläche ohne Entzündung der Gingiva, keine Taschenbildung, keine erhöhte Zahnbeweglichkeit.
Gingiva wulstig verdickt (McCall-Girlanden), interdentale Gingiva und Aleveolarsepten weitgehend erhalten.
Singuläre parodontale Rezession:
Parodontale Rezessionen an einem oder wenigen Zähnen, dabei ist die Wurzeloberfläche betroffen.
Generalisierte parodontale Rezession:
Parodontale Rezession an allen Zähnen.

Alveolaratrophie:
Entzündungsfreier Schwund des Alveolarknochens einschließlich der Interdentalsepten.

C. Therapie

Parodontalchirurgische Eingriffe:
Man unterscheidet die Parodontalchirurgie, die der Verbesserung der morphologischen Eigenschaften des erkrankten Zahnhalteapparates dient und die Mukogingivale Chirurgie, die eine Veränderung der Situation des gesamten mukogingivalen Schleimhautbereichs (Alveolarmukosa und Gingiva) herbeiführt.
Parodontalchirurgische Eingriffe:
Kürettage: Entfernung aller subgingivalen Ablagerungen von der Wurzeloberfläche, Glättung der freiliegenden Wurzelabschnitte. Ausschabung der entzündlich veränderten Weichgewebe-Taschenwand bis ins Bindegewebe.
Parodontale offene Lappen-OP: wird meist ab Taschentiefe von 5 mm durchgeführt, der Mu-

koperiostlappen wird abgeklappt, die Wurzeloberfläche und Knochen unter Sicht kürettiert.
Gingivektomie: wird vorwiegend bei Gingivahyperplasie durchgeführt. Früher wurde die Gingivektomie zur Taschenbeseitigung eingesetzt, aber durch das ästhetisch ungünstige Ergebnis (die Zähne werden künstlich verlängert) und die Hypersensibilität (da die Wurzeloberfläche frei liegt) hat man heute Abstand davon genommen.
Gingivoplastik: Definition: unphysiologischer Verlauf der Gingiva, Plaqueretentionsstellen sollen eliminiert werden. Dabei werden unphysiologische Gewebeanteile entfernt und ein besseres Abgleiten der Speise von den Zähnen über das Zahnfleisch hinweg erreicht.

Apikale Parodontitis IV.2

Ätiologie: periapikale Prozesse
Stoffwechselprodukte beteiligter Mikroorganismen und deren Abbauprodukten
Zerfallsprodukten von Pulpengeweben
Trauma
chemische Einflüsse
Diagnose: Schmerz-, Druck- und Spannungsgefühl
Aufhellung des Apex im Röntgenbild
Fistelung
Man kann konservativ oder chirurgisch vorgehen.
Indikation für konservative Behandlung:
- scharf begrenzte, kirschkerngroße apikale Transluzenz im Röntgenbild,
- noch keine erfolgte oder insuffiziente Wurzelfüllung,
- keine starke Krümmung oder apikale Enge.
Methoden der Behandlung:
Entweder konservativ mit einem Kalziumhydroxidpräparat, das mit seinem basischen Charakter die im sauren Milieu lebenden Bakterien abzutöten versucht, oder chirurgisch mit einer Wurzelspitzenresektion.
Bei einer akuten Parodontitis apikalis ist der Zahn perkussionsempfindlich und der apikale Röntgenbefund unscharf.
Aus einer Parodontitis apikalis chronica kann sich eine radikuläre Zyste oder Fistel bilden. Bei chronischer Verlaufsform läuft die Zystenbildung vollständig beschwerdefrei ab. Im Gegensatz dazu können bei der akuten Verlaufsform starke Beschwerden auftreten. Hierbei kommt es zur Spontanperforation eines odontogenen Abszesses und es entstehen Fisteln zum Zahnfleisch oder auch zur Außenhaut. Die sofortige Eröffnung führt zur Entlastung und Fistelentstehung.

[H 90]
Frage 4.1: Lösung A

Eine Gingivitis ist gekennzeichnet durch Schwellung und Rötung des Zahnfleisches. Ursache sind mechanische oder thermische Verletzungen und/ oder bakterielle Beläge (siehe auch Lerntext über Parodontologie).
Zu (B), (C) und (D)
Tiefe Zahnfleischtaschen sprechen für eine Parodontitis marginalis profunda, bei der die Gingivitis in eine Parodontitis übergegangen ist. Hier setzt bereits eine Destruktion des Desmodontiums, des Wurzelzementes und des Alveolarknochens ein.
Wenn sich ein bestimmter Anteil des Alveolarknochens bereits um den Zahn aufgelöst hat, beginnt sich dieser Zahn unter mechanischer Belastung zu lockern.
Auch Entleerung von Eiter aus der Zahnfleischtasche gehört zu den Symptomen der Parodontitis marginalis profunda.
Zu (E)
Temperaturempfindlichkeiten gehören zu den pulpitischen Beschwerden.

[H 91]
Frage 4.2: Lösung C

Eine Parodontose ist eine degenerative Form mit Schwund des marginalen Zahnhalteapparates aufgrund primär-regressiver, nicht entzündlicher Prozesse. Sie geht mit relativ geringen Taschenbildungen aber Zahnlockerungen einher.
Zur Gingivitis und Parodontitis wurde bereits in früheren Kommentaren das Wichtigste erwähnt.
Zu (A)
Aus einer Gingivitis kann eine Parodontitis entstehen.

[H 92]
Frage 4.3: Lösung A

Indirekt können alle Faktoren zur marginalen Parodontopathie beitragen, aber die direkte Ursache ist die Plaque.
Siehe auch Lerntext Parodontologie.

[H 94]
Frage 4.4: Lösung A

Blutungen beim Zähneputzen sind in der Regel bedingt durch Entzündungen der Gingiva. Dies ist eine Folge der schlechten Mundhygiene und Bildung von Zahnbelägen. Deshalb wird auch von einer **Schmutzgingivitis** gesprochen.
Eine Gingivitis wird definiert als eine Entzündung der marginalen Gingiva ohne vertiefte Zahnfleischtaschen und ohne röntgenologisch erkennbaren Knochenabbau. Sie ist immer bakterien- und plaquebedingt.
Durch die von grampositiven Bakterien (vor allem Streptokokken und Stäbchen) und gramnegativen Anaerobier ausgeschiedenen Endotoxine entsteht eine Entzündungsreaktion mit vermehrter Kapillardurchblutung der Gingiva und resultierender Blutungsneigung. Durch diese Mehrdurchblutung kommt es zu einer odematösen Anschwellung der Gingiva und Ausbildung von Pseudotaschen.
Zu (B)
Eine Parodontose ist eine Atrophie des marginalen Parodontiums ohne klinisch erkennbare Entzündung. Folgende diagnostischen Symptome dienen zum Nachweis einer Parodontose:
– Ausbildung von Zahnfleischtaschen mit Stützgewebeverlust
– Knochenabbau
– Veränderungen der marginalen Gingiva
– Zahnlockerungen
– Taschenexsudationen und als Folge Taschenabszesse.
Zu (C)
Bei Vitamin C-Mangel schwillt die Gingiva schwammartig auf. Sie ist stark gerötet und zeigt Spontanblutungen. Bei andauerndem Ascorbinsäuremangel fallen die Zähne aus (Skorbut).
Zu (D)
Eine Besiedlung von Mikroorganismen und anschließender Belag- und Plaquebildung muß nicht immer zu einer Gingivitis führen. Erst wenn die Mundhygiene vernachlässigt wird und die Plaquebakterien nach einiger Zeit Endotoxine freisetzen, kann eine Gingivitis entstehen.

5 Vorbeugende Zahn-, Mund- und Kieferheilkunde

Allgemeinerkrankungen und ihre Erscheinungen in der Mundhöhle V.1

1. Fibromatosis gingivae
   – derbe Bindegewebswucherung (Hyperplasie) am Alveolarfortsatz
   kein Entzündungsprodukt, Erbgang: autosomal dominant
   sekundäre Entzündung durch Bakterienbesatz der Tasche zwischen Zahn und Gingiva möglich.
   Therapie: Gingivektomie, hohe Rezidivrate, durch schlechte Mundhygiene vermehrte Fibroblastenbildung
   – Hyperplasie der Gingiva durch Medikamenteneinnahme:
   Hydantoin: antiepileptische Wirkung
   Cyclosporin: Herabsetzung des Immunsystems nach Organtransplantanten
2. Zungenerkrankungen:
   – *Aglossie:* Fehlen der gesamten Zungenanlage.
   – *Mikroglossie:* abnorm kleine Zunge, ist angeboren.
   – *Makroglossie:* ist angeboren, bewirkt Schluckbeschwerden, lückige Protrusion der Zähne.
   Therapie: operative Zungenverkleinerung.
   – *Ankyloglossie:* angeborene Verwachsung der Zunge mit dem Mundboden; durch ein zu kurzes Lippenbändchen, bewirkt Sprach- und Atemschwierigkeiten.
   Therapie: chirurgisches Freipräparieren.
   – *Lingua plicata/scrotalis:* auch als Fissuren- oder Faltenzunge bezeichnet weiche, vielfältige Fältelung der Zungenoberfläche, Auftreten bei ca. 5% der Bevölkerung.
   – *Lingua geographica:* variable, veränderliche, rötliche Bezirke mit Desquamation der Papilla filiformes.
   – *Glossitis rhombica mediana:* rhombische oder ovale gerötete Bezirke im Bereich des mittleren Zungenrücken, harmlos, ohne Beschwerden.
   – *Lingua villosa nigra/schwarze Haarzunge:* zottige, dunkle Veränderung des

Zungenrückens durch Verlängerung der Papillae filiformes-Fortsätze.
Auftreten: Magen-Darmbeschwerden, Strahlenbehandlung bei Karzinom-Patienten.
- *Zungenvarizen:* an der Unterseite der Zunge vorkommend.

[H 90]
Frage 5.1: Lösung B

Eine Fluoridaufnahme während der Schwangerschaft hat keine oder nur sehr geringe kariesprophylaktische Auswirkungen auf die bleibenden Zähne des Kindes.
Im Bereich der Zahnhartsubstanz lagert sich Fluor in das kristalline System ein, von dort wird es bei der Demineralisation freigesetzt und beeinflußt sowohl De- und Remineralisationsvorgänge als auch Stoffwechselvorgänge in der Plaque.
Durch die Fluoride wird aus Hydroxylapatit Fluorhydroxylapatit oder Fluorapatit gebildet. Die Säureresistenz des Schmelzes wird durch Bildung von größeren Kristallen verbessert.
Zu (4)
Bei erhöhter Fluorgabe (über 1.0 mg p.d. beim Säugling und über 3.0 mg p.d. beim Kleinkind) wird eine Fluorose beobachtet. Dabei ist der Schmelz gefleckt. Dies wird als *mottled enamel oder mottled teeth* bezeichnet.

Zu (3)
Bei Injektion in das Foramen infraorbitale wird Schmerzfreiheit der äußeren Haut im Bereich des Unterlides, der seitlichen Nasenwand, der halben Oberlipppe und der vorderen Wange erzielt. Ferner sind die dazugehörige Schleimhaut der vestibulären Gingiva und der Alveolarfortsätze im Frontzahnbereich anästhesiert.
Zu (4)
Das Foramen palatinus majus liegt ca. 1 cm medial des letzten Molaren. Eine Leitungsanästhesie in diesem Gebiet bewirkt eine halbseitige Betäubung der Gaumenschleimhaut bis zum Eckzahn.

[H 90]
Frage 6.2: Lösung E

Alle Aussagen treffen zu.
Man wird jedoch bei Extraktionen im Unterkiefer auf jeden Fall eine Leitungsanästhesie des Nervus alveolaris inferior am Foramen mandibulare vornehmen. Zusätzlich kann man noch den Nervus mentalis betäuben.
Bei Extraktion des Eckzahnes im 2. Quadranten sollte man neben dem Nervus infraorbitalis auch noch palatinal eine Injektion geben, da der Patient sonst noch über Schmerzen klagen kann.
Bei Extraktion des Weisheitszahnes 18 sollte man den ganzen Tuber sowohl vestibulär, als auch palatinal betäuben, um völlige Schmerzfreiheit zu erreichen.

6 Zahnextraktion und -ersatz

[H 89]
Frage 6.1: Lösung E

Bei einer Leitungsanästhesie wird das Anästhetikum in die unmittelbare Nachbarschaft eines Nervens gespritzt. Dabei kann mit einer relativen kleinen Menge das gesamte Innervationsgebiet des Nervens ausgeschaltet werden.
Zu (1) und (2)
Die Leitungsanästhesie am Foramen mandibulare ist die häufigste Injektionsform für den Unterkiefer. Dabei wird der N. alveolaris inferior mit dem gesamten Innervationsgebiet, außer den Schneidezähnen ausgeschaltet. Auch die Unterlippe und der N. lingualis sind mitbetroffen. Um auch die Schneidezähne zu betäuben, wird am Foramen mentale vestibulär der Schneidezähne eingestochen.

7 Erkrankungen an Weichteilen und Knochen

[F 92]
Frage 7.1: Lösung E

Alle Aussagen sind richtig. Prinzipiell gilt, daß eine Kieferklemme auftritt, wenn die Kaumuskulatur direkt oder indirekt in die Entzündung miteinbezogen ist.
Zu (1)
Das Spatium submandibulare grenzt kranial an den M. mylohyoideus, laterokranial an die Faszia colli superficialis und ventrokranial an den vorderen Bauch des M. digastricus.
Aus dem Spatium submandibulare kann weitere Ausbreitung ins Karotisdreieck, Spatium submentale, Spatium sublinguale, Parapharyngealraum und in die Wange erfolgen.
Ursachen des submandibularen Abszesses sind meist dentogener Natur (z.B. fortgeleitete Infektion der Unterkiefermolaren).

Als Therapie kommt die stationäre Behandlung in Frage, bei der in einer breiten operativen Eröffnung und Drainage ein Abklingen des Abszesses erfolgen kann.
Zu (2)
Dieses Krankheitsbild kommt vorwiegend bei unteren Weisheitszähnen vor.
Der perikoronare Spaltraum bleibt hier als Schlupfwinkel dauernd bestehen, und Speisereste können sich impaktieren.
Die Kieferklemme entsteht, wenn sich der Eiterherd in Richtung des M. pterygoideus medialis ausbreitet.
Man therapiert konservativ. Die Tasche wird täglich gespült und durch einen Gazestreifen offengehalten. Erst wenn die akute Entzündung abgeklungen ist, wird der Zahn entfernt (meist in einer umfangreichen ambulanten Osteotomie).
Zu (3)
Der tonsilläre Abszeß liegt in der Umgebung der Tonsille, meistens im Bereich des vorderen Gaumenbogens, zwischen Mundschleimhaut und Pharynxmuskulatur.
Diese Eiterungen entwickeln sich von der Tonsille aus oder aus einem Taschenabszeß bei Dentitio difficilis der unteren Weisheitszähne.
Zu (4)
Aufgrund seiner anatomischen Beziehungen (siehe vergl. Anatomie-Lehrbücher) ist der retromaxilläre Raum eine Region, von der aus viele Fortleitungsmöglichkeiten gibt:
Wange, Parapharyngealraum, pterygomandibulärer Raum, massetcrico-mandibulärer Raum, periartikulärer Raum des Kiefergelenkes und damit in den retromandibulären Raum (Parotisloge), Infratemporalregion und damit in den Schädelinnenraum.
Die Abszesse des retromaxillären Raumes sind daher äußerst komplexe Krankheitsbilder.
Die Eiterungen gehen meist von den oberen Weisheitszähnen oder von den 2. Molaren aus. Charakteristisch ist die durch Infiltration des M. pterygoideus medialis bedingte Kieferklemme.
Als Therapie empfiehlt sich bei stationärer Aufnahme eine breite Eröffnung des Abszesses und hochdosierte Antibiotikatherapie.

[H 92]
Frage 7.2: Lösung D

Das Costen-Syndrom ist eine Kiefergelenkarthrose mit ausstrahlenden Schmerzen in Ohr, Stirn- und Augenregion und trockener Zunge. Parästhesien einzelner Nerven und Schwerhörigkeit können auch vorkommen.
Häufig wird dieses Krankheitsbild mit einer Trigeminusneuralgie verwechselt.
Pulpitische Beschwerden kommen aber nicht vor.

[H 93]
Frage 7.3: Lösung B

Zu (1)
Aphten sind spezielle Schleimhauteffloreszenzen: runde oder ovale schmerzende Erosionen mit entzündlichem Randsaum und festhaftendem Fibrinbelag. Sie entstehen einzeln oder multipel, bevorzugt an der beweglichen Mundschleimhaut und den Lippen und heilen i.d. Regel nach zwei Wochen narbenlos ab. Die Ätiologie ist unbekannt. Als Grundleiden sind Colitis ulcerosa und andere Magen-Darm-Krankheiten bedeutsam. Nachgewiesen sind auch zelluläre Autoimmunreaktionen gegen Mundschleimhautantigene. Möglicherweise sind β- hämolysierende Streptokokken an der Antigenbildung beteiligt. Insofern ist die Aussage des IMPP etwas irreführend.
Zu (2)
Soor (Synonym: Candida albicans) wird verursacht durch den Hefepilz Candida albicans. An Zunge, Gaumen, Wangenschleimhaut und Gingiva bilden sich auf gerötetem Untergrund zunächst zahlreiche einzelne weiße Stippchen, die sich zu größeren Belägen auf der Schleimhaut ausweiten. Nach Entfernen bzw. Abwischen der Beläge verbleiben leicht blutende Erytheme. Es trifft meist Patienten mit gestörtem Immunsystem (Tbc, HIV, Tumorpatienten etc.) oder mit unausgewogener Mundflora durch zu lange Penicillinapplikation.
Zu (3)
Der Herpes-simplex-Virus (HSV) ist ein DNA-Virus, von dem zwei Typen bekannt sind: Typ 1 befällt Haut und Mundschleimhaut, Typ 2 die Genitalschleimhaut.
Zu (4)
Diese Aussage ist richtig, denn das menschliche **Papillomavirus (HPV = Humane Papillomavirus)** ist ein DNA-Virus und ruft verschiedene Arten von Warzen an Haut und Schleimhaut hervor.

[F 94]
Frage 7.4: Lösung E

Wiederholungsfrage, siehe Kommentar oben.

8 Traumen im Kiefer- und Gesichtsbereich

[F 92]
Frage 8.1: Lösung E

Prinzipiell gilt, daß bei luxierten Zähnen ein physiologisches Milieu lebensnotwendig ist. Daher sind die Aussagen (2) und (4) richtig.
Für den Erfolg einer Replantation ist der Erhalt des Desmodonts von größter Wichtigkeit. Fehlt das Desmodont, oder ist es bereits nekrotisch oder ausgetrocknet, so kommt es zur fortschreitenden Resorption der Zahnwurzel.

Anhang
Examen Frühjahr
1995
Fragen

[F 95]
1 In welcher der folgenden homöopathischen Potenzierungen ist aufgrund der Avogadrokonstanten (Loschmidtzahl) keine Ursubstanz zu erwarten?

(A) D2
(B) D12
(C) D30
(D) C2
(E) Q2 (LM2)

[F 95]
2 In einer Systematik zum Verständnis naturheilkundlicher Behandlungen sind Langzeiteffekte:

(A) Effekte einer besonders lange dauernden einmaligen Behandlung (z. B. Bad über 45 Minuten)
(B) Effekte, welche nach einmaliger Behandlung besonders lange andauern
(C) Effekte, welche sich im Verlauf einer seriellen Behandlung allmählich einstellen
(D) Effekte, welche nach einer Kurbehandlung mindestens 5 Jahre nachweisbar sind
(E) die Summe sich wiederholender Akuteffekte bei wiederholten physikalischen Behandlungen

[F 95]
3 Heilfasten beruht auf einem freiwilligen Nahrungsverzicht und vermittelt einen starken Impuls für einen gesünderen Lebensstil.

Folgende Kontraindikation ist unbedingt zu beachten:

(A) Adipositas
(B) Hypertonie
(C) aktive Tuberkulose
(D) Hyperlipidämie
(E) Koxarthrose

[F 95]
4 Johanniskraut (Hypericum perforatum) ist aus phytotherapeutischer Sicht indiziert bei:

(A) Hypercholesterinämie
(B) depressiven Verstimmungszuständen
(C) Obstipation
(D) arteriellen Durchblutungsstörungen
(E) atopischer Dermatitis

[F 95]
5 Zu den typischen Akuteffekten eines üblich dosierten hydrotherapeutischen Kaltreizes (z. B. kalter Erguß von 13 °C) gehört:

(A) eine lang anhaltende (über 10 Minuten) Minderdurchblutung und Blässe der Haut
(B) eine langanhaltende Tachykardie
(C) Anstieg systolischer und diastolischer Blutdruckwerte
(D) Frösteln über mindestens 15 Minuten
(E) oberflächliche und verkürzte Atmung

[F 95]
6 Auszüge aus Chelidonium majus (Schöllkraut) werden vor allem verwendet bei:

(A) chronisch rezidivierender Bronchitis
(B) funktionellen Störungen im Bereich der Gallenwege
(C) Störungen der orthostatischen Blutdruckregulation
(D) Magenulkus
(E) atopischem Ekzem

[F 95]
7 Welche Aussage trifft **nicht** zu?

Als wichtige Wirkfaktoren einer Thalassotherapie gelten:

(A) aktinische Reize
(B) thermische Reize
(C) allergenarme Luft
(D) NaCl-reiches Aerosol
(E) Selengehalt des Wassers

[F 95]
8 Welche Aussage trifft **nicht** zu?

Zu den ausleitenden Verfahren (sog. externe Aschner-Verfahren) der Humoralmedizin zählen:

(A) Schröpftherapie
(B) Aderlaß
(C) Blutegelbehandlung
(D) Akupunktur
(E) Kantharidenpflaster

■1 C   ■2 C   ■3 C   ■4 B   ■5 C   ■6 B   ■7 E   ■8 D

[F 95]
9 Welche Aussage trifft **nicht** zu?

Die biologische Wertigkeit von Nahrungseiweiß

(A) läßt auf die Eignung von Nahrungsprotein zum Ersatz von Körperprotein schließen
(B) ist abhängig von Menge und Zusammensetzung essentieller Aminosäuren in der Nahrung
(C) aus Fleisch ist für gewöhnlich höher als die aus Pflanzen
(D) aus Vollei und Milch ist besonders hoch
(E) aus Kartoffeln ist sehr niedrig

[F 95]
10 Die Hochfrequenztherapie benutzt Wechselströme über 300 kHz bis zu ca. 2500 MHz.

Medizinische Anwendung (Diathermieverfahren) finden:

(1) Kurzwellen
(2) Dezimeterwellen
(3) Mikrowellen

(A) nur 1 ist richtig
(B) nur 3 ist richtig
(C) nur 1 und 2 sind richtig
(D) nur 2 und 3 sind richtig
(E) 1–3 = alle sind richtig

[F 95]
11 Der Duralsack endet beim Erwachsenen zumeist in Höhe des Wirbelkörpers

(A) Th 12
(B) L 2
(C) L 4
(D) S 2
(E) S 4

[F 95]
12 Bei einer Porphyria acuta intermittens kann welches des genannten Medikamente am ehesten einen Anfall auslösen?

(A) Stickoxydul
(B) Thiopental
(C) Atropin
(D) Halothan
(E) Droperidol

[F 95]
13 Welche Aussage trifft **nicht** zu?

Typische Symptome eines hämolytischen Zwischenfalls bei einer Bluttransfusion sind:

(A) Lenden- und Kreuzschmerzen
(B) Übelkeit
(C) Myotonien
(D) Fieber
(E) Schüttelfrost

[F 95]
14 Eine Nervenläsion in Narkose durch unsachgemäße Lagerung ist gefürchtet.

Welche anatomische Struktur ist **am wenigsten** gefährdet?

(A) N. fibularis
(B) N. radialis
(C) N. medianus
(D) N. ulnaris
(E) Plexus brachialis

Ordnen Sie den Diagnosen der Liste 1 den Befund der Liste 2 zu, der die betreffende Diagnose am ehesten charakterisiert!

Liste 1

[F 95]
15 Verbrennung 1. Grades

[F 95]
16 Verbrennung 3. Grades

Liste 2

(A) Analgesie
(B) Hautrötung
(C) abgeschwächte Sensibilität
(D) Verbrennung von etwa 20% der Körperoberfläche
(E) Verbrennung von über einem Drittel der Körperoberfläche

■9 E ■10 E ■11 D ■12 B ■13 C ■14 C ■15 B ■16 A

F 95
17 Bei der kontrollierten Beatmung eines zerebralsklerotischen Patienten während einer Allgemeinanästhesie sollte ein arterieller CO_2-Partialdruck von 28–32 mmHg (3,73–4,13 kPa) angestrebt werden,

weil

die Senkung des arteriellen CO_2-Partialdrucks zu einer Zunahme der Hirndurchblutung führt.

F 95
18 Mit einer peripheren Atemlähmung infolge Rückenmarksschädigung ist zu rechnen bei Wirbelfrakturen in Höhe des

(1) 12. Brustwirbels
(2) 4. Brustwirbels
(3) 2. Brustwirbels
(4) 3. Halswirbels

(A) Keine der Aussagen 1–4 ist richtig.
(B) nur 1 ist richtig
(C) nur 4 ist richtig
(D) nur 3 und 4 sind richtig
(E) nur 2, 3 und 4 sind richtig

F 95
19 Welche der aufgeführten Befunde weisen auf eine Hyperkaliämie hin?

(1) Muskelschwäche
(2) paralytischer Ileus
(3) massiver Speichelfluß
(4) spitze T-Welle im EKG
(5) Parästhesien

(A) nur 1 und 5 sind richtig
(B) nur 2 und 4 sind richtig
(C) nur 1, 4 und 5 sind richtig
(D) nur 1, 2, 3 und 4 sind richtig
(E) nur 2, 3, 4 und 5 sind richtig

F 95
20 Bei einem Rauschzustand mit panischer Angst, sog. Horrortrip, infolge Halluzinogen-Mißbrauchs, ist welche Therapie angezeigt?

Gabe von

(A) Diazepam
(B) Barbituraten
(C) Imipramin
(D) Biperiden
(E) Naloxon

F 95
21 Eine 68 Jahre alte Patientin wird komatös in die Klinik eingeliefert. Die klinische Untersuchung ergibt keinen für die Komaursache markanten Befund. Sie erhalten folgende Laboranalysen: Natrium i.S. 148 mmol/l, Kalium i.S. 5,2 mmol/l, Serum-Kreatinin 283 µmol/l (32 mg/l), SGOT 64 U/l (Referenzbereich: <10 U/l), Blutzucker 45,5 mmol/l (8,2 g/l), Hämoglobin 150 g/l; Blutgasanalyse: PaO_2 60 mmHg (8 kPa), $PaCO_2$ 48 mmHg (6,4 kPa), BE −2,8 mmol/l, pH 7,3.

Welche Diagnose ist am wahrscheinlichsten?

(A) hyperosmolares Koma
(B) urämisches Koma
(C) Hypnotikaintoxikation
(D) Leberausfallskoma
(E) diabetisches ketoazidotisches Koma

F 95
22 Welche Aussage trifft **nicht** zu?

Für eine Steigerung des intrakraniellen Drucks mit Kompression des Mittelhirns (zunehmendes Mittelhirnsyndrom) sprechen:

(A) Verschlechterung der Bewußtseinslage
(B) Fehlen aller Hirnstammreflexe
(C) zunehmende Atemstörung
(D) Extremitäten in Streckstellung (Streckmechanismen)
(E) Störungen der Pupillenweite und Pupillomotorik

F 95
23 Bei der anaphylaktischen Reaktion bewirken die freigesetzten Mediatorsubstanzen eine

(1) periphere Vasodilatation
(2) erhöhte Kapillarpermeabilität
(3) Dilatation der glatten Muskulatur der Bronchien
(4) diffuse Hautrötung (Erythem)
(5) Zunahme des peripheren Gefäßwiderstandes

(A) nur 1 und 3 sind richtig
(B) nur 1, 2 und 4 sind richtig
(C) nur 2, 3 und 5 sind richtig
(D) nur 1, 2, 3 und 4 sind richtig
(E) nur 2, 3, 4 und 5 sind richtig

[F 95]
24 Die orale Gabe von Opioiden wird zur Schmerztherapie schwerster chronischer Tumorschmerzen eingesetzt

(A) immer, wenn der Patient Schmerzen hat (nach Bedarf)
(B) entsprechend dem Stufenschema der WHO
(C) in einer für jedes Medikament konstanten Standarddosis
(D) wegen der Suchtbildung nur im Endstadium
(E) nur unter stationärer Überwachung

[F 95]
25 Welche Aussage trifft **nicht** zu?

Die Anwendung operativer Methoden zur Schmerzausschaltung ist nur nach strenger Indikationsstellung angebracht.

Bevorzugte Indikationen sind:

(A) atypischer Gesichtsschmerz
(B) Kopfschmerz bei Hirntumoren
(C) eingeklemmte Nerven bei einem Kompressionssyndrom
(D) typische (idiopathische) Trigeminusneuralgie
(E) zervikaler Wurzelausriß

[F 95]
26 Periphere Nozizeptoren transformieren und kodieren schmerzhafte Impulse und leiten sie zu den Hinterhornneuronen über

(1) dünn myelinisierte Aδ-Fasern
(2) myelinisierte Aα-Fasern
(3) myelinisierte Aβ-Fasern
(4) nicht-myelinisierte C-Fasern
(5) myelinisierte Aγ-Fasern

(A) nur 1 und 4 sind richtig
(B) nur 2 und 5 sind richtig
(C) nur 1, 3 und 4 sind richtig
(D) nur 2, 3 und 5 sind richtig
(E) 1–5 = alle sind richtig

[F 95]
27 Neurolytische Blockaden sind Leitungsunterbrechungen, die durchgeführt werden mit

(1) Ethylalkohol
(2) 10%igen Glucoselösungen
(3) Phenol
(4) Natriumbicarbonat

(A) nur 1 ist richtig
(B) nur 2 ist richtig
(C) nur 1 und 3 sind richtig
(D) nur 2 und 4 sind richtig
(E) 1–4 = alle sind richtig

[F 95]
28 Folgende Arzneistoffe können bei täglicher Einnahme über längere Zeit Dauerkopfschmerzen verursachen:

(1) Ergotamin
(2) Ergotamin-Mischpräparate
(3) analgetische Mischpräparate

(A) nur 1 ist richtig
(B) nur 3 ist richtig
(C) nur 1 und 2 sind richtig
(D) nur 2 und 3 sind richtig
(E) 1–3 = alle sind richtig

Antwort	Aussage 1	Aussage 2	Verknüpfung
A	richtig	richtig	richtig
B	richtig	richtig	falsch
C	richtig	falsch	–
D	falsch	richtig	–
E	falsch	falsch	–

■24 B   ■25 A   ■26 A   ■27 C   ■28 E

[F95]
29 Die schmerzdämpfende Wirkung von trizyklischen Antidepressiva beruht auf folgenden Mechanismen:

(1) Hemmung der Wiederaufnahme von Serotonin und Noradrenalin aus dem synaptischen Spalt
(2) Hemmung der neurogenen Entzündung durch Interaktion mit Substanz P in peripheren Nerven
(3) Veränderung des Schmerzerlebens
(4) Hemmung der Prostaglandinsynthese im ZNS

(A) nur 1 ist richtig
(B) nur 2 ist richtig
(C) nur 1 und 3 sind richtig
(D) nur 3 und 4 sind richtig
(E) nur 1, 2 und 3 sind richtig

[F95]
30 Der Stellenwert von Entspannungsverfahren innerhalb der Schmerztherapie gründet sich auf folgende Tatsachen:

(1) physiologischer Antagonismus zur Streßreaktion
(2) Veränderung der Schmerzintensität
(3) selbstinduzierte Wirkung

(A) Keine der Aussagen 1–3 ist richtig.
(B) nur 1 ist richtig
(C) nur 1 und 2 sind richtig
(D) nur 2 und 3 sind richtig
(E) 1–3 = alle sind richtig

[F95]
31 Unmittelbare Folge einer Karies kann sein:

(A) Pulpitis
(B) Zahnlockerung
(C) Klopfempfindlichkeit des Zahnes
(D) Parodontitis marginalis
(E) Parodontose

[F95]
32 Eine durch Verlust eines Frontzahnes entstandene Lücke bei Jugendlichen kann behandelt und geschlossen werden durch

(1) einen Stiftzahn
(2) eine Brücke
(3) ein Implantat
(4) eine kieferorthopädische Behandlung

(A) nur 1 ist richtig
(B) nur 2 ist richtig
(C) nur 1 und 2 sind richtig
(D) nur 1 und 3 sind richtig
(E) nur 2, 3 und 4 sind richtig

[F95]
33 Unter Parafunktionen des Gebisses verstehen wir

(1) Knirschen
(2) Pressen
(3) irreguläre Verzahnung bei Schlußbiß
(4) fehlenden Kontakt im Frontzahnbereich bei Schlußbiß

(A) nur 3 ist richtig
(B) nur 1 und 2 sind richtig
(C) nur 2 und 3 sind richtig
(D) nur 2 und 4 sind richtig
(E) 1–4 = alle sind richtig

■29 C   ■30 E   ■31 A   ■32 E   ■33 B

Anhang
Examen Frühjahr
1995
Kommentare

[F 95]
Frage 1 (Naturheilverfahren): Lösung C

Die Avogadro- bzw. Loschmidt-Zahl beschäftigt sich mit der Anzahl von Molekülen pro Volumeneinheit. Danach ist ab einer Verdünnung von $1:10^{23}$ mit keiner ursprünglich verdünnten Substanz in dem Lösungsmittel mehr zu rechnen. Diese Verdünnung wird mit D30 ($1:10^{30}$) überschritten.
Homöopathische Ärzte begründen die trotzdem beanspruchte Wirksamkeit solcher Arzneien mit Heilmittel-„kräften" oder -„energien", welche durch den Herstellungsprozeß „potenziert" worden sind. Die meisten neueren klinischen Studien zum Beleg solcher Kräfte sind allerdings mit negativem Ergebnis verlaufen.

[F 95]
Frage 2 (Naturheilverfahren): Lösung C

Für eine Reihe naturheilkundlicher Behandlungen (z. B. Bewegungs-, Balneo- und Hydrotherapie) werden akut meßbare Effekte einer einmaligen Behandlung (Akuteffekte) und sich langfristig einstellende Wirkungen wiederholter Behandlungen (Langzeiteffekte) unterschieden. Erstere sind häufig das Ziel einer symptomatischen Therapie bei aktuellen Beschwerden, letztere sind das Ziel langfristiger Beeinflussungen konstitutioneller und funktioneller Störungen bei überwiegend chronischen Erkrankungen.

[F 95]
Frage 3 (Naturheilverfahren): Lösung C

Bei Übergewicht sowie bei Hypertonie, Hyperlipidämie und Koxarthrose in Verbindung mit Adipositas finden verschiedene Formen der Reduktionskost und Heilfasten eine gute und leicht einsehbare Indikation. Bei Patienten mit Koxarthrose und schmerzhaften, „verquollenen" Gewebebefunden periartikulär können neben einer entlastenden Gewichtsreduktion trophische Verbesserungen mit geringerer Schmerzhaftigkeit im Bereich des Gelenks erreicht werden. Für Patienten mit aktiver Tuberkulose ist eine ausreichende kalorische Versorgung aufrecht zu erhalten, und könnte Nahrungsverzicht/-karenz einen zu starken „Reiz" bedeuten mit möglicherweise ungünstigen Wirkungen auf den phlogistischen Prozeß.

[F 95]
Frage 4 (Naturheilverfahren): Lösung B

Mehrere kontrollierte Therapiestudien unter Berücksichtigung der modernen wissenschaftlichen Anforderungen haben den antidepressiven Effekt des Johanniskraut eindeutig belegt. In der Regel ist mit einem Erfolg bei 70–80% der Behandelten zu rechnen, für eine endgültige Beurteilung sind aber Behandlungszeiträume von 4–6 Wochen notwendig. Wichtig ist, daß Johanniskraut ausreichend hoch dosiert wird.

[F 95]
Frage 5 (Naturheilverfahren): Lösung C

Ein üblich dosierter – d. h. ein der Konstitution und der individuellen thermischen Adaptation angepaßter, hydrotherapeutischer Kaltreiz führt zu einer kurzfristigen peripheren Vasokonstriktion, Tachykardie und vertieften Atemzügen mit verlängerter inspiratorischer Pause. Nach 1–2 Minuten entwickelt sich eine reaktive Hyperämie der Haut, eine relative Bradykardie, und es stellt sich ein wohliges Wärmegefühl ein.
Zu (C)
Ein typischer Akuteffekt ist der Anstieg systolischer und diastolischer Blutdruckwerte.

[F 95]
Frage 6 (Naturheilverfahren): Lösung B

Schöllkraut enthält ein dem Papaverin in der Wirkung nahestehendes Alkaloid mit einem spasmolytischen Effekt auf die Gallenwege. Die Monographie des Bundesgesundheitsamtes sieht Indikationen bei krampfartigen Beschwerden im Bereich der Gallenwege und des Gastrointestinaltraktes.

[F 95]
Frage 7 (Naturheilverfahren): Lösung E

Thalassotherapie ist die medizinische Behandlung von Patienten an der See und mit Faktoren der See bzw. des Seeklimas. Wichtige Elemente sind die ultraviolette Strahlung (bei richtiger Dosierung z. B. günstige immunologische Wirkungen), stark wechselnde thermische Reize (z. B. zur Beförderung einer sogenannten Abhärtung) und das kochsalzhaltige Aerosol (günstige Wirkungen bei entzündlichen Erkrankungen der Atemwege). Die allergenarme Luft bedeutet einen wichtigen Schonfaktor bei Patienten mit allergischen Erkrankungen.
Der Selengehalt von Meerwasser hat keine besondere Bedeutung für Thalassotherapie.

[F 95]
Frage 8 (Naturheilverfahren): Lösung D

Nach ursprünglichen, humoralmedizinischen Vorstellungen sollten mit Schröpfköpfen, Kantharidenpflaster, Aderlaß und Blutegelbehandlungen „Giftstoffe" (z. B. als materia peccans) „ausgeleitet" werden. B. Aschner (1883–1960) hat sich um diese Behandlungsmethode noch einmal besonders verdient gemacht.

Heute sieht das naturwissenschaftliche Erklärungsmodell mehr neurobiologische Grundlagen mit reflektorischer Einflußnahme über Irritationen der Haut. An der klinischen Wirksamkeit solcher Behandlungen kann nicht gezweifelt werden.

Akupunktur arbeitet ursprünglich mehr mit der Vorstellung „energetischer" Einflußnahme, in letzter Zeit werden von einigen Schulen aber ebenfalls neurobiologisch vermittelte Wirkungen beansprucht.

F 95
Frage 9 (Naturheilverfahren): Lösung E

Die biologische Wertigkeit von Nahrungseiweiß kann z. B. am Minimalbedarf (mg/kg Körpergewicht/Tag) gemessen werden.

Vollei	500
Kartoffeln	512
Rindfleisch	547
Milch	568
Fisch	577
Soja	581
Käse	597
Reis	620
Bohnen	685
Mais	699
Erbsen	715

Die biologische Wertigkeit von Kartoffeln ist also unter Berücksichtigung des Nahrungseiweißes besonders hoch. Durch günstige Kombinationen verschiedener Nahrungsmittel können die angegebenen, minimal notwendigen Mengen weiter reduziert werden (z. B. Kartoffel-Ei-Diät bei nierenkranken Patienten).

F 95
Frage 10 (Naturheilverfahren): Lösung E

Aufgrund internationaler Vereinbarungen (Vermeidung von Funk- und Fernsehstörungen) sind für die Hochfrequenztherapie (Induktion körpertiefer Wärme) drei Wellenlängen freigegeben worden:

	Wellenlänge	Frequenz
Kurzwelle	11,06 m	27,12 MHz
Dezimeterwelle	69 cm	433,92 MHz
Mikrowelle	12,5 cm	2400 MHz

F 95
Frage 11 (Anästhesiologie, Intensivmedizin): Lösung D

Das **Rückenmark des Erwachsenen** endet als sog. Conus medullaris zumeist in Höhe des 1. oder 2. Lendenwirbelkörpers, bei ca. 5% der Bevölkerung jedoch 1 Segment tiefer. **Dura mater und Arachnoidea** enden **beim Erwachsenen** im allgemeinen in Höhe des 2. Sakralwirbels, selten in Höhe des 3. Sakralwirbels. Aus dem Gesagten folgt, daß die Punktion zur Spinalanästhesie bei Erwachsenen nicht oberhalb des 2. lumbalen Intervertebralraumes durchgeführt werden darf, um eine akzidentelle Rückenmarkspunktion zu vermeiden!

F 95
Frage 12 (Anästhesiologie, Intensivmedizin): Lösung B

Die Porphyria acuta intermittens beruht auf einem **Defekt des Porphyrinstoffwechsels**. Infolge Aktivierung der Uroporphyrinogen-I-Synthetase und nachfolgend der δ-Aminolävulinsäuresynthetase wird vermehrt Porphobilinogen und Urophorphyrinogen gebildet. Klinisch treten anfallsartig Abdominalschmerzen sowie variable neurologische Veränderungen (Sensibilitätsstörungen, Lähmungen, Bewußtseinsveränderungen bis hin zum Koma) auf.

Zu (B)
Da **Barbiturate** eine Steigerung der Porphyrinsynthese bewirken, dürfen sie bei akuter intermittierender Porphyrie auf keinen Fall gegeben werden.

Zu (A), (C) und (E)
Die genannten Medikamente können bei Patienten mit einer Porphyrie eingesetzt werden, da sie nicht in den Porphyrinstoffwechsel eingreifen.

Zu (D)
In der älteren Literatur wird dem **Halothan** bei Patienten mit akuter intermittierender Porphyrie eine, wenn auch gegenüber den Barbituraten weitaus schwächere, Rolle bei der Auslösung eines Anfalls zugeschrieben. In jüngster Zeit wird die Anwendung des Halothan bei Patienten mit Porphyrie weder explizit empfohlen noch explizit abgelehnt.

Siehe auch Lerntext I.7.

F 95
Frage 13 (Anästhesiologie, Intensivmedizin): Lösung C

Symptome und Folgen einer hämolytischen Transfusionsreaktion sind:
- Schmerzen in der Lendengegend, Kreuzschmerzen (A)
- Übelkeit und Erbrechen (B)
- Fieber (D)
- Schüttelfrost (E)
- Hitzegefühl
- Atemnot, retrosternale Schmerzen
- Blutdruckabfall, Tachykardie
- Verbrauchskoagulopathie
- Akutes Nierenversagen

Zu (C)
Myotonien sind kein Zeichen einer hämolytischen Transfusionsreaktion. Es handelt sich dabei um tonische Kontraktionen quergestreifter Muskeln mit gestörter Muskelerschlaffung, z.B. bei Myotonia congenita.
Siehe auch Lerntext I.25.

F 95
Frage 14 (Anästhesiologie, Intensivmedizin): Lösung C

Prinzipiell ist kein Nerv durch unsachgemäße Lagerung in Narkose ungefährdet. Der Anästhesist ist zusammen mit dem Operateur verpflichtet, dies durch geeignete Maßnahmen zu verhindern, bzw. das entsprechende Risiko zu minimieren. Aus diesem Grund müssen die entsprechenden Regionen vor Druck und Zug sowie Minderperfusion geschützt werden (Abpolstern der aufliegenden Extremitätenteile, Vermeiden einer Überstreckung des ausgelagerten Armes, striktes zeitliches Limitieren einer Blutsperre oder Blutleere).
Zu (C)
Der **Nervus medianus** ist aufgrund seiner Lage und seines Verlaufs noch mit am besten vor derartigen lagerungsbedingten Schäden geschützt.
Hingegen treten Lagerungsschäden der unter (A), (B), (D) und (E) genannten Strukturen häufiger auf.
Siehe auch Lerntext I.17.

F 95
Frage 15 (Anästhesiologie, Intensivmedizin): Lösung B

F 95
Frage 16 (Anästhesiologie, Intensivmedizin): Lösung A

Gemeinsamer Kommentar

Die Begriffe der Liste 1 beziehen sich auf die **Tiefenausdehnung** einer Verbrennung.
Zu (B)
Die **Verbrennung 1. Grades** führt lediglich zu einem **Erythem**.
Zu (A) und (C)
Bei einer **Verbrennung 3. Grades** werden aufgrund der Zerstörung der schmerzleitenden Nerven **keine Schmerzen** empfunden.
Zu (D) und (E)
Diese Antwortmöglichkeiten beziehen sich auf die **flächenhafte Ausdehnung** einer Verbrennung.
Siehe auch Lerntext II.13.

F 95
Frage 17 (Anästhesiologie, Intensivmedizin): Lösung E

Hyperventilation vermindert die Hirnperfusion. Eine Hyperventilation in dem genannten Ausmaß ($paCO_2 = 30$ mmHg) ist gerade bei Patienten mit eingeschränkter zerebraler Perfusion, z.B. schwerer Zerebralsklerose, strikt zu vermeiden, da sonst eine zerebrale Ischämie droht.

F 95
Frage 18 (Anästhesiologie, Intensivmedizin): Lösung C

Zu (1)
Eine Läsion in Höhe des 12. Brustwirbels führt zu keiner relevanten Einschränkung der Atemexkursion.
Zu (2) und (3)
Eine Läsion in Höhe des 2. und 4. Brustwirbels kann unter Umständen aufgrund der Lähmung der Nn. intercostales und damit der Mm. intercostales zu einer Reduktion der Atemexkursion besonders unter Belastung führen. Allerdings resultiert daraus keine völlige periphere Atemlähmung.
Zu (4)
Bei einer Querschnittsläsion in Höhe des 3. Halswirbelkörpers ist eine **Lähmung des N. phrenicus** (entsprechend den Segmenten C3–C5) zu erwarten. Daraus resultiert eine **Zwerchfellähmung** bei erhaltenem zentralem Atemantrieb.
Siehe auch Lerntext II.14.

[F 95]
Frage 19 (Anästhesiologie, Intensivmedizin): Lösung C

Zu (1)
Selten tritt im Spätstadium einer Hyperkaliämie eine Muskelschwäche und schlaffe Lähmung infolge eines Depolarisationsblocks ein, vergleichbar mit der Wirkung des depolarisierenden Muskelrelaxans Succinylbischolin. Es wäre allerdings fairer gewesen, wenn das IMPP die Muskelschwäche als häufiges Symptom einer **Hypo**kaliämie bewertet hätte!
Zu (2)
Es handelt sich um das Symptom einer **Hypo**kaliämie.
Zu (3)
Gesteigerter Speichelfluß ist kein Symptom einer Störung des Kaliumstoffwechsels.
Zu (4)
EKG-Befunde bei Hyperkaliämie: Verkürzung der QT-Zeit, Verbreiterung des QRS-Komplexes, **spitze, hohe T-Welle**, Schenkelblock. Zuletzt tritt bei schwerster Hyperkaliämie der Tod infolge Kammerflimmerns ein.
Zu (5)
Parästhesien können als Ausdruck einer gesteigerten neuromuskulären Erregbarkeit auftreten.
Siehe auch Lerntext I.17.

[F 95]
Frage 20 (Notfallmedizin): Lösung A

Zu (A)
Diazepam als Vertreter der Benzodiazepine ist bei akuten therapiebedürftigen Angstzuständen aufgrund seiner anxiolytischen und sedierenden Eigenschaften angezeigt.
Zu (B)
Barbiturate wirken nicht anxiolytisch. Darüber hinaus ist ihre therapeutische Breite recht gering.
Zu (C)
Imipramin ist ein trizyklisches Antidepressivum. Seine stimmungsaufhellende Wirkung kommt erst nach Tagen zum Tragen.
Zu (D)
Biperiden wirkt anticholinerg. Indikationen stellen akute Dyskinesien nach Neuroleptikagabe sowie der Morbus Parkinson dar. Eine wichtige Nebenwirkung des Biperidens stellt die Tachykardie dar.
Zu (E)
Naloxon ist ein reiner Opiatantagonist am μ-Rezeptor. Die Substanz wird bei Überdosierung von bestimmten Opiaten eingesetzt. Problematisch ist die kurze Halbwertszeit der Substanz. Außerdem besteht bei zu rascher Applikation höherer Dosen die Gefahr der Auslösung eines akuten Opiatentzugssyndroms und eines lebensbedrohlichen Lungenödems.

[F 95]
Frage 21 (Notfallmedizin): Lösung A

Zu (A)
Es handelt sich hier eindeutig um eine schwere Hyperglykämie, ohne begleitende metabolische Azidose (BE −2,8 mmol/l, pH 7,3). Dies führt zur Diagnose **hyperosmolares** diabetisches **Koma**.
Zu (B)
Gegen die **Urämie** spricht der nur mäßig erhöhte Serumkreatininwert. Daneben fehlt eine schwere Hyperkaliämie und/oder schwere metabolische Azidose. Oftmals weisen auch das Hautkolorit (gelblich-gräulich) und der Foetor ex ore auf eine Urämie hin. Dialysepflichtige Patienten weisen darüber hinaus einen Dialyseshunt auf.
Zu (C)
Eine schwere **Hypnotikaintoxikation** wäre sehr wahrscheinlich mit einer deutlichen Atemdepression verbunden, die hier jedoch anhand der Blutgasanalyse nicht nachgewiesen werden konnte. Bei Verdacht auf eine Hypnotikaintoxikation sollten stets die entsprechenden Medikamentenspiegel (Benzodiazepine und Barbiturate) im Blut analysiert werden.
Zu (D)
Das **Leberausfallskoma** wird anhand klinischer (Foetor ex ore, Leberhautzeichen, evtl. tastbar vergrößerte Leber, Aszites) und laborchemischer (massiver Anstieg der Transaminasen bzw. des Ammoniaks) Hinweise diagnostiziert, die hier fehlen.
Zu (E)
Ein **ketoazidotisches** diabetisches **Koma** kann hier wegen des Fehlens einer schweren metabolischen Azidose und einer kompensatorischen respiratorischen Alkalose (sog. Kussmaul-Atmung) ausgeschlossen werden. Laborchemisch sollte bei Verdacht auf dieses Krankheitsbild eine Bestimmung der Ketonkörper im Urin durchgeführt werden.
Siehe auch Lerntexte IV.1–IV.6.

[F 95]
Frage 22 (Notfallmedizin): Lösung B

Kennzeichen des Mittelhirnsyndroms:

- Schwerwiegende Bewußtseinsstörung (A)
- Atemstörungen, z. B. Hypoventilation, Cheyne-Stokes-Atmung, etc. (C)
- Streckmechanismen (D)
- Pupillenerweiterung, fehlende Lichtreaktion (E)

Zu (B)
Das Fehlen aller Hirnstammreflexe (z.B. Würgreflex, Hustenreflex, Cornealreflex) weist auf ein **Hirnstammsyndrom** hin.

F 95
Frage 23 (Notfallmedizin): Lösung B

Die unter (1), (2) und (4) genannten Zeichen können bei Anaphylaxie beobachtet werden.
Zu (3)
Achtung: Es kommt oftmals zu einer **Zunahme** des Tonus der glatten Muskulatur der Bronchien, d.h. zu einem Bronchospasmus.
Zu (5)
Achtung: Der periphere Gefäßwiderstand **nimmt ab**, d.h. es resultiert eine periphere Vasodilatation!
Siehe auch Lerntexte II.5 und II.6.

F 95
Frage 24 (Therapie chronischer Schmerzen): Lösung B

Zu (A)
Die alleinige Gabe nach Bedarf ist bei chronischen Schmerzen nicht indiziert. Ist eine Basiseinstellung nach Plan am besten mit slow-released Opioiden verordnet, kann man als sogenannte „top up" Dosis für dennoch eintretende Schmerzspitzen eine akute Bedarfsmedikation festlegen. Der Wirkungseintritt der Medikamente soll dabei möglichst rasch erfolgen.
Zu (B)
Nach dem Stufenplan der WHO sollte zunächst eine Einstellung mit niedrig potenten Opioiden evtl. in Kombination mit peripher wirksamen Analgetika versucht werden. Ist damit nach Ausschöpfung der maximalen Dosierungen eine zufriedenstellende Schmerzreduktion nicht erreichbar, wechselt man auf hochpotente Opioide.
Zu (C)
Die Höhe der Opioiddosierung richtet sich nach der Wirkung und den auftretenden Nebenwirkungen. Diese muß individuell angepaßt werden.
Zu (D)
Die Suchtgefahr ist bei oral verabreichten Opioiden äußerst gering und bei klinischer Anwendung zu vernachlässigen. Um die Lebensqualität zu verbessern, sind Opioide rechtzeitig einzusetzen und nicht erst im Endstadium der Erkrankung.
Zu (E)
Bei entsprechender langsamer Dosissteigerung bis zur gewünschten Wirkung ist die Gefahr einer evtl. einsetzenden Atemdepression bei oraler Gabe von zumeist slow-released Opioiden gering. Eine stationäre Überwachung ist deshalb in den wenigsten Fällen indiziert.

F 95
Frage 25 (Therapie chronischer Schmerzen): Lösung A

Zu (A)
Als atypischer Gesichtsschmerz wird ein Dauerschmerz bezeichnet, der häufig alle Strukturen im betroffenen Gesichtsbereich umfaßt, und ist von den typischen Gesichtsschmerzen (Trigeminus- und andere Gesichtsneuralgien, myofaziales Syndrom) zu differenzieren. Die Ätiologie ist nicht sicher geklärt. Häufig tritt der atypische Gesichtsschmerz als Folge eines chirurgischen Eingriffs auf. Deshalb sollten weitere Operationen vermieden werden.
Zu (B)
Hirntumore können durch Kompression oder Infiltration Schmerzen auslösen, die man evtl. durch ein operatives Vorgehen reduzieren kann.
Zu (C)
Die operative Dekompression ist in diesem Fall die Therapie der Wahl.
Zu (D)
Bei der idiopathischen Trigeminusneuralgie hat sich die Operation nach Taarnhoj und Janetta besonders bei jüngeren Patienten bewährt.
Zu (E)
Nach zervikalem Wurzelausriß soll es zur Spontanaktivität der betroffenen Neurone kommen. Durch thermische Läsion der betroffenen Wurzeln kann es zur Minderung dieser Spontanaktivität kommen und dadurch zur Schmerzfreiheit.

F 95
Frage 26 (Therapie chronischer Schmerzen): Lösung A

Zu (1) und (4)
Schmerzhafte Impulse werden über A-delta Fasern geleitet und als stechender Sofortschmerz wahrgenommen. Über C-Fasern wird der sogenannte, häufig als brennend wahrgenommene 2. Schmerz zentralwärts geleitet.
Zu (2)
A-alpha Fasern sind Bestandteil des efferenten, motorischen alpha Motoneurons aus der Vorderwurzel.
Zu (3)
A-beta Fasern vermitteln zentralwärts Druck- und Berührungsimpulse.
Zu (5)
A-gamma Fasern führen als Bestandteil efferenter Bahnen zu den Muskelspindeln.

[F 95]
Frage 27 (Therapie chronischer Schmerzen): Lösung C

Phenol (1) und Ethanol (3) sind übliche chemische Neurolytika. Sie sind nicht nervenspezifisch und blockieren durch Proteindenaturierung irreversibel alle Nervenfasern. Die Schmerzausschaltung kann über Jahre andauern.
Glucose 10%ig (2) wird u.a. als Trägerlösung für intravenöse Medikamentenverabreichungen gebraucht. Natriumbicarbonat (4) setzt man z.B. beim Ausgleich einer Azidose ein.

[F 95]
Frage 28 (Therapie chronischer Schmerzen): Lösung E

Prinzipiell können alle Analgetika nach längerer, täglicher Einnahme einen Dauerkopfschmerz auslösen. Bei Ergotamin (1), Ergotamin-Mischpräparaten (2) und anderen analgetischen Mischpräparaten (3) werden medikamentös ausgelöste Kopfschmerzen besonders häufig beobachtet.

[F 95]
Frage 29 (Therapie chronischer Schmerzen): Lösung C

Zu (1)
Durch Hemmung der Wiederaufnahme inhibitorisch wirkender Transmitter wie Serotonin und Noradrenalin aus dem synaptischen Spalt bewirken Antidepressiva eine Schmerzlinderung.
Zu (2)
Die Freisetzung von Substanz P aus primär afferenten Neuronen in der Peripherie erzielt eine Vasodilatation, steigert die Gefäßpermeabilität und trägt dadurch zur Schmerzgenese bei. Die Hemmung dieses als neurogene Entzündung bezeichneten Prozesses wird beispielsweise durch topisch angewandtes Capsaicin erreicht.
Zu (3)
Durch die antidepressive und eigenständige analgetische Wirkung verändern Antidepressiva das Schmerzerleben.
Zu (4)
Nicht steroidale Antirheumatika (NSAR) hemmen peripher die Prostaglandinsynthese. Es wird diskutiert, ob die NSAR auch über eine zentrale Prostaglandinhemmung ihre schmerzreduzierende Wirkung entfalten.

[F 95]
Frage 30 (Therapie chronischer Schmerzen): Lösung E

Zu (1) und (2)
Zu den Entspannungsverfahren zählen u.a. das Autogene Training und die Progressive Muskelrelaxation nach Jacobson. Sie reduzieren die Streßreaktionen wie muskuläre Tonuserhöhung (1) und damit indirekt die Schmerzintensität (2).
Zu (3)
Darüber hinaus haben Entspannungsverfahren eine eigenständige schmerzreduzierende Wirkung, die wahrscheinlich auf Beeinflussung von zentralen Prozessen der Schmerzverarbeitung beruhen.

[F 95]
Frage 31 (Zahnmedizin): Lösung A

Zu (A)
Siehe ausführlichen Lerntext über Pulpitis III.2.
Zu (B) und (E)
Siehe auch hier Lerntext über Marginale Parodontopathien IV.1.
Zahnlockerung kommt durch parodontale Zerstörung des Zahnhalteapparates zustande. Ausgelöst wird dies durch eine Parodontose.
Zu (D)
Eine Parodontitis marginalis wird unterteilt in Parodontitis marginalis superficialis und Parodontitis marginalis profunda.
Siehe auch hier die ausführlichen Kommentare über Marginale Parodontopathien IV.1.

[F 95]
Frage 32 (Zahnmedizin): Lösung E

Außer Aussage (1) sind alle Möglichkeiten richtig.
Ein Frontzahnverlust bei einem Jugendlichen stellt für jeden Zahnarzt eine schwierige Entscheidungsfindung dar.
Meist sind in einem solchen Falle die Nachbarzähne kariesfrei, so daß eine prothetische Versorgung mit einer Brücke nicht immer optimal ist.
Nach dem heutigen Wissensstand ist eine Implantatversorgung bei ausreichendem Knochenangebot vorzuziehen.
Zu (3)
Hierbei wird ein Implantat aus Reintitan in den Knochen integriert (**Osseointegration**), auf dem später der prothetische Aufbau mit einer Krone erfolgt.

Die Implantation kann
- als **Sofortimplantation** (bekannt wurde das „Tübinger Sofortimplantat von 1976") unmittelbar nach dem Zahnverlust,
- als **verzögerte Sofortimplantation** nach dem Ausheilen von Entzündungen oder Herdgeschehen,
- als **Spätimplantation** durchgeführt werden.
  Dabei wird erst nach der vollständigen knöchernen Regeneration der Alveole eine Implantation durchgeführt.

Zu (1)
Eine Stiftkrone ist eine durch einen Stift im Wurzelkanal verankerte Krone zum Ersatz der gesamten Zahnkrone. Voraussetzung ist hierbei ein wurzelbehandelter Zahn. Da aber bei einem Frontzahnverlust der gesamte Zahn einschließlich der Zahnwurzel verlorengegangen ist, ist damit Aussage (1) falsch.

Zu (2)
Eine Brücke ist ein Zahnersatz, der über festsitzende Anker an den Pfeilerzähnen fixiert ist. Dabei werden die Kaukräfte über die Pfeilerzähne auf das Parodont (Zahnhalteapparat) verteilt. Eine Brücke besteht aus 2 Brückenpfeilern links und rechts der Lücke und einem Brückenzwischenglied, das die Lücke verschließen soll.

Zu (4)
Hier stellt sich für den Zahnarzt die Frage, ob auf prothetische oder auf kieferorthopädische Maßnahmen eingegangen werden soll.
Wird die Lücke sich selbst überlassen, so kann es
- zu unkontrollierten Zahnwanderungen der Nachbarzähne in die Lücke hinein,
- zu Zahnkippungen,
- zum Aufwandern der Seitenzähne,
- zu Mittellinienverschiebungen sowie
- zu Artikulations- und Okklusionsstörungen kommen.

Bei Jugendlichen und Kindern ist ein kieferorthopädischer Lückenschluß einfacher durchzuführen als bei einem Erwachsenen, da die Gewebsreaktionen günstiger und der physiologische Mesialtrend zum Schließen der Lücke besser auszunutzen ist. Ist ein mittlerer oberer Schneidezahn verlorengegangen, so wird die Lücke durch Mesialbewegung des lateralen Schneidezahnes geschlossen. Allerdings sollte aus ästhetischen Gesichtspunkten dieser Zahn entweder überkront oder mit einem Keramikveneer (Verblendschale) versehen werden.

Falls ein seitlicher oberer Schneidezahn verlorengegangen ist und der Eckzahn an seine Stelle verschoben wurde („Rollentausch"), sollte auch hier eine kosmetische Korrektur mit Überkronung oder Veneers erfolgen.

F95
Frage 33 (Zahnmedizin): Lösung B

Unter Parafunktionen versteht man nach Art und Frequenz unphysiologische Funktionen des Kausystems wie Knirschen, Pressen und Lippenbeißen.
Knirschen und Pressen von Zähnen aufeinander wird auch als Bruxismus bezeichnet. Durch Parafunktionen der Kaumuskeln kann es zum Abflachen der Zahnhöcker, Abrasionen der Zähne, Verlust von parodontalem Stützgewebe bis hin zum Zahnverlust kommen.

(3) und (4) sind Okklusionstörungen im Kausystem. Dabei versteht man unter Okklusion jeden Berührungskontakt der Zahnreihen des Oberkiefers mit dem Unterkiefer.
In der Schlußbißlage soll maximale Interkuspidation (allseitig und gleichmäßige Höcker-Fissurenverzahnung) bestehen.

Zu (3)
Irreguläre Verzahnung im Schlußbiß kann z. B. im Frontzahnbereich ein Kopfbiß, offener Biß oder umgekehrter Überbiß vorkommen. Bei letzterem beißen die unteren Frontzähne über die oberen.
Im Seitenzahnbereich können auch ein Kopfbiß oder ein Kreuzbiß vorkommen.

Zu (4)
Fehlender Kontakt im Frontzahnbereich bei Schlußbiß wird als offener Biß bezeichnet. Dies kommt zum Beispiel bei Kindern im Wechselgebiß vor, die mit dem Daumen lutschen oder noch eine Nuckelflasche benötigen.

Ihre Meinung ist gefragt!

Damit wir die „Schwarze Reihe" auch in Zukunft lernfreundlich und an den Bedürfnissen der Studenten orientiert gestalten und produzieren können, benötigen wir Ihre Meinung, Ihre Anregungen und Kritik: helfen Sie mit, diese Bände noch weiter zu verbessern!

Bitte schicken Sie diesen Fragebogen an:

Chapman & Hall GmbH
Lektorat Original-Prüfungsfragen
Pappelallee 3
69469 Weinheim

Unter allen Einsendern **verlosen** wir in jedem Semester
– 3 Büchergutscheine à DM 100,—
– 25 Expl. Memorix (bitte vermerken, welches Memorix Sie gewinnen wollen)

Einsendeschluß ist jeweils der 1. Mai und der 1. November

1. Wo und im wievielten Semester studieren Sie Medizin?

....

2. Wie beurteilen Sie diesen Band?
   (Note 1 = sehr gut bis Note 5 = unzufrieden)

	1	2	3	4	5
Qualität der Kommentare	O	O	O	O	O
Anzahl und Qualität der Abbildungen	O	O	O	O	O
Kurzlehrbuch oder Lerntexte	O	O	O	O	O
Tabellen	O	O	O	O	O
Qualität und Layout	O	O	O	O	O

Zu folgenden Themen wünsche ich mir einen zusätzlichen Lerntext/ausführliche Erklärungen:

....

....

3. Wie haben Sie sich auf dieses Prüfungsfach vorbereitet?

Mit großem Lehrbuch und Schwarzer Reihe	O
Mit Kurzlehrbuch oder Skript und Schwarzer Reihe	O
Nur mit der Schwarzen Reihe	O
Mit einer anderen Fragensammlung	O

4. Welche Lehrbücher haben Sie für dieses Prüfungsfach benutzt?

....

5. Womit bereiten Sie sich auf die mündliche Prüfung vor?

Lehrbuch ○   Kurzlehrbuch ○   Script ○
Schwarze Reihe ○   Andere Fragensammlung ○

6. Haben Sie die Möglichkeit, Originalfragen auf Diskette zu nutzen?

nein ○   ja ○   IBM-comp./Windows ○   Apple Macintosh ○

7. Haben Sie jetzt für diese Prüfung noch andere Bände der „Schwarzen Reihe" benutzt? Wenn ja, welche?

....

....

....

8. Weitere Vorschläge und Verbesserungsmöglichkeiten?

Adresse:

....

....

....